がんと闘う病院

都立駒込病院の挑戦

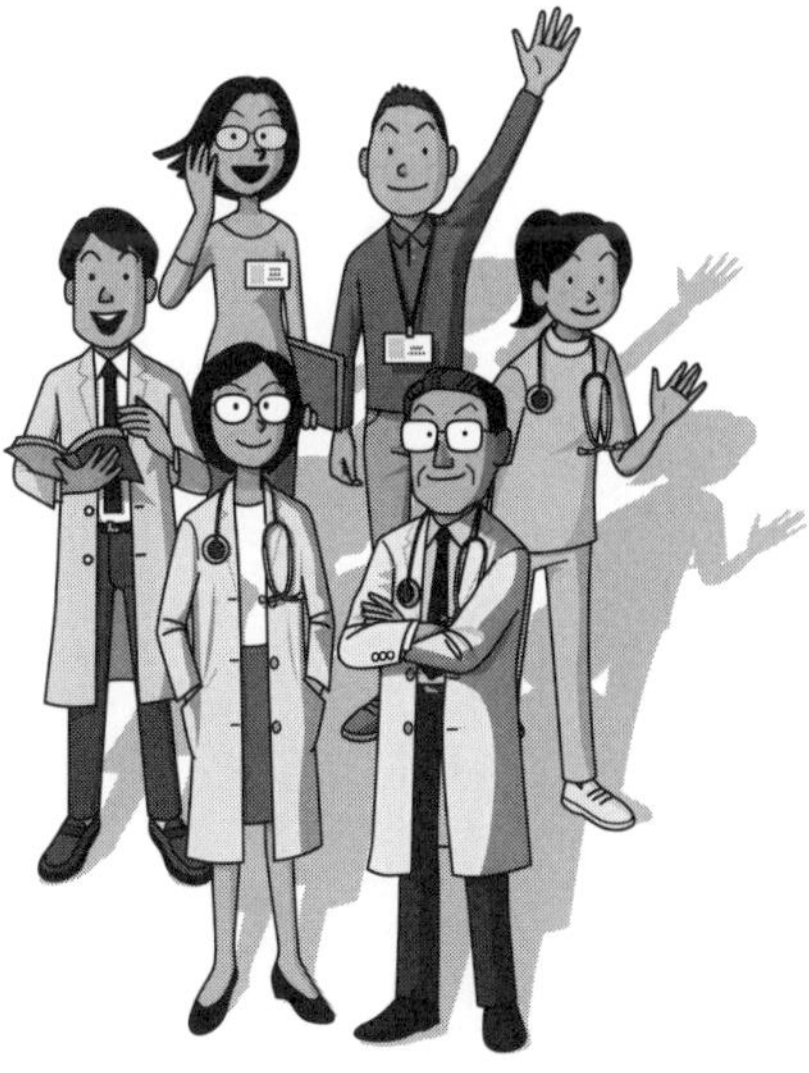

序文

がん・感染症センター都立駒込病院院長
神澤輝実

がんにかかる人の数は、高齢化に伴い近年一貫して増加しており、2人に1人ががんにかかる時代です。わが国では年間約136万人の方が死亡されますが、死因の第1位はがんで、約37万人の方が亡くなります。しかし、原因がわかってきた一部のがんでは、生活習慣や環境を改善したり、ウイルスや細菌の感染対策を行うことにより発がんを予防できるようになりました。

人は〝がん〟と聞いただけで、「命に関わる」として、大きなショックを受けます。次に考えるのは、「自分のがんはどれぐらいの進行度で、最善の治療は何ができ、がんが治って命は助かるのか?」でしょう。がんが早期の段階で発見され、内視鏡や手術で切除されれば完治する例も多くなりました。しかし、がんは初期には症状が出ませんので、早期発見のためにはがん検診を適切に受診する必要があります。一方、手術を受けても、数ヵ月から数年後にがんが再発する例も少なくありません。また、進行がんで手術ができず、放射線療法や抗がん剤治療(化学療法)で治療される例が多くみられます。さらに一部には、がんの進行がひどく、痛みや苦しみなどを減らす対症療法しかできない方もいらっしゃいます。現在のがん診療は、患者さんの人格を尊重し、がんの告知を含め治療法や予後などをわかりやすく説明し、患者さんとそのご家族に今後の診療の方針を決めてもらう患者さん本位の医療が基本です。医療者は、患者さん一人ひとりが自分の人生を納得して過ごせるように、患者さんの心に添って支援していくことが大切と考えます。

駒込病院は、1879年にコレラの避病院として設立され、1975年にがんおよび一般診療を行う新病院になりました。最先端のがん診療を行う一方で、敷地内に設立された東京都臨床医学総合研究所（現・東京都医学総合研究所）と基礎的な共同研究を進め、2008年に都道府県がん診療連携拠点病院に指定され、名称も「がん・感染症センター都立駒込病院」に変更されました。がん患者さんの診療実績は年々増加し、現在都内で3番目の件数です。また、あらゆる種類の造血幹細胞移植を行っており、2013年には造血幹細胞移植推進拠点病院に指定され、移植の最後のとりでの役割を果たしています。

駒込病院は、他のがんセンターと違って非がん部門の診療科にも多数の指導医や専門医がおり、併存疾患により標準的治療の施行が難しい高齢のがん患者さんなどにも、この総合診療基盤を生かして最適な治療ができるように病院全体で協力して取り組んでいます。患者さん一人ひとりに最も適した治療法を、主治医だけでなく、内科医、外科医、放射線科医、腫瘍内科医、病理医、看護師、薬剤師、栄養士などが集まって協議して決めています（キャンサーボード）。また、最先端のゲノム医療にも取り組んでおり、２０１９年にはがんゲノム医療拠点病院に指定されました。このように45年にわたってがんと闘ってきた駒込病院より、がんにどのように立ち向かうべきなのかを、患者さんとご家族にお届けできればと思います。

本書は、患者さんやご家族が医師からの説明を理解して、適切な判断ができるように、がんについて知っていただきたい基礎知識をわかりやすく説明しました。また、がん患者さんの知る権利やセカンドオピニオン、医療保険制度や就労支援などの経済的・社会的問題点に対する支援、がんによる不安などの心の問題、痛みや苦しみを緩和する終末期医療なども取り上げました。ＰａｒｔⅡでは、がんの種類別に最新の診断法、治療法と予後などを詳しく説明しています。本書が、がん患者さんがその人らしく生き抜くことに役立つことを願っています。

がんと闘う病院　都立駒込病院の挑戦◉目次

Part Ⅱ がんの種類と実際の診療 205

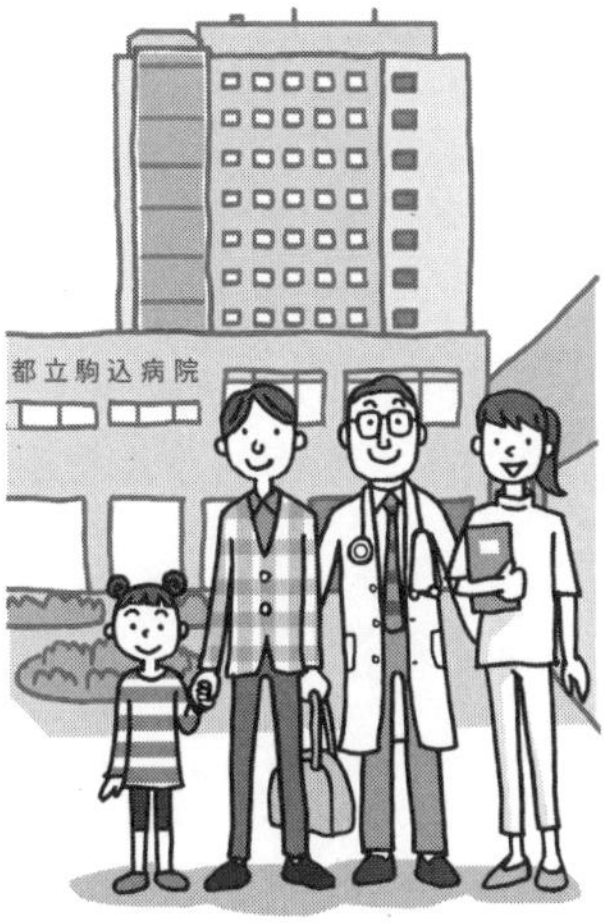
都立駒込病院

Part I

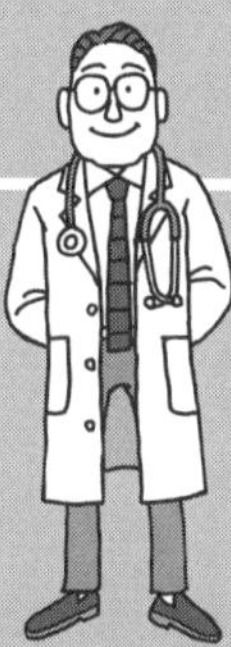

がんに関する基礎知識

1 がんとは？

●がん細胞は老化せず、細胞死も免れ、無限に自分のコピーを作り出す
●増殖するスピードが速く、他の臓器に浸潤、転移する能力を持つ
●がんは遺伝子の病気であり、遺伝子変異の蓄積によって、がんが発生・進展する

病理科部長
比島恒和

[1] がんとは？

腫瘍は良性腫瘍と悪性腫瘍に分類されます。たとえば、大腸の腺腫は良性腫瘍ですが、大腸がんは悪性腫瘍です。そして、悪性腫瘍という言葉は、がんとほぼ同じ意味で使われています。

ヒトの体表面や種々の臓器の内腔面は上皮細胞と呼ばれる細胞によって覆われていますが、狭義には上皮細胞から発生する悪性腫瘍を「癌（または癌腫）」と呼んでいます。胃癌、大腸癌、乳癌、肺癌、子宮癌など、約80％の悪性腫瘍がこれに属します。

そのほかに、筋肉、線維、骨などの悪性腫瘍は肉腫、リンパ節や骨髄といった造血器に由来する

悪性腫瘍はリンパ腫や白血病と呼びます。

ひらがなで「がん」と書かれている場合は、癌のみならず、それらの悪性腫瘍も含むのが一般的です（**図1**）。本書では、悪性腫瘍はまとめて「がん」と表記します。

［2］がんの生物学的特徴

私たちの体を作る細胞は適切に増殖、分化し、組織を形成して機能を発揮します。細胞には寿命があり、やがて増殖する能力を失って老化の状態に入り、死滅して、新しい細胞に入れ替わっていきます。このような一連の細胞の運命は、精巧な分子機構によって制御されていますが、がん細胞はこの制御から外れて勝手な振る舞いをします。

以下に、がんの生物学的な特徴を挙げます。

分化の異常

がんは正常な組織への分化能力が失われて、構成する

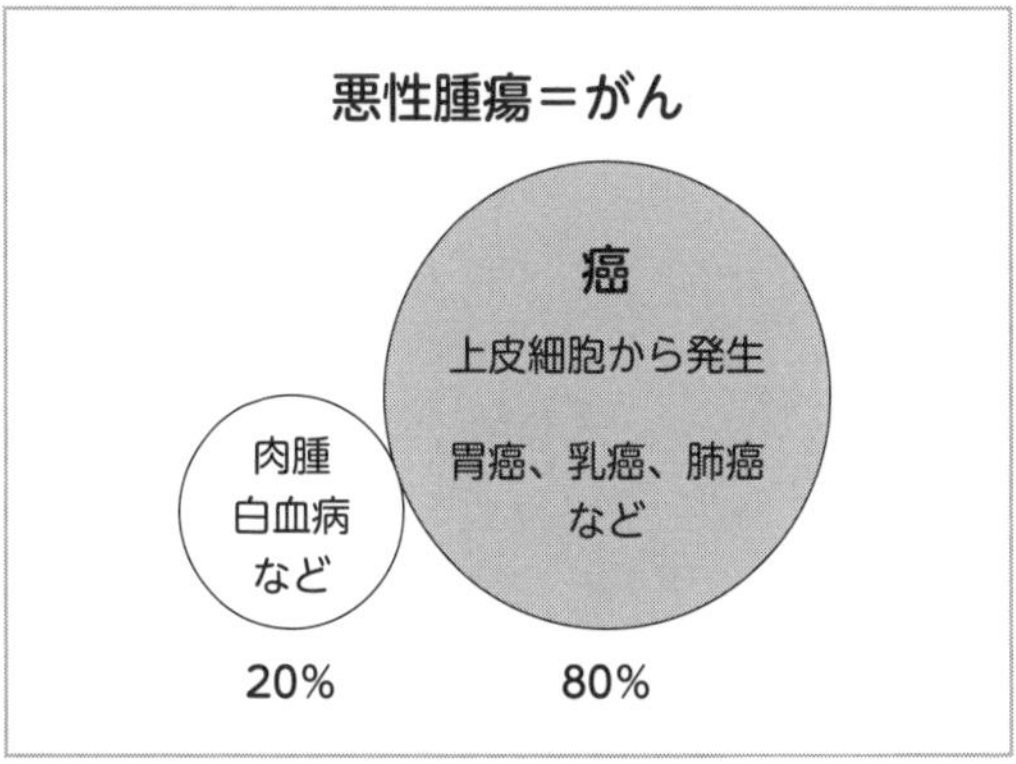

図1　がんとは？　「がん」には、上皮細胞から発生する癌だけでなく、肉腫や白血病なども含まれる。

細胞の形や構造に変化が生じています。がんは対応する成熟した正常組織を模倣しますが、成熟度の高いがんを高分化、低いがんを低分化、その中間を中分化と定義しています。一般に低分化ながんほど、悪性度が高く、浸潤、転移しやすいといわれています。

自立性増殖

がん細胞は適切な増殖のコントロールを失って、細胞分裂を繰り返し、盛んに成長します。がんは正常組織や良性腫瘍と比較して、増殖のスピードが速いのが特徴です。

アポトーシスの回避

生体内では、古くなった細胞は自然に死んでいくようにあらかじめプログラムされています。そのような運命付けられた細胞の死を、プログラム細胞死あるいはアポトーシスと呼びます。しかし、がんはさまざまな手を使って、アポトーシスを制御し、死を免れてしまうのです。

細胞の不死化

正常細胞は細胞分裂を繰り返すとやがて分裂する能力を失い老化した細胞になりますが、がんは無限に自分のコピーを作り出して死滅することがありません。

浸潤と転移

がんは正常組織を破壊して広がり、しばしば周囲にある他の臓器にも侵入していきます。これを「浸潤」と呼んでいます。

浸潤が血管やリンパ管におよんで、管内に進展すると、がん細胞が血液やリンパの流れに乗って運ばれます。その一部が生き延びて新たな場所で定着して増殖することを「転移」と呼びます。がんは血液を介して肝臓、肺、骨、脳など全身のあらゆる臓器に転移しますが、リンパを介してリンパ節にも転移します。特にがんが発生した部位からのリンパ流が最初に到達するリンパ節を「センチネルリンパ節」と呼んでいます。センチネルリンパ節への転移の有無を検索することは、そこから先のリンパ節郭清（切除）を行うかどうかの目安になります。乳がんのようながんは、治療が効いて一見治ったようにみえても、微小な転移巣が年余にわたってじっと隠れており、10年以上も経過して転移が顕在化してくることもあります。

また、肺がん、卵巣がん、胃がんなどには、臓器の表面まで浸潤して、胸腔や腹腔にこぼれ落ちて広がるような形式の転移があり、これを「播種《はしゅ》」と呼んでいます。

[3] がんの進行度

がん診療を行ううえで、がんの進行の度合い（進行度分類）を正しく評価することは大変重要です。

進行度分類には治療前に臨床情報を総合して決定される臨床分類と、手術後に実施された病理学的検索に基づく病理分類があります。臨床分類は治療法の選択に、病理分類は追加治療の必要性の判断や手術前に行った治療の効果判定などに役立ちます。

世界的に広く使用されている進行度分類はTNM分類です。Tは「がんの大きさ、広がり、深さ（深達度）」、Nは「リンパ節転移の有無とその範囲」、Mは「遠く離れた臓器への転移（遠隔転移）の有無」を指します。T、N、Mの因子の組み合わせにより、ステージ（病期）が決定されます。ステージIからステージⅣに進むにつれてがんは進行しており、ステージⅣは遠隔転移が起こっている状態です。日本では、TNM分類を基本に、「癌取り扱い規約」という診療の決まりごとを臓器ごとに作成して、診療に利用しています。

［4］がんは遺伝子の病気

私たちの体の細胞には核があり、核の中には46本の染色体が存在し、さらに染色体をほぐすと「DNA」が現れます。DNAにはA（アデニン）、G（グアニン）、C（シトシン）、T（チミン）の4つの塩基があって、それらが鎖状につながって2本のらせん階段のような構造をとっています（**図2**）。これらA、G、C、Tの4種類の文字の並び順（塩基配列）が遺伝情報で、いわば体の設計図に相当します。しかし、実際に細胞の中で働いているのはこうした設計図のDNAではなくて、主に設計図を基に作られたタンパク質です。設計図のうち約2％がタンパク質を作る部分で、この部分を「遺伝子」と呼んでいます。

現在では、がんは遺伝子の病気としてとらえられています。何らかの原因でDNAに傷がつき、A、G、C、Tの配列が変化することを「変異」といいますが、がん細胞では遺伝子の変異が起こって、本来のタンパク質の働きが異常になっています。遺伝子変異には、塩基の1個、たとえばAがGに置き換わったり、塩基の一部が増えたり、減ったりするものがあります。また、遺伝子のコピーが増えたり、遺伝子の位置が変わって別の遺伝子とくっつくこともあります。DNAに傷がつく以外にも、細胞が分裂する前にDNAからDNAが合成されてコピーが作られる過程でエラーが発生し、変異が生じることもあります。

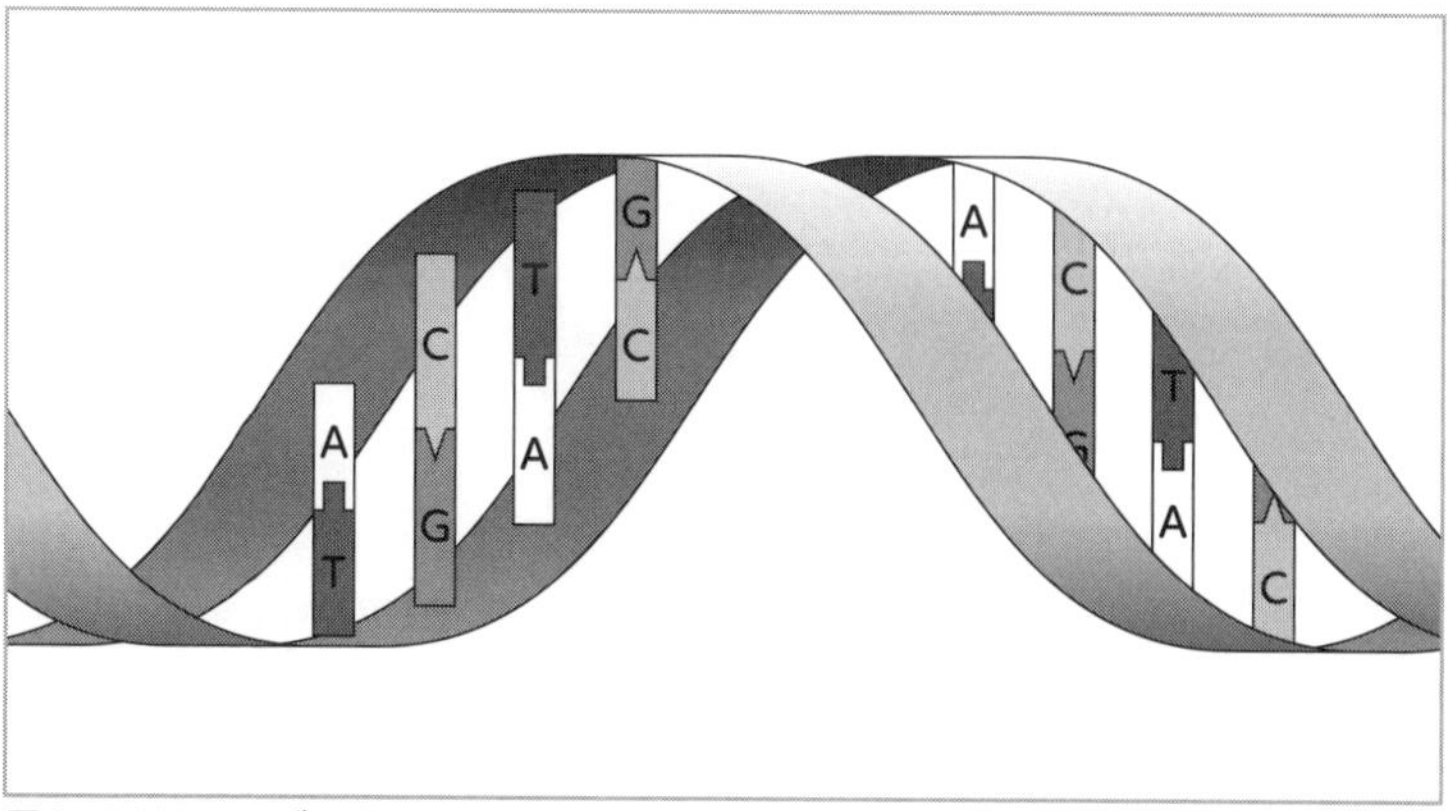

図2 DNAのモデル図

A, G, C, Tは4種類の塩基 Adenine, Guanine, CytosineそしてThymineの頭文字に由来します。これらに、糖とリン酸が結合したヌクレオチドが鎖のようにつながったものを塩基配列（sequence）といいます。DNAは2本のヌクレオチドの鎖が二重らせん構造になるように、塩基と塩基が組み合わさってできています。

一方、私たちの細胞には、DNAの塩基配列は変化せずに、その遺伝子を修飾することによって遺伝子が働くかどうかを調節する仕組みがあり、エピジェネティクスと呼ばれています。がん細胞もこの機構を備えており、がんに関わる遺伝子の働きを制御していることが知られています。したがって、がんの発生、進展には遺伝子変異によるジェネティックな異常のみならず、エピジェネティックな異常も関与しています。

がんは、遺伝子変異が偶然起こった1個の異常細胞に由来します。ただし、がんが発生、進展するためには、1個の遺伝子変異では不十分なことが多く、多段階的に遺伝子変異が蓄積する必要があります。これを「多段階発がん」と呼んでいます(図3)。

がん細胞は遺伝的に不安定でたくさんの遺伝子変異を起こしますが、このうちがん化の原因となる遺伝子をドライバー遺伝子、がん化に関わらない遺伝

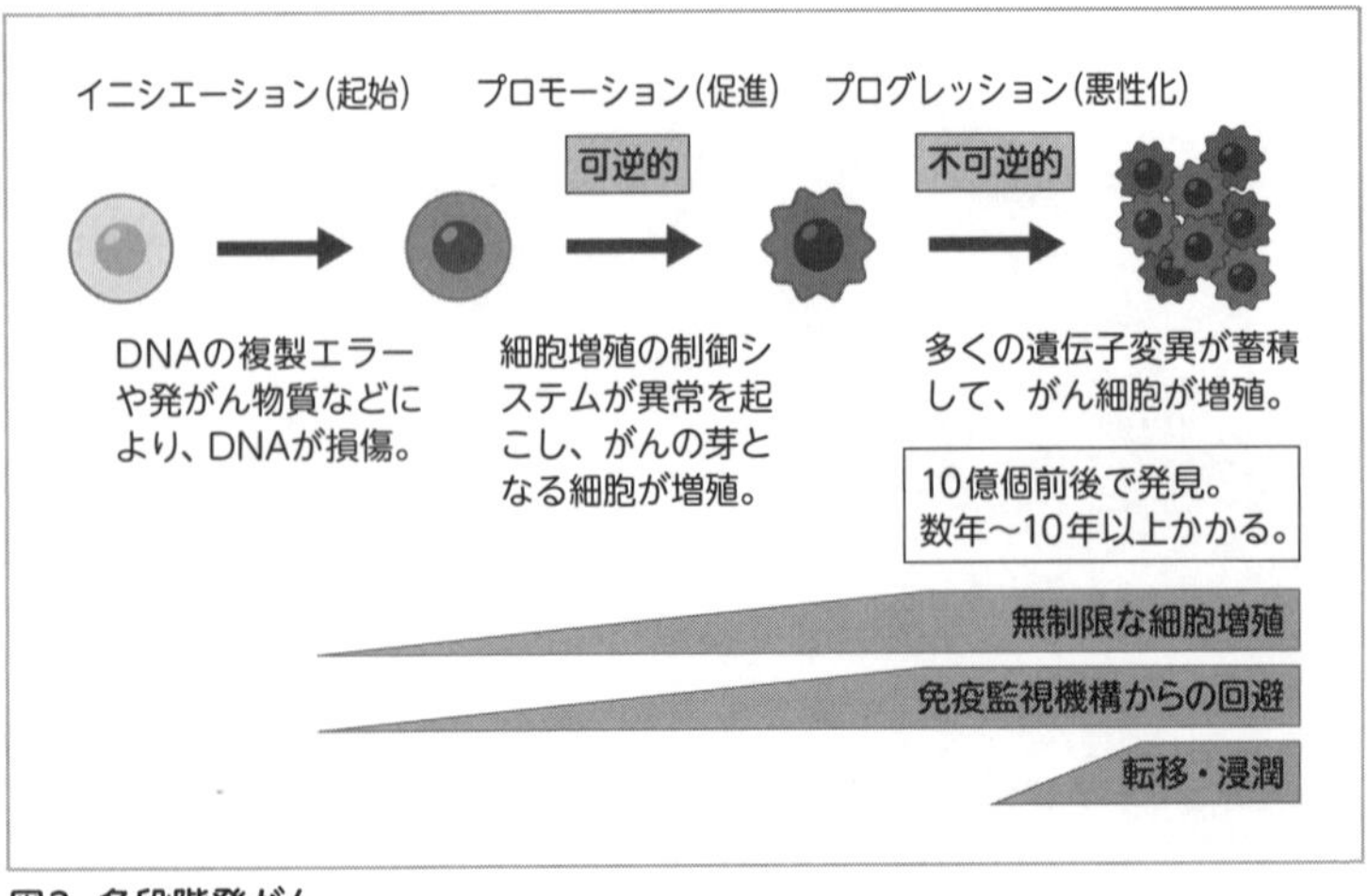

イニシエーション(起始)
プロモーション(促進)
プログレッション(悪性化)
可逆的
不可逆的
DNAの複製エラーや発がん物質などにより、DNAが損傷。
細胞増殖の制御システムが異常を起こし、がんの芽となる細胞が増殖。
多くの遺伝子変異が蓄積して、がん細胞が増殖。
10億個前後で発見。
数年〜10年以上かかる。
無制限な細胞増殖
免疫監視機構からの回避
転移・浸潤

図3 多段階発がん

子をパッセンジャー遺伝子と呼んでいます。両者はちょうど、車の運転手と乗客の関係で、がん化に向かって運転している運転手を標的とするさまざまな「分子標的薬」が開発、使用されてきています。病院で行っているがん遺伝子パネル検査の多くは、このドライバー遺伝子を見つけて、患者さんに最適な治療薬を選択することを目的としています。

がん細胞の増殖と成長を促す遺伝子をがん遺伝子、逆に抑える遺伝子をがん抑制遺伝子と呼びますが、これらの遺伝子もよく車のアクセルとブレーキにたとえられます。がん遺伝子に変異が生じるとアクセルが踏み続けられ、がん抑制遺伝子に変異が生じるとブレーキが外れて、どちらの場合もがん細胞は暴走し増え続けるようになります（**図4**）。

健康な細胞は、ＤＮＡに傷がつくと修復したり、ＤＮＡがコピーを作る際に誤りが起きると修正する機構を備えており、「ＤＮＡ修復機構」と呼ばれています。そして、この機構が働かなくなると遺伝子異常が蓄積し、発生、進展

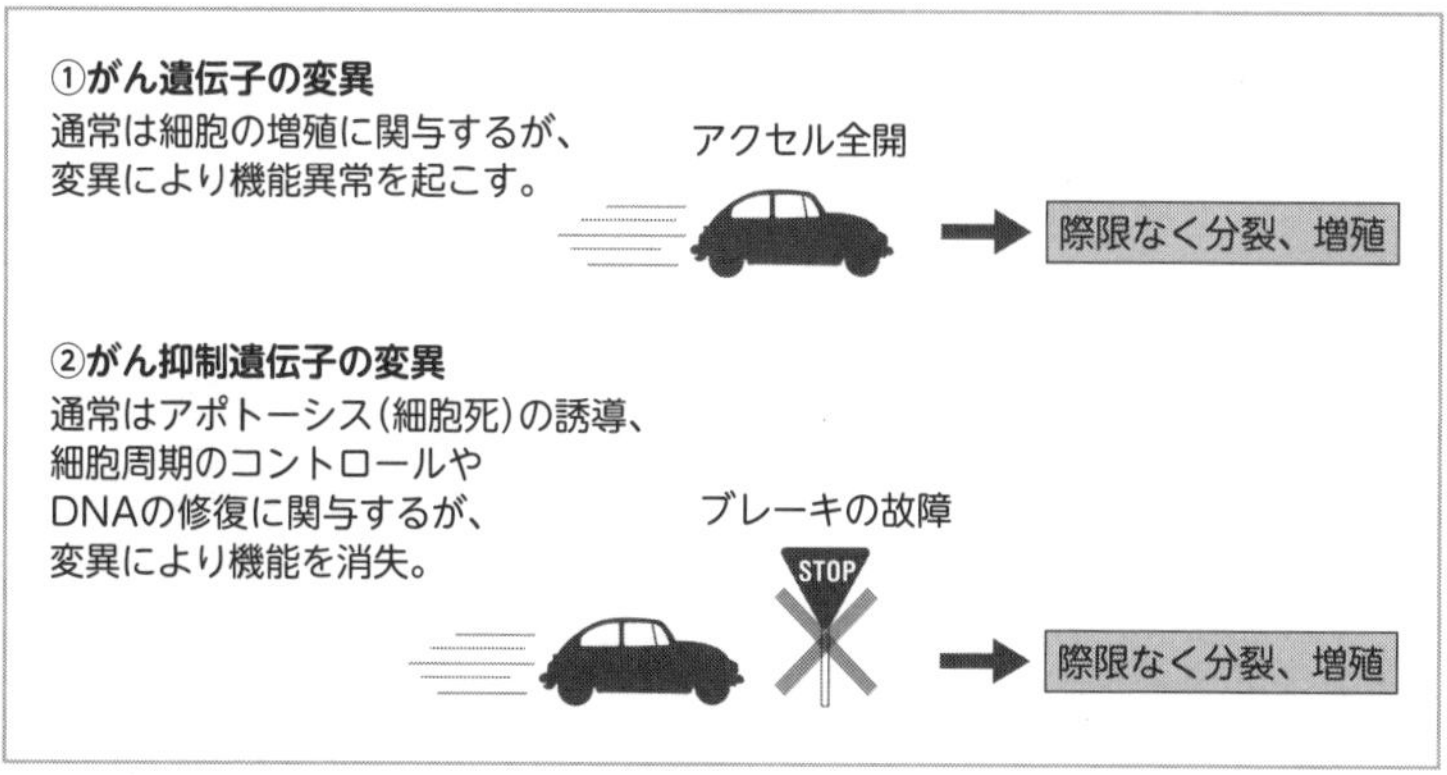
①がん遺伝子の変異
通常は細胞の増殖に関与するが、
変異により機能異常を起こす。
アクセル全開
際限なく分裂、増殖
②がん抑制遺伝子の変異
通常はアポトーシス（細胞死）の誘導、
細胞周期のコントロールや
DNAの修復に関与するが、
変異により機能を消失。
ブレーキの故障
STOP
際限なく分裂、増殖

図4　がん化に重要な遺伝子異常は2種類

するがんが知られています。この異常は、子宮内膜がんや大腸がんなどで頻度が高いものの、それ以外のあらゆる臓器のがんにも共通して観察されます。最近は、DNAのコピーを作る際に生じた誤りを修復する機能を判定する検査（ミスマッチ修復遺伝子検査）が一般的に実施されるようになりました。この検査で機能が低下している患者さんには、免疫チェックポイント阻害薬が有効であることが証明されています。

がんが進展する過程では、さまざまな遺伝子変異が加わって、がんは多様化していきます。その中で環境に適応できる集団が選択されて優勢となったり、あるいは環境の異なる転移先にがんが移動して、独自に進化したがんが定着する場合もあります。このように遺伝的に多様ながんの集団ができてしまうことが、治療が効かなくなる要因の一つと考えられています。

〔5〕がんは遺伝するか？

がん細胞の遺伝子変異が、親から子に引き継がれることはありませんが、一部のがんの発生には遺伝が関与しています。遺伝性腫瘍の大部分は、がん抑制遺伝子の異常によるものです。通常は父親および母親からそれぞれ受け継いだがん抑制遺伝子の両方が変異を起こすと遺伝子が働かなくなってがん化しますが、片方の変異だけではがんは発生しません。遺伝性腫瘍の患者さんは、生まれつき両親の一方から変異したがん抑制遺伝子を1個受け継いでいるため、残りの遺伝子1個でがんになるのを防いでいます。したがって、一般の人に比べてがんが発生する確率が高くなります。遺伝性腫瘍の患者さんは、発症年齢が低く、同じがんが多発したり、別のがんを合併する頻度が高いなどの特徴を有しています。

代表的な疾患としてリンチ症候群が挙げられます。前述したミスマッチ修復遺伝子の変異が原因の疾患で、大腸がん、子宮内膜がん、小腸がん、腎盂・尿管がんを高頻度で合併します。

また、乳がん全体の5～10％は遺伝的要因が関与しているといわれていますが、特に*BRCA1*、*BRCA2*というDNA修復遺伝子の変異によって発症します。卵巣がん（卵管がん）の合併頻度が高いため、遺伝性乳がん・卵巣がん症候群と呼ばれています。かつて、*BRCA1*遺伝子変異を有する有名なハリウッド女優が、リスク低減のため両側乳房切除術、両側卵巣卵管摘出術を受けたことを公表して、話題になりました。

［6］発がんの要因

がんはこれまで述べてきたように遺伝子の異常によって発生しますが、感染、放射線、紫外線、化学物質といった環境因子がDNAを傷つけて発生する場合もあります（22ページの**図5**）。

国立がん研究センターの報告によると、日本において感染が原因のがんは約20％と先進国の中では高いとされています。感染症関連のうちウイルスが関与するがんの場合は、ヒトのDNAの中に

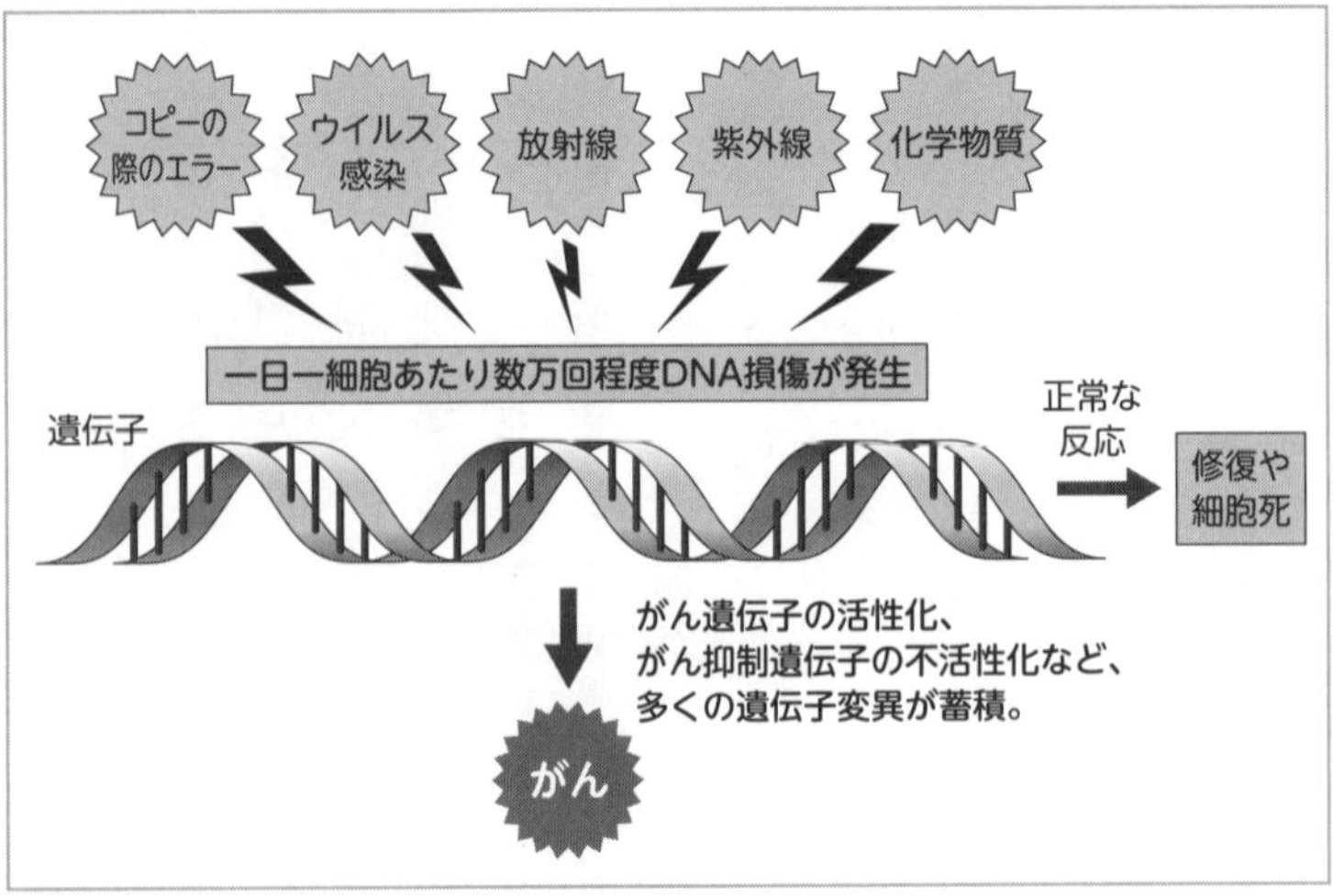

図5　遺伝子のDNAはいつも傷つき、修復されている

ウイルスの遺伝子が組み込まれています。**表1**で示したように、子宮頸がんにヒトパピローマウイルス（HPV）、肝細胞がんに肝炎ウイルス（B型、C型）、成人T細胞白血病（ATL）にヒトT細胞白血病ウイルス1型（HTLV-1）、上咽頭がんや一部の胃がん、悪性リンパ腫にEBウイルスが関わっています。

　ウイルス以外では、ヘリコバクター・ピロリ菌の感染も胃がんの危険因子の一つです（**図6**）。胃にヘリコバクター・ピロリ菌が感染すると、ヘリコバクター・ピロリ菌の産生する物質と胃の粘膜細胞由来の酵素がくっついて、がんができやすくなるという説があります。感染を予防

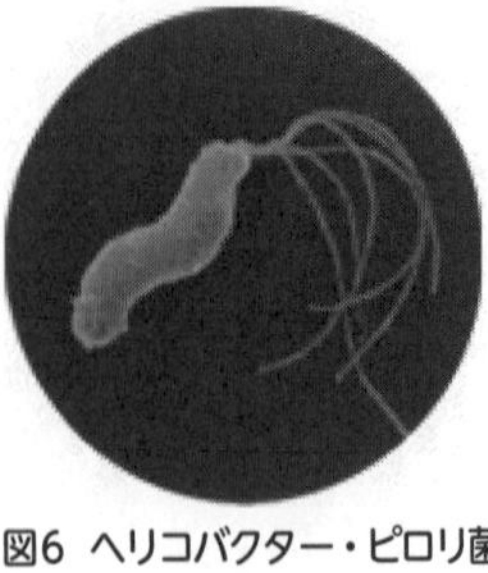

図6　ヘリコバクター・ピロリ菌

したり、ウイルスや細菌を減らす治療によって、がんの発生をある程度抑えることができます。

放射線にはDNAを損傷する作用があり、放射線感受性の高い骨髄、乳腺、甲状腺などにがんが発生するリスクが高くなります。

アスベスト（石綿）は過去に建材を含め、さまざまな用途に使用されていましたが、胸膜中皮腫というがんは、ほとんどがアスベストの吸引によるものです。吸引後平均35年を経て発症するといわれており、今後増加が見込まれています。

また、これまで述べてきた要因以上に、喫煙や飲酒、食事といった生活習慣もがんのリスク因子になっており、生活習慣の改善ががんの予防に大変重要です。

［7］がんと免疫

がんが生体内にできると免疫を担当するさまざまな細胞が集まってきて、がんと闘います。がんのほうでは、これに応戦するために、免疫の反応に抵抗するようながん細胞を選んで増やしたり、免疫の

病原体		がん
ウイルス	ヒトパピローマウイルス（HPV） 肝炎ウイルス（B型、C型） ヒトT細胞白血病ウイルス1型（HTLV-1） EB ウイルス	子宮頸がん、中咽頭がん 肝細胞がん 成人T細胞白血病（ATL） 上咽頭がん、胃がん、悪性リンパ腫
細菌	ヘリコバクター・ピロリ菌	胃がん、マルトリンパ腫
寄生虫	日本住血吸虫	肝細胞がん

表1　感染が関与するがん

反応を抑える能力を身に付けて、巧みに攻撃をかわすようになります。数年前まで、がんに対する免疫療法がいろいろ試みられてきましたが、十分な効果は得られませんでした。

その免疫療法にブレークスルーをもたらしたのが、免疫チェックポイント阻害薬の登場です。免疫チェックポイント分子は免疫反応にブレーキをかけて抑制する分子です。ノーベル医学・生理学賞を受賞した本庶佑先生が発見したPD－1は免疫チェックポイント分子の一つで、活性化したT細胞などに発現しています。PD－1ががん細胞に発現しているPD－L1という分子に結合するとT細胞が不活化されて、がん細胞がT細胞の攻撃から逃れられるようになります。そこで、このPD－1とPD－L1の結合を免疫療法薬でブロックすると、T細胞のがん細胞に対する攻撃力を回復できるようになります。しかし、この治療薬はすべての患者さんに効果があるわけではないので、どのような患者さんに有効であるのかが世界中で調べられています。

そのほかにも、最近さまざまな免疫療法が開発されています。

なお、免疫療法の中には、科学的に治療効果が証明されていない治療法が含まれる場合もあるため、不明な点は、がん相談支援センターなどに問い合わせることをお勧めします。

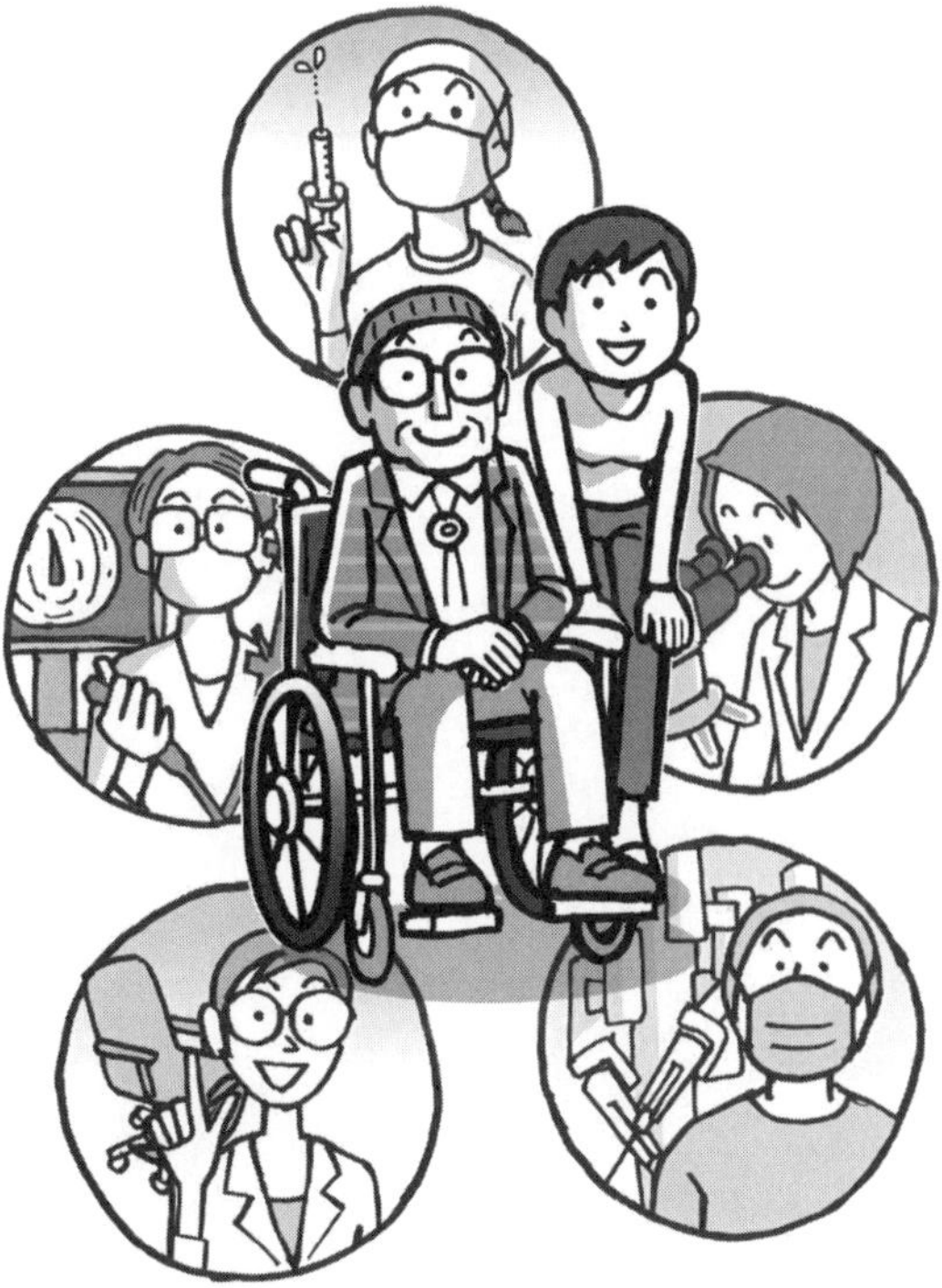

2 がんの疫学と検診

- 日本では一年間に約100万人が新たにがんにかかり、37万人が死亡している
- 市区町村が行う住民健診は、体制が整備されてきている
- 職場の健診は、がん検診の一部の項目を「おまけ」として行っているのが実情

副院長
五嶋孝博

〔1〕がんの疫学

がんの発生頻度と死亡数

疫学とは、個々の人ではなく、人間の集団における病気の流行状態を研究するものです。たとえば、ある一年間にある地域（たとえば日本全体）において、がんなどのある特定の病気の発生数やその原因を調べ、対策を立てることを目的とします（**図1**）。日本では一年間に約100万人が新たにがんになり、37万人ががんのために死亡しています。そのため、がんの疫学は大変重要です。

一年間にどのような種類のがんが何人に発生しているのかといった統計は、かつては病院ごとに

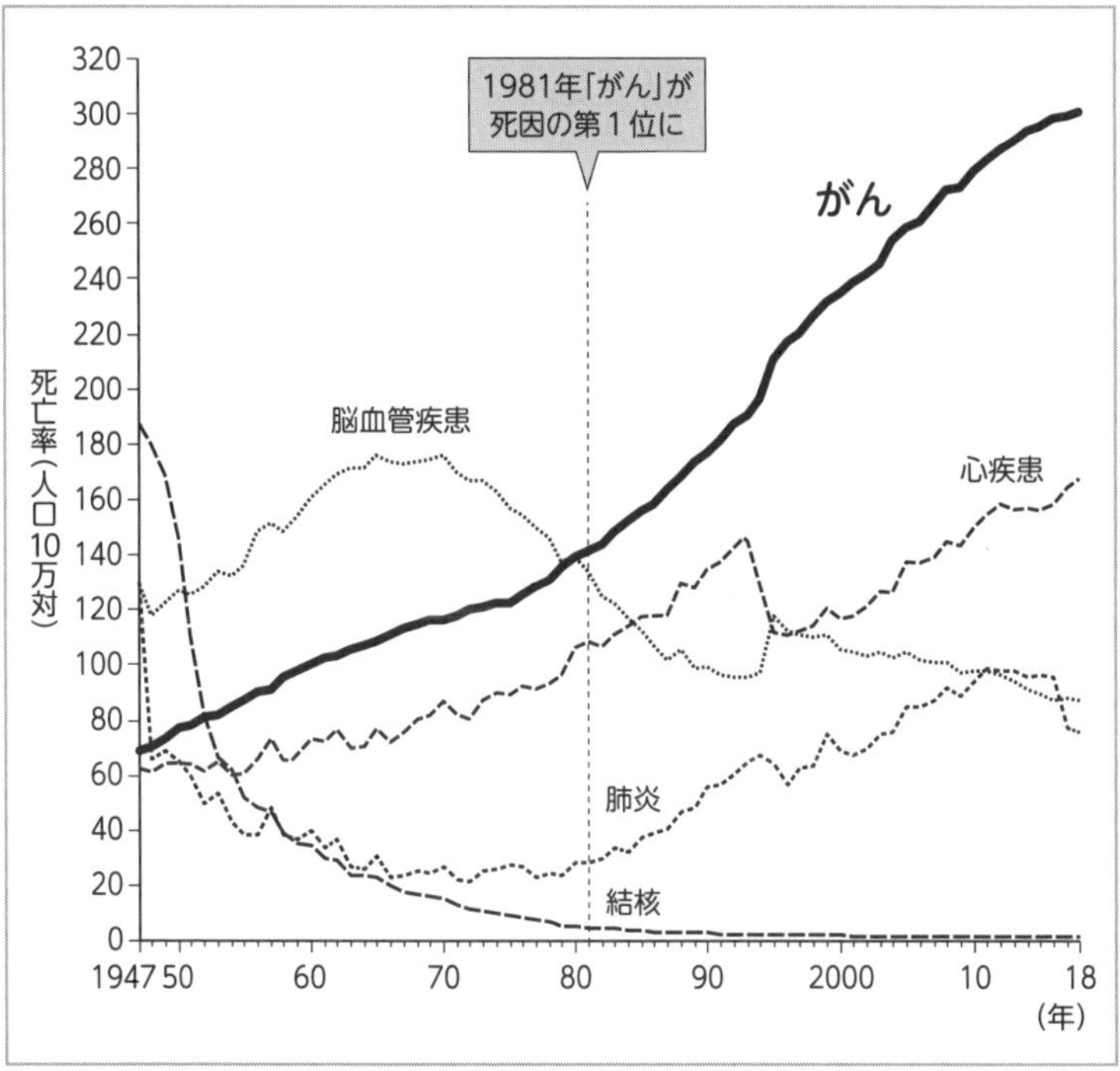

図1　主な死因別にみた死亡率の年次推移　資料：厚生労働省　2018年人口動態統計より

↓

約3人に1人ががんで亡くなっている

がんによる死亡数は増え続けている

集計されていました。日本全体を調査範囲とする全国がん登録が開始されたのは最近で、2016年からです。

新たにがんになった人数（罹患数）は、2019年の予測値では101万7200人と推定されています。男性が57万2600人で、女性が44万4600人です。男性では大腸がん、胃がん、肺がんの順に多く、女性では乳がん、大腸がん、胃がんの順です（**図2**）。

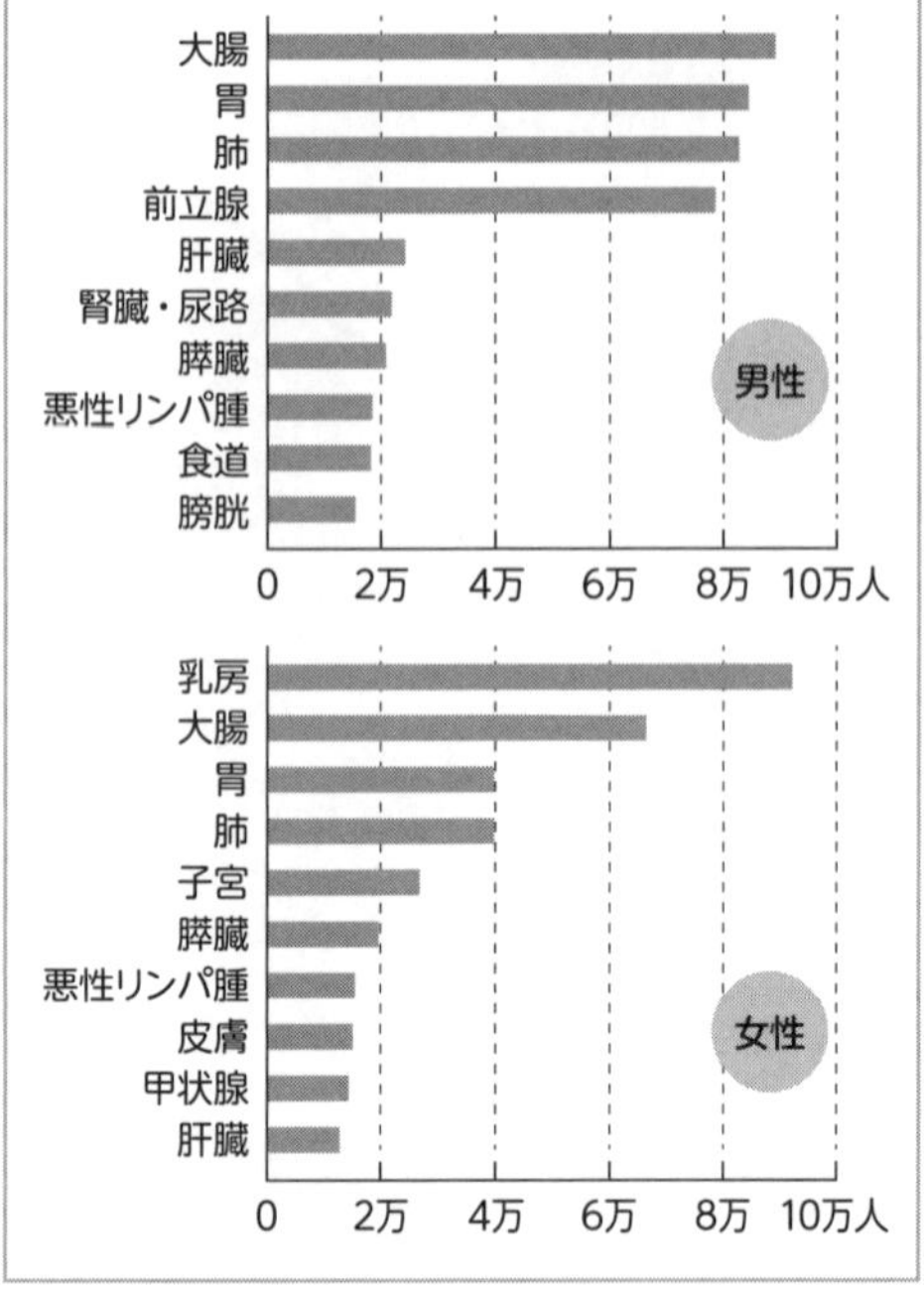

図2　がん罹患数　2019年予測値
資料：国立がん研究センターがん対策情報センターより作成

一方、がんによる死亡数は、2019年の予測値では約38万人で、男性が22万2500人、女性が15万7800人です。がんのために死亡する人数は全死亡者の約28％になります。死亡の原因となったがんは、男性では肺がん、胃がん、大腸がんの順に多く、女性では大腸がん、肺がん、膵がん（膵臓がん）の順です（**図3**）。

がんは高齢者が罹患すること

が多く、日本では高齢者が急増しているため、がんの罹患数、がんによる死亡数とも毎年増加しています。それでは、日本全体で見た場合に、日本人は年々がんにかかりやすくなっているのでしょうか？　これを正確に表すのが年齢調整罹患率や年齢調整死亡率です。

高齢者が少なかった過去の時代と高齢者の多い現在とを単純比較しても、正確な比較はできません。

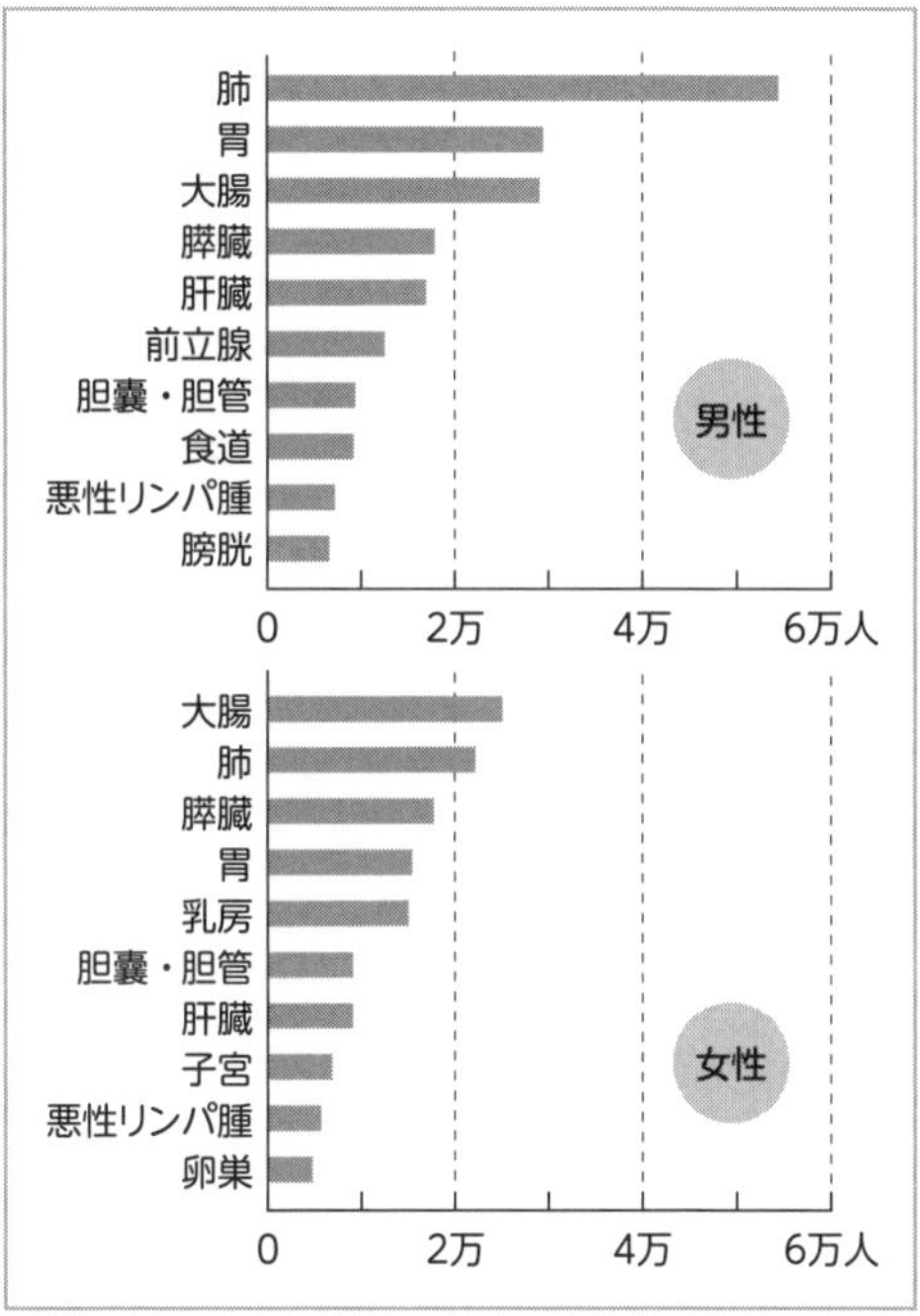

図3　がんによる死亡数　2019年予測値
資料：国立がん研究センターがん対策情報センターより作成

そこで、求めようとする時期の人口の年齢構成を、基準となる時代の年齢構成（基準人口）に合わせて修正したものが年齢調整罹患率や年齢調整死亡率です。基準人口としては、国内では1985年のモデル人口が用いられ、国際比較などでは世界人口が使われます。

各種がんの近年の傾向をまとめたのが30ページの**表1**です。男性の罹患では、食道がん、膵がん、前立腺がん、甲状腺がん、悪性リンパ腫が増加しており、肝臓がん、胆嚢《たんのう》・胆管がんが減少しています。死亡率では、増加しているがんはなく、食道がん、胃がん、直腸がん、肝臓がん、胆嚢・胆管がん、肺がん、前立腺がん、甲状腺がん、白血病が減少しています。

一方、女性の罹患では、食道がん、結腸がん、直腸がん、肺がん、乳がん、子宮がん、子宮頸がん、子宮体がん、卵巣がん、甲状腺がん、悪性リンパ腫が増加しており、胃がん、肝臓がん、胆嚢・胆管がんが減少しています。死亡率では、子宮がん、子宮頸がん、子宮体がんが増加しており、食道がん、胃がん、直腸がん、肝臓がん、胆嚢・胆管がん、肺がん、卵巣がん、甲状腺がん、白血病が減少しています。

罹患	男性	増加	食道、膵臓、前立腺、甲状腺、悪性リンパ腫
		減少	肝臓、胆嚢・胆管
		横ばい	胃、結腸、直腸、大腸(結腸および直腸)、肺、白血病
	女性	増加	食道、結腸、直腸、肺、乳房、子宮、子宮頸部、子宮体部、卵巣、甲状腺、悪性リンパ腫
		減少	胃、肝臓、胆嚢・胆管
		横ばい	大腸(結腸および直腸)、膵臓、白血病
死亡	男性	増加	なし
		減少	食道、胃、直腸、肝臓、胆嚢・胆管、肺、前立腺、甲状腺、白血病
		横ばい	結腸、大腸(結腸および直腸)、膵臓、悪性リンパ腫
	女性	増加	子宮、子宮頸部、子宮体部
		減少	食道、胃、直腸、肝臓、胆嚢・胆管、肺、卵巣、甲状腺、白血病
		横ばい	結腸、大腸(結腸および直腸)、膵臓、乳房、悪性リンパ腫

表1　主要部位別の年齢調整率の近年の傾向

資料：国立がん研究センターがん対策情報センター

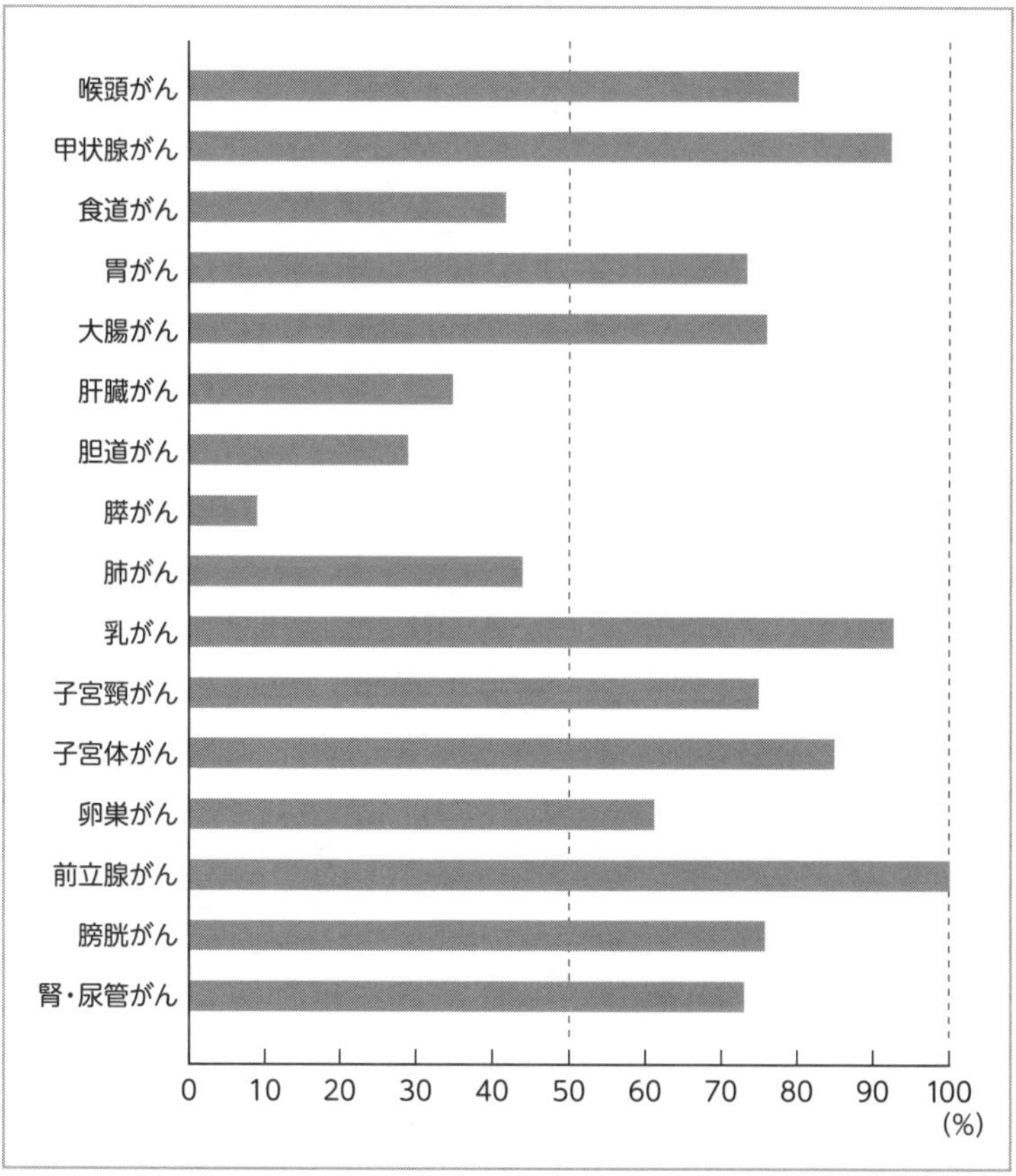

図4　がんの5年生存率

がんと診断された人のうち5年後に生存している人の割合が、日本人全体で5年後に生存している人の割合に比べてどのくらい低いかで表す。

資料：全国がんセンター協議会の生存率共同調査(2017年3月集計)による

がんの生存率

がんにかかった人が、○年後に生きている確率を「○年生存率」といいます。このうち、特に重要なのが5年生存率です。多くのがんでは、治療後5年間継続してがんが再発しなければ、高い確率で治ったと判断してよいからです。しかし、がんの種類によっては5年生存率よりも10年生存率のほうが重要ながんもあります。

5年生存率は、がんの悪さ・治りにくさを反映します。詳しいことは、PartⅡ「がんの種類と実際の診療」のところで説明していますが、乳がんのようにいろいろな治療法があって比較的進行の遅いがんでは5年生存率は高い数値にあります。一方で、膵がんのように見つかった時点で進行していることが多く、抗がん剤が効きにくいがんでは5年生存率は低い数値になります（31ページの図4）。

〔2〕がん検診

がん検診の目的と種類

喫煙、飲酒、細菌・ウイルスの感染といった発がん要因を取り除くことを「一次予防」と呼ぶのに対し、がんを症状のない早期のうちに見つけて治療し、死亡を防ぐことを「二次予防」といいます。検診は二次予防のために行います。

細胞が変異して1個のがん細胞ができてから、検診で見つかる1㎝の大きさに育つのに10～20年くらいかかると考えられています（34ページの**図5**）。その後は育つスピードが速くなり、1～2年後には2㎝になります。手遅れにならない早期のうちに、がんを見つけるのが検診の目的です。

がん検診では、大勢の人を対象に、なるべく少ない（身体的・経済的）負担で、がんを効率よく発見するのが理想です。検診の目的は、がんの恐れのある人を見つけて精密検査につなげることです。検診の結果、精密検査が必要であると判定されても、精密検査の結果がんである場合と、がんでない場合とがあります。前者を真陽性といい後者を偽陽性といいます。それとは逆に、検診でがんの恐れはなく精密検査は不要と判断されて、実際にがんがない場合（真陰性）もあれば、がんがある場合（偽陰性）もあります（**表2**）。

検診では「陽性的中率」という用語があります。これは、検診で精密検査が必要と判断されて、精密検査の結果、実際にがんであった人の割合を示すものです。陽性的中率は、胃がん検診で1.5％、乳がん検診で4.6％程度です。つまり、検診で「精密検査が必要です」と言われ

	がんあり	がんなし	
精密検査要	真陽性　a	偽陽性　c	a＋c
精密検査不要	偽陰性　b	真陰性　d	b＋d
	a＋b	c＋d	

陽性的中率＝a／（a＋c）
陰性的中率＝d／（b＋d）

感度＝a／（a＋b）
特異度＝d／（c＋d）

表2　検診における真陽性、偽陽性、真陰性、偽陰性、陽性的中率、陰性的中率

ても、多くの方は結果的には「がんではありません」という結果を受け取ることになります。それでも検診は重要です。

日本のがん検診は実施主体がさまざまです。市区町村が行っている住民健診では、検診が適切に行われるよう体制が整備されてきています。この検診は、対策型検診といわれて、公共的な医療サービスとして公費で行われ、自己負担はありません。

一方、職場で行われる健診は、労働安全衛生法に基づく健診であって、がん検診を目的としたものではありません。がん検診の一部の検査項目が「おまけ」として行われているのが実情です。

対策型検診のほかに、任意型検診といわれる個人の意思で受ける「人間ドック」があります。検診費用は自己負担で、料金に応じて検査項目が増え、精度の高い検診が受けられます。

市区町村が行う住民健診では、胃がんは胃部X線検査ま

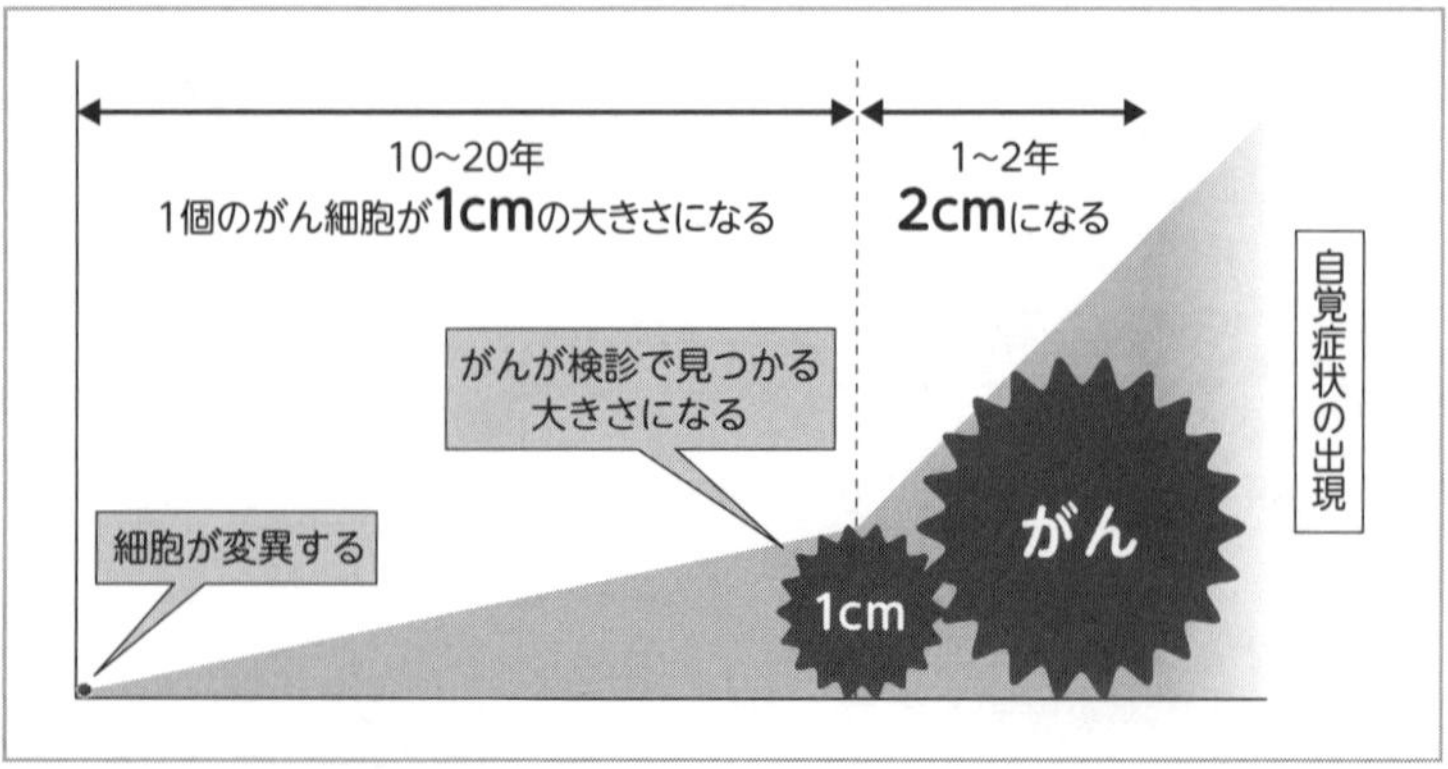

10~20年
1個のがん細胞が1cmの大きさになる
1~2年
2cmになる
自覚症状の出現
がんが検診で見つかる大きさになる
細胞が変異する
1cm
がん

図5　がんの進行と自覚症状が出るまで

たは胃内視鏡検査が、大腸がんでは便潜血検査が、肺がんでは胸部X線検査（高危険群では喀痰《かくたん》細胞診併用）が、乳がんはマンモグラフィー検査が、子宮頸がんは子宮頸部擦過細胞診検査が厚生労働省により推奨されています。

がん検診の利益と不利益

検診には利益と不利益とがあります。検診を受けることの利益は、がんを症状が出ていない早期に見つけ、そのことでがんによる死亡数を減少させられることです。一方、検診には不利益もあります。具体的には、検診による経済的・精神的な負担があります。さらに、検査による偶発症（有害事象）や放射線被曝が挙げられます。

また、検診を受けることで見つからなくてもよいがんが見つかってしまうということもあります。この例として前立腺がんが挙げられます。前立腺がんは高齢の方に多く、進行が遅いため、たとえ前立腺がんがあったとしても、生きている間に前立腺がんの症状が出ることはまれです。つまり前立腺がんが検診で見つかることで、受けなくてよい前立腺がんの精密検査や治療を受けてしまう、いわゆる過剰診療になってしまうという問題が指摘されています。

3 がんの予防

副院長 大橋一輝

●がんの予防は、一次予防と二次予防に大別される
●生活習慣などの改善と、リスクとなる感染症を予防することで、がんの発症を防ぐのが一次予防
●がん検診で、がんを早期発見するのが二次予防

【1】生活習慣と生活環境の改善によるがん予防（一次予防）

「バランスの良い食生活」「適度な運動」「適正な体重の維持」「節酒」「禁煙」の5つの生活習慣に留意することで、がんになるリスクは、男性で約43％、女性で約37％低くなるといわれています。

ウイルスや細菌の感染も、がんを引き起こす可能性がありますので、その感染予防や治療について正しい知識を持つこともがん予防につながります。

飲酒、喫煙と受動喫煙、運動習慣と適正な体重、食生活について

がんを引き起こす因子としては、①過剰な飲酒、②喫煙・受動喫煙、③運動習慣のないこと、④肥満や痩せ、⑤野菜や果物の摂取不足、⑥塩分の過剰摂取などが知られています。がんを防ぐには、これらの因子を排除するよう、日頃から適正な生活習慣や食事摂取を意識することが大切です。

①飲酒について

国立がん研究センターの「日本人のためのがん予防法」によると、飲酒するならば、一日あたりアルコール量に換算して約23g程度までを上限の目標としています。これは日本酒なら1合、ビールなら大瓶1本（633㎖）、350㎖缶だと2本弱、焼酎や泡盛なら3分の2合程度、ウイスキーやブランデーならダブル1杯（60㎖）、ワインならボトル3分の1本（約250㎖）程度になります。

②喫煙と受動喫煙について

喫煙は、肺がん、胃がん、食道がん、膵がん、肝臓がんなどの発症との関連が明らかになっており、がん発症の要因となる生活習慣の一つです。また、受動喫煙のある人はない人に比べて、肺がんを発症する危険が1・3倍になることが報告されています。さらに、受動喫煙による死亡者数が、肺がんで約2500名にのぼることが2016年に厚生労働省から報告されています。

③運動習慣について

がんを予防するには、一日30分以上の運動を週2回以上、継続的に実施することが大切です。

④適正な体重について

肥満や痩せなどなく、適正な体重を維持することも、がんの予防には大切です。適正な体重の基準は、ＢＭＩ（Body Mass Index, 体格指数ともいい、体重kg ÷（身長m）²で算出します）がその指標に用いられることが多く、中高年期では、男性21〜27、女性21〜25が適正な体重とされています。

⑤野菜と果物の摂取について

野菜は一日あたり３５０g以上摂取すると、カリウムやビタミンC、食物繊維などが適量に摂取できるので目標値として示されています。一方、果物はその摂取量が少ないとがん発症の危険性が上がると考えられていますが、ただ、果物の摂取量が多いからといってがん発症の危険性が下がるわけではないので、一日あたり１００gを下回らないように摂取するのがよいと考えられています。

⑥塩分の摂取について

日本人の食文化では、塩分はその特徴を保つために欠かせないものですが、過剰な塩分摂取はがん発症の危険性を高めますので、現実的な数値目標として一日あたり男性8g未満、女性7g未満という値が示されています。

感染症によるがん予防について

日本人のがん発症において、ウイルスや細菌の感染は、男性では喫煙に次いで2番目、女性では最も大きな要因になっています。

ウイルスとしては、①肝臓がんと関連するB型・C型肝炎ウイルス、②子宮頸がんと関連するヒトパピローマウイルス（以下、HPVという）、③成人T細胞白血病・リンパ腫と関連するヒトT細胞白血病ウイルス1型（以下、HTLV-1という）など、また、細菌としては、④胃がんと関連するヘリコバクター・ピロリ菌などがあります。

ウイルスや細菌の感染からがんへ進行することを防ぐためには、正しい知識を持つことが重要で、特に感染経路について正しく理解することは、偏見や差別を防ぐうえでも重要です。また肝炎ウイルスに関しては市区町村や職場での検査体制の整備が進んでいて、受検率の向上が図られています。

①肝炎ウイルスについて

肝臓がんの予防のためには、肝炎を早期に発見し、また、感染が確認された場合は早期治療が重要です。検査を受けていないために感染に気づかない場合や、感染が判明しても治療の必要性についての認識が十分でないために治療につながらない場合がありますので、正しい理解が必要となります。2016年にはB型肝炎ワクチンが「予防接種法」に基づく定期接種に追加され、その着実な実施が求められています。

②HPVについて

子宮頸がんの発生は、その多くがHPV感染に起因すると考えられています。HPVワクチンも2013年に「予防接種法」に基づく定期接種に追加されましたが、ワクチン接種後に、痛みやしびれ、動かしにくさ、不随意運動などの副作用と思われる症状が報告されたため、現在のところ積極的なワクチン接種の勧奨は差し控えられています。

③HTLV-1について

成人T細胞白血病・リンパ腫の原因となるHTLV-1については、その主な感染経路が母乳を介した母子感染であることがわかっていますので、市区町村における妊婦健康診査の項目として実施されています。

④ヘリコバクター・ピロリ菌について

ヘリコバクター・ピロリ菌が胃がんのリスク因子であることが科学的に証明されています。そのため、胃がんの発症予防には除菌が有効で、保険適応になり、強く推奨されています。

現在、市区町村や保健医療に関わるさまざまな団体で緊密な連携が図られ、ここに記載したがんの一次予防策についての普及啓発活動がなされていますので、広報媒体などを通して積極的に情報を得ていくことが必要です。**表1**に国立がん研究センターから示されている「日本人のためのがん予防法」を示します。

喫　煙	**たばこは吸わない。他人のたばこの煙は避ける。** 目標　たばこを吸っている人は禁煙をしましょう。吸わない人も、他人のたばこの煙は避けましょう。
飲　酒	**飲むなら、節度のある飲酒をする。** 目標　飲む場合は一日あたりアルコール量に換算して約23g程度まで(日本酒なら1合、ビールなら大瓶1本、焼酎や泡盛なら1合の3分の2、ウイスキーやブランデーならダブル1杯、ワインならボトル3分の1本程度)。飲まない人は無理に飲まない。
食　事	**食事は偏らずバランス良くとる。** ・塩蔵食品、食塩の摂取は最小限にする。 ・野菜や果物不足にならない。 ・飲食物を熱い状態でとらない。 目標　食塩は一日あたり男性8g未満、女性7g未満。特に、高塩分食品(たとえば塩辛、練りうになど)は週に1回未満に控えましょう。
身体活動	**日常生活を活動的に過ごす。** 目標　たとえば歩行またはそれと同等以上の強度の身体活動を一日60分行いましょう。また、息がはずみ汗をかく程度の運動は一週間に60分程度行いましょう。
体　形	**成人期での体重を適正な範囲に維持する(太りすぎない、痩せすぎない)。** 目標　中高年期男性のBMI(体重kg÷(身長m)^2)で21～27、中高年期女性では21～25の範囲内になるように体重を管理する。
感　染	**肝炎ウイルス感染の有無を知り、感染している場合は適切な措置をとる。機会があればピロリ菌感染検査を。** 目標　地域の保健所や医療機関で、一度は肝炎ウイルスの検査を受けましょう。機会があればピロリ菌の検査を受けましょう。感染している場合は禁煙する、塩や高塩分食品のとりすぎに注意する、野菜・果物が不足しないようにするなどの胃がんに関係の深い生活習慣に注意し、定期的に胃の検診を受けるとともに、症状や胃の詳しい検査をもとに主治医に相談しましょう。

表1　日本人のためのがん予防法
国立がん研究センター　https://epi.ncc.go.jp/files/11_publications/Can_prev_A2poster.pdf

［2］がんの早期発見に向けた取り組み（二次予防）

がん検診（二次予防）は、がんを早期に発見して適切に治療することで、がんによる死亡率を減少させることが目的です。

検診によってがんを早期発見する重要性をよく理解して、がん検診を定期的に受診し、がんの早期治療につなげることが大切です。また、検診の結果、精密検査などが必要となった場合は、放置せずなるべく早い時期に精密検査を受けることも重要です。

また、がん検診の内容は、科学的根拠に基づく質の高いものであることが重要であると考えられています。

がん検診の種類

がん検診には、法律に基づいて市区町村が実施する「対策型検診（住民検診）」と、いわゆる人間ドックなど個人で受ける「任意型検診」、職場などで健康保険組合などが保険事業として行う「職域検診」があります。

対策型検診は、早期発見による死亡率の減少が科学的に証明された5つのがん（胃がん・肺がん・大腸がん・子宮頸がん・乳がん）を対象としています。この5つのがんについては、国が実施体制・検査項目・対象年齢・受診間隔を検診の指針（**表2**）で定めていて、技術的あるいは財政的支援のも

種類		検査項目	対象年齢	受診間隔
胃がん検診	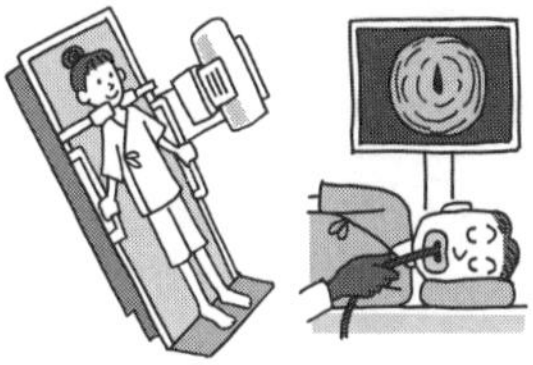	問診に加え、胃部X線検査または胃内視鏡検査のいずれか	50歳以上 ※当分の間、胃部X線検査については40歳以上に対し実施可	2年に1回 ※当分の間、胃部X線検査については年1回実施可
肺がん検診	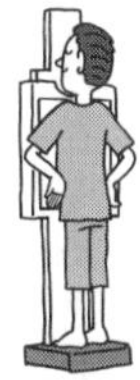	質問(問診)、胸部X線検査および喀痰細胞診	40歳以上	年1回
大腸がん検診	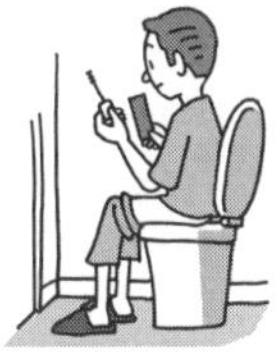	問診および便潜血検査	40歳以上	年1回
子宮頸がん検診	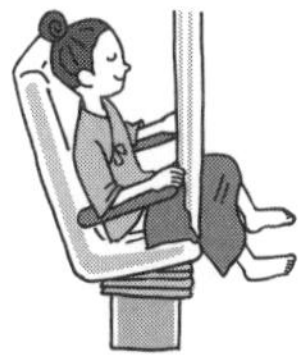	問診、視診、子宮頸部の細胞診および内診	20歳以上	2年に1回
乳がん検診	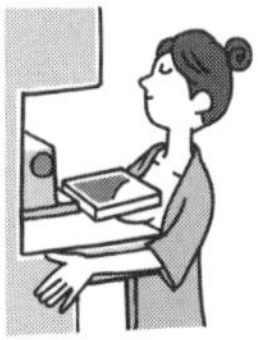	問診および乳房X線検査(マンモグラフィー)	40歳以上	2年に1回

表2　検診指針で定める市区町村のがん検診の項目

厚生労働省　https://www.mhlw.go.jp/stf/seisakunitsuite/bunya/0000059490.html

と、市区町村レベルで質の高い検診が行われる体制が敷かれています。

がん検診の啓発

対策型検診、任意型検診、職域検診などのがん検診のすべてを反映した受診率は、国民生活基礎調査により3年ごとに報告されていますが、2016年度の調査ではいずれのがん検診においても受診率はおおむね40%前後にとどまっています(**図1**)。

これを受けて、対策型検診の実施主体である市区町村は、企業などの関係機関や患者・家族らでつくる民間団体などとも協力しながら、より多くの人ががん検診を受けられるように、たとえば、ピンクリボンフェスティバルや女性の健康週間に合わせたキャンペーン、大腸がんに関するイベントなど、癌腫ごと、あるいはライフステージに合わせた啓発に加え、がん検診そのものの認知度をあげて、受診率50%を目標に掲げてい

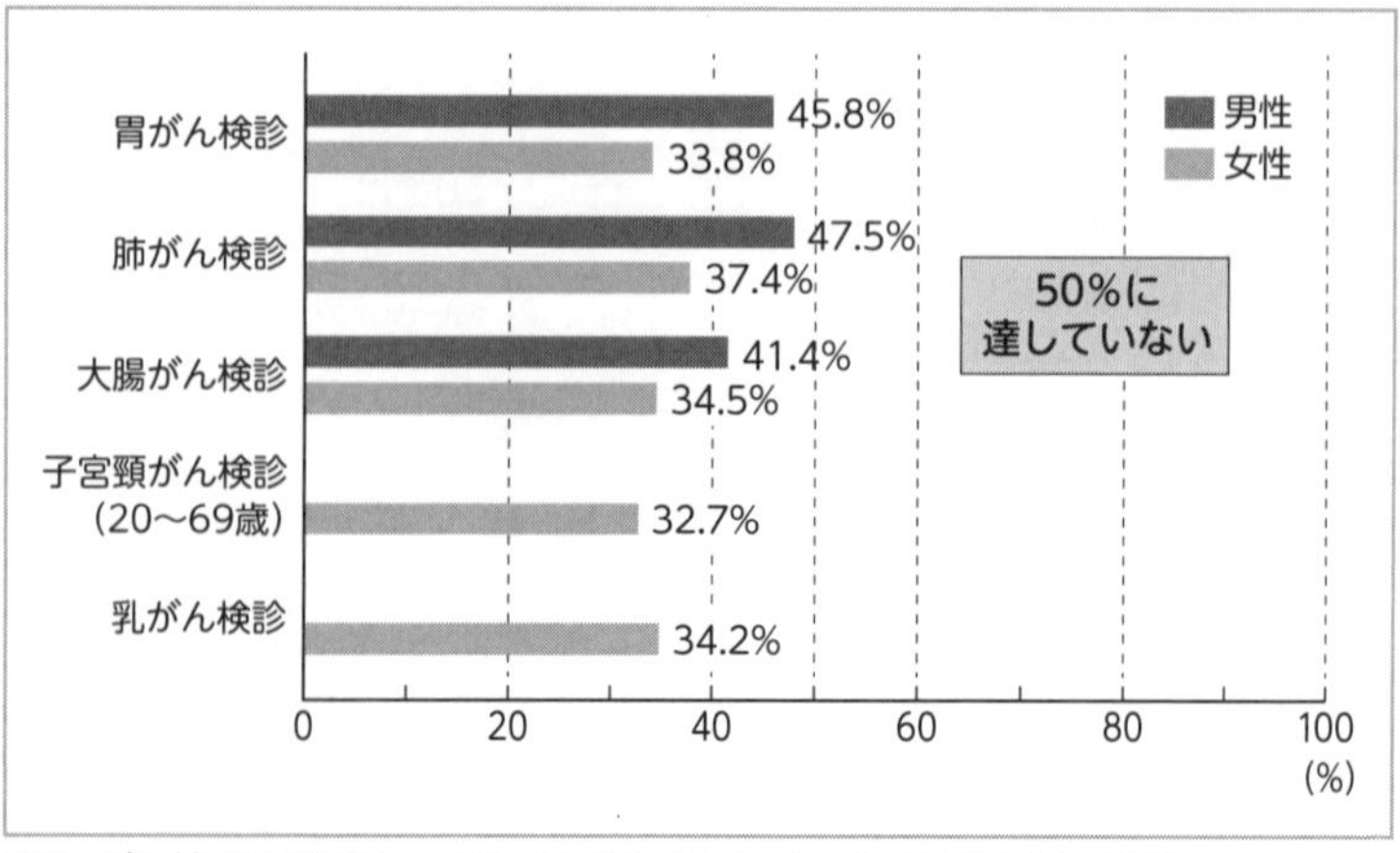

図1 がん検診の受診率 出典：厚生労働省 2013年 国民生活基礎調査の概況

ます。

がん検診は定期的な受診に意義があること、偽陽性や偽陰性、過剰診断などのデメリットよりも受診のメリットが高いこと、精密診断対象となったら必ず精密検査を受ける必要があることなど、正しい理解が大切です。がん検診の目的や意義、検診のメリットやデメリット（**表3**）を十分理解したうえで、適切に受診できるよう啓発活動が進められています。

精密検査の受診率は国の計画では90％が目標ですが、現在のところ、いずれの癌腫においても目標を達成していません。市区町村から個別に受診の勧め（個別の受診勧奨）や一定期間経過後に受診者に再度個別に受診を勧める（再勧奨）などの制度がありますが、これらには適切に対応することが大切です。

《メリット》	《デメリット》
◎がんで死亡する可能性の減少 →定期的な受診により、がんの早期発見と早期治療につながる →胃がん・大腸がん・乳がんなら9割は治るといわれている ○受診の結果が「異常なし」なら、多くの人が〝がんでない〟ことに安心する	○偽陽性や過剰診断により、不必要な検査や治療が行われる可能性がある ○偽陰性の場合がある ○内視鏡検査による出血やX線検査による被曝などの影響がごくまれにある ○がん検診自体の心理的負担や、精密検査になった場合の不安感がある

表3　がん検診のメリットとデメリット

東京都がん対策推進計画（第二次改定）（2018年3月）　http://www.fukushihoken.metro.tokyo.jp/iryo/iryo_hoken/gan_portal/research/taisaku/suisin_keikaku/suisin_keikaku_secondrevision.files/06_chapter4_2.pdf

4 がん診療における病理診断の役割

病理科医長
堀口慎一郎

●病理医は顕微鏡で観察して、細胞の顔つきや規則性、たちの悪さなどを指標に病理診断を行う
●標本ブロックには、病気に関するさまざまな情報が詰まっている
●白黒はっきり決まらず、良悪性判定困難と診断せざるを得ないケースもある

〔1〕病理診断とは

患者さんの病変部から採取された細胞や組織を、病理医が顕微鏡で検査して、どのような病気なのか、良性なのか悪性なのか、治療の効果はどうなのか、などについて診断することをいいます。

〔2〕標本ブロックとは

採取された組織を、そのまま顕微鏡で見ても観察することはできません。顕微鏡で観察できるよ

うにするためには、光を透過し細胞を詳細に観察できる厚さ約４μm（１０００μmが１㎜）という薄さの標本に加工すること（薄切《はくせつ》）が必要です。

採取された組織は、病理医や臨床検査技師の手によって、①ホルマリン固定（細胞に含まれるタンパク質や遺伝子情報などを固める液体に浸して、組織の中の時間を止める工程）、②切り出し（固めた組織を観察に適したものにする工程）、③脱水・脱脂（組織に含まれる水分や脂肪を除去し変性や腐敗を防ぐための工程）、④パラフィン包埋《ほうまい》（ろうの一種に組織を染み込ませて埋め込む工程）など、いくつものステップを経て標本ブロックとなります。

そして、この標本ブロックから、約４μmの厚さに薄切をし、ヘマトキシリン・エオジン（ＨＥ）染色をはじめとするさまざまな染色を加えることで、顕微鏡で観察可能なガラス標本になります。

パラフィンに包埋された標本ブロックには、病気に関わるさまざまな遺伝子情報やタンパク質の発現情報などがたくさん詰まっているので、後で述べるように病気の成り立ちや悪性度、広がり、治療の効果予測といった重要な情報を、いろいろな手法で取り出すことが可能です。

〔3〕病理診断の実際

標本ブロックを約４μmに薄切しガラス標本にして顕微鏡で観察（検鏡）しますが、そのままでは色のないモノトーンの透過像しか見えません。これにＨＥ染色（細胞の核は紫色、細胞質は赤色に染まる）

などの染色を施し、細胞などの構成要素を識別しやすくして検鏡します（**図1**）。

病理診断にあたっては、細胞の異型度や増殖能、たとえるなら細胞の顔つきや規則性、たちの悪さなどを指標に判断することになります（**表1**）。

異型度には、個々の細胞の顔つきである細胞異型と、細胞の配列や細胞間の関係性である構造異型があり、この2つの尺度から総合的に判断します。

細胞異型は、主に核の形態を見ますが、核は細胞の設計図である遺伝子（DNA）からタンパク質へ翻訳する場であり、がん化（悪性化）した細胞では異常タンパク質の産生が活発となるため、その翻訳の場である核は大きく腫大していたり不整な形になっていたりします。また、タンパク質の異常によって正常な細胞分裂ができない腫瘍細胞では、しばしば核の形がいびつになったり、核が1つではなく多核になるものも出てきます。

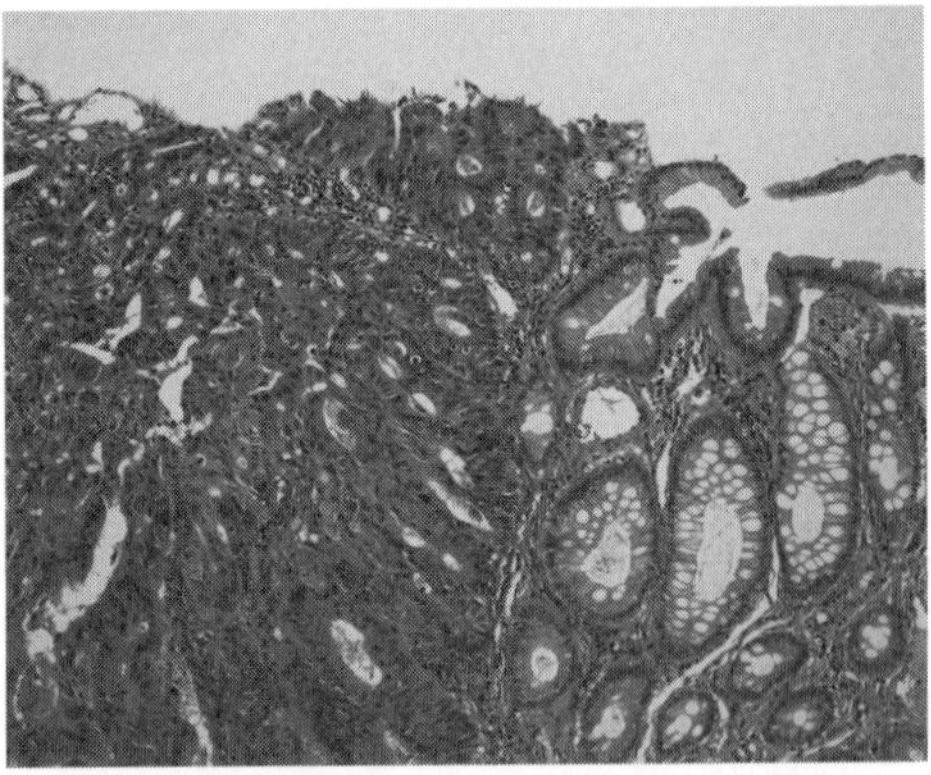

図1　大腸がんの顕微鏡写真

一方、構造異型は、細胞の機能や分化を評価する尺度ともいえ、核の並びや細胞の向きなどを見ます。たとえば食べ物が通る管（消化管）の場合、粘膜を構成する細胞が規則正しくシート状に並ぶことによって、食べ物が通る管になるのですが、腫瘍細胞では、その機能に異常が発生し規則正しく並ぶことができなくなり、管にならなくなっています。管の構造の崩れ具合を見て、高分化―中分化―低分化と、分化度を分けることもあります。

もう一つの指標である増殖能は、細胞増殖の表現型である核分裂像の数や細胞の密度、あるいは細胞増殖に血流や栄養が間に合わず細胞が死んでいく像（壊死）などが指標となります。

このように細胞の異常である細胞異型と機能の異常である構造異型、核分裂像や細胞密度、壊死などの増殖能といったさまざまな形態の変化を見て、総合的に病理診断は行われます。形の変化を捉えて診断するためには、正常な細胞とどれくらい違うのか、どのような違い（異型）を示したら腫瘍なのか、この腫瘍は良性なのか悪性なのか、などについて、背景にある遺伝子やタンパク質の変化など多くの知識

		悪性度が低い	悪性度が高い
細胞異型（顔つき）	核の形	類円形で揃っている	不整でいびつ、不揃い
	核の大きさ	小さい	大きい
	クロマチン量	少ない	多い
構造異型（規則性）	細胞配列乱れ	低い	高い
	分化度	高い	低い
	正常部との境界	明瞭	不明瞭
増殖能	核分裂像	少ない	多い
	細胞密度	低い	高い
	壊死	なし	あり
	発育速度	遅い	早い

表1　腫瘍の悪性度について

や蓄積された経験が必要となります。

微細な形態の変化を捉える病理診断では、良悪性の判断、すなわち白黒はっきり区別するのは簡単でないことも多く、特に小さな生検検体などでは良悪性判定困難と診断せざるを得ない場合や、境界病変として診断が白黒はっきり決まらないケースも少なくありません。

病理診断は、しばしばアートにたとえられます。病理医の「形」を見る目、技量や経験が必要で、そこには客観的な判断だけではなく、主観的な要素も含まれているといえるでしょう。

細胞のタンパク質発現を見る免疫組織化学的手法（免疫染色）

免疫染色とは、免疫反応の一種である抗原抗体反応を用いて、組織の中の特定のタンパク質（抗原）を識別する方法です。標本上で検出したタンパク質に対して、特異的に反応する抗体を標識する（発色させる）ことで可視化します（**図2**）。特定の物質が存在する部位が茶褐色に染まるため、細胞の異型（形態の変化）だけでは捉えられない、細胞内で起きているタンパク質の変化が目に見える形で評価できます。

陽性（染まる）か陰性（染まらない）か、陽性の割合はど

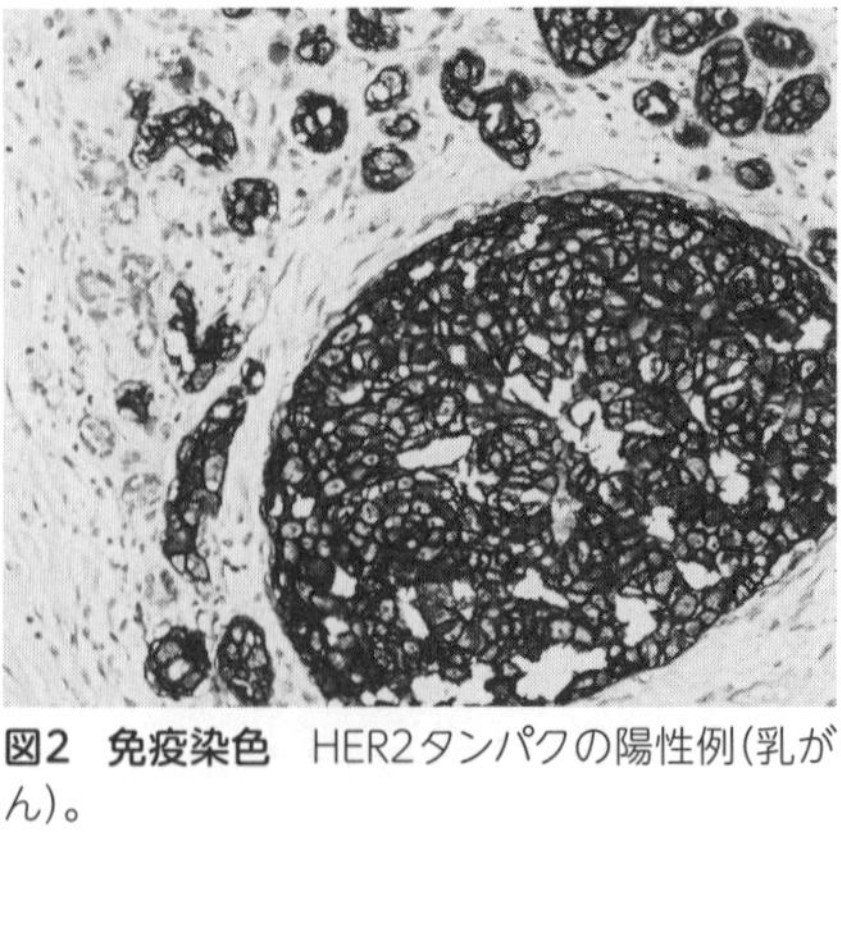

図2　免疫染色　HER2タンパクの陽性例（乳がん）。

うか、陽性の強度（染まり強さ）は、など、タンパク質の発現の有無だけでなく、発現量や発現部位を半定量ですが客観的に推し測ることもできます。HE染色での顕微鏡観察が、微細な形態の変化を見ているのに比べて、免疫染色では色の変化での識別が可能です。

近年では、腫瘍細胞の異常タンパク質を標的にした分子標的薬が多数開発され、がんの治療に使われています。これら薬剤の使用に際しては、治療の標的となるタンパク質の発現があるかどうかを、あらかじめ免疫染色で確認したうえで、投与を行うか決定します。こうした治療方針を決めるような検査のことを、コンパニオン診断といいます。

遺伝子の変化を見る分子生物学的手法（FISH法など）

標本上で遺伝子の変化を見ることも可能です。特定の遺伝子（DNA）に直接反応する物質（プローブ：鋳型）に蛍光色素などを結合、目的の遺伝子に反応させて顕微鏡で可視化します。がん遺伝子の数が増える変化（遺伝子増幅）、がんを抑制する遺伝子の変異や欠損、本来と異なる場所への遺伝子位置変化（遺伝子転座）など、細胞の腫瘍化と関係する遺伝子の変化をガラス標本上で見ることができるようになります。専門用語でいうとin situ hybridizationという方法で、標識する色素によってFISH法やDISH法などといいます。遺伝子の変化をダイレクトに見ることができる、病理診断の一助となる方法です。

たとえば、胃がんや乳がんで治療の対象となるがん遺伝子「*HER2*遺伝子」の遺伝子増幅について、in situ hybridization法で検出する方法があります（**図3**）。HER2タンパクに対する分子標的薬トラスツズマブなどが効果を見込めるかどうか、といった判断に使われています。

このほかにも、標本上の検出法ではないのですが、前に述べた標本ブロックから削り出した材料から抽出した遺伝子（DNAやRNA）に、PCR法（ポリメラーゼ連鎖反応）を使って特定の遺伝子を増幅して検出する方法があります。また、遺伝子ゲノムパネルという数十～数百種類の遺伝子のプローブが搭載された遺伝子チップを使って、標本ブロックから抽出した遺伝子の発現量の変化や変異の有無を定量的に検査する方法があり、顕微鏡では見ることができない細胞内に起きている変化を検出することができます。

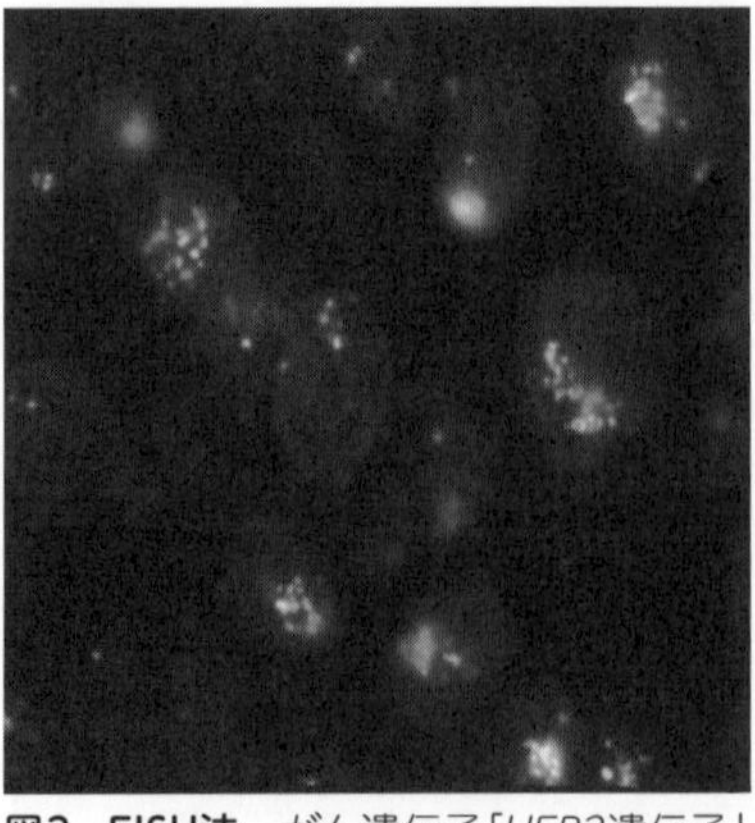
図3　FISH法　がん遺伝子「*HER2*遺伝子」をダイレクトに観察。

材料による病理診断の違い（細胞診、生検組織診、手術材料）

1．細胞診

腹水や胸水などに浮遊する細胞、粘膜をこすって採取した細胞（スメア）、針を刺して吸引した細胞、喀痰《かくたん》など組織から剥離した細胞など、採取した細胞をガラスに塗抹《とまつ》して固定し、細胞の染色を経て標本を作り、顕微鏡で見て診断をつけます（**図4-A**）。

正常な細胞に混じって異型細胞がないかどうかを調べるのですが、たとえば、肺がんが疑われる場合は喀痰に混じった細胞を、子宮頸がんが疑われる場合は子宮頸部をこすったスメアを調べることになります。

診断は、ばらばらになった細胞を観察するので細胞異型に着目して診断をします。この異型細胞の有無を検出することを細胞診スクリーニングといい、スクリーナーとも呼ばれる細胞診検査士の資格を持った臨床検査技師と細胞診専門医（主に病理医）との共同作業で行われます。患者さんへの負担が少ない検査といえますが、採取される異型細胞量は多くなく、塗抹し作製した標本のみとなることがほとんどのため、正確な診断に至る確率は生検組織診と比べやや低くなる傾向にありま

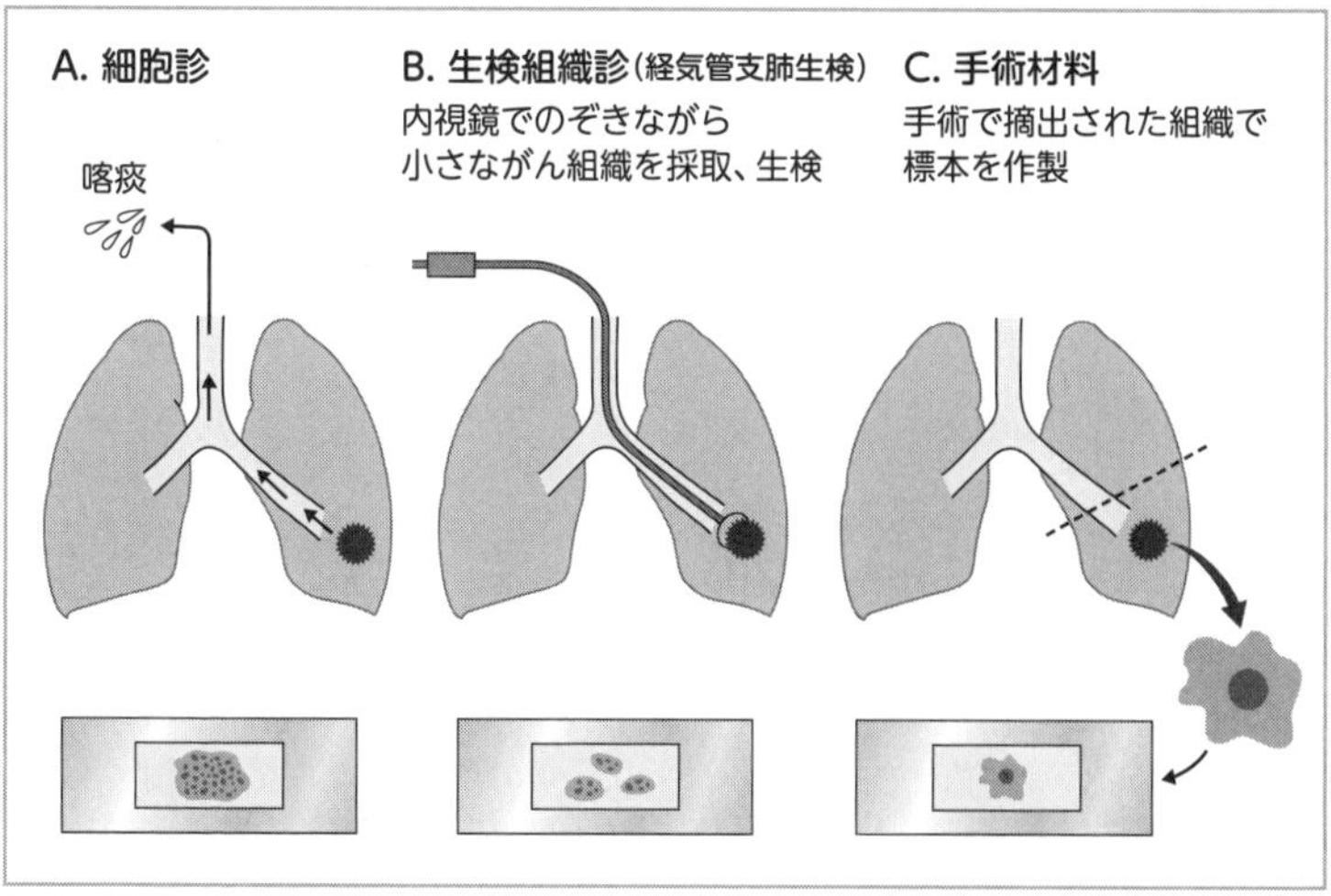
A. 細胞診
喀痰
B. 生検組織診（経気管支肺生検）
内視鏡でのぞきながら
小さながん組織を採取、生検
C. 手術材料
手術で摘出された組織で
標本を作製

図4　材料による病理診断の実際

す。

2．生検組織診

病変の一部を生検鉗子《かんし》や針で切り取ってきて、標本にして病理診断をつけることを生検組織診といいます。消化管内視鏡検査で見つけた病変の一部を生検鉗子で小さくつまんで採取したり、超音波（エコー）検査で見つかった病変に針を刺して採取したものを病理標本にして診断します（**図4-B**）。病理医のいちばん大きな仕事の一つです。

この病理診断の結果によって、その後の診療方針が決まっていきます。たとえば、良性の場合は経過観察にしたり、腫瘍の部分だけ単純切除したりします。悪性の場合は、病変の周囲の組織を含めた拡大摘出手術や、放射線療法、化学療法など、病気の状態に即した治療法が選択されます。

ただし、生検材料はあくまで病変全体のごく一部を見ているので、正確な診断に至らないケースもあります。特に多様性を示す腫瘍では、病変の本質部分（最も悪性度の高い部分）がうまく採取されていない可能性もあります。悪性腫瘍に対する治療方針を決定する場合には、実際に治療にあたる臨床医、放射線科医、そして病理医などそれぞれの分野の専門家が集まって話し合い、臨床情報や画像診断を含めて総合的に判断する場を持ちます。これがキャンサーボード（cancer board）です。

3．手術材料

手術や内視鏡治療で摘出された材料（病変）を、ホルマリン固定し標本を作製して病理診断を行います（**図4-C**）。病変の組織型や悪性度、血管やリンパ管への浸潤はあるか、リンパ節への転移はあるか、そして病変は取りきれているか、など標本から得られる多様な情報を病理診断報告書として臨床医に報告します。病理結果によって、追加治療の必要性など、その後の治療や経過に役立つ情報が得られます。

〔4〕病理診断のセカンドオピニオン

患者さんの治療を飛行機の航行にたとえるなら、外科医など臨床医がパイロット、病理医は正しい飛行ルートを辿るように誘導する管制官といえます。病理医の知識と経験を基に、細胞の異型や増殖能などの形態を見て病理診断は行われます。微細な形態の変化を捉える病理診断においては、ときに、病理医によって解釈の違いや診断の違いが出てくることもあります。その後の治療方針を決める重要な病理診断については、他施設の病理医の意見を聞く、いわゆる病理診断のセカンドオピニオンを求める方法もあります。

5
がんの画像診断

放射線診療科
(診断部)部長
高木康伸

●画像診断は、がん診療のさまざまな場面で活用される
●形を見る検査と、機能を見る検査の2通りがある
●画像診断機器を使用して、治療も行われる

[1] 画像診断機器とその特徴

画像診断は、がん診療のさまざまな場面で重要な役割を担っています。患者さんを表面から観察するだけでは、体内の臓器などの状態を把握することは困難です。画像診断はそうした表面からでは見ることのできない体の中の詳しい状況を調べるものですが、その方法は大きく2通りに分かれます。一つは形を見る方法で、もう一つは機能を見る方法です。形を見る検査としては単純X線写真やCT、MRI、超音波検査が、機能を見る検査としてはRI検査(核医学検査)が主に使われています。最近広く普及してきたPETもRI検査の一つです。

診断から治療におけるさまざまなタイミングで、目的にあった検査が選択されます。患者さんのために必要な情報は多岐にわたりますので、検査方法もそのときに応じた最適なものが選ばれます。また、これらの画像診断機器は治療の場面でも使用されることがあります。画像下治療（インターベンショナルラジオロジー：IVR）と呼ばれ、体への負担が少ない治療として活躍の場が増えています。

それでは、主な画像診断機器とその特徴について説明していきましょう。

単純X線写真

最も古い歴史を持つ画像診断法です。体内の細かい異常は描出できませんが、この検査でわかる病気もたくさんあります。まずはX線写真をよく観察し、その後必要に応じて各種の検査が行われることがほとんどです。造影剤と組み合わせると、消化管の中や腎臓から膀胱へつながる尿管の様子を撮影することも可能です。

CT

X線を使って、体の内部の詳細を断面で観察できる検査です（58ページの**図1**）。広い範囲を一度に検査することが可能であり、がん診療においては治療前の病気の広がりや転移の有無、治療中、治療後の評価や経過観察と多くの場面で使用されます。昔はいわゆる輪切りの画像（横断面）しか

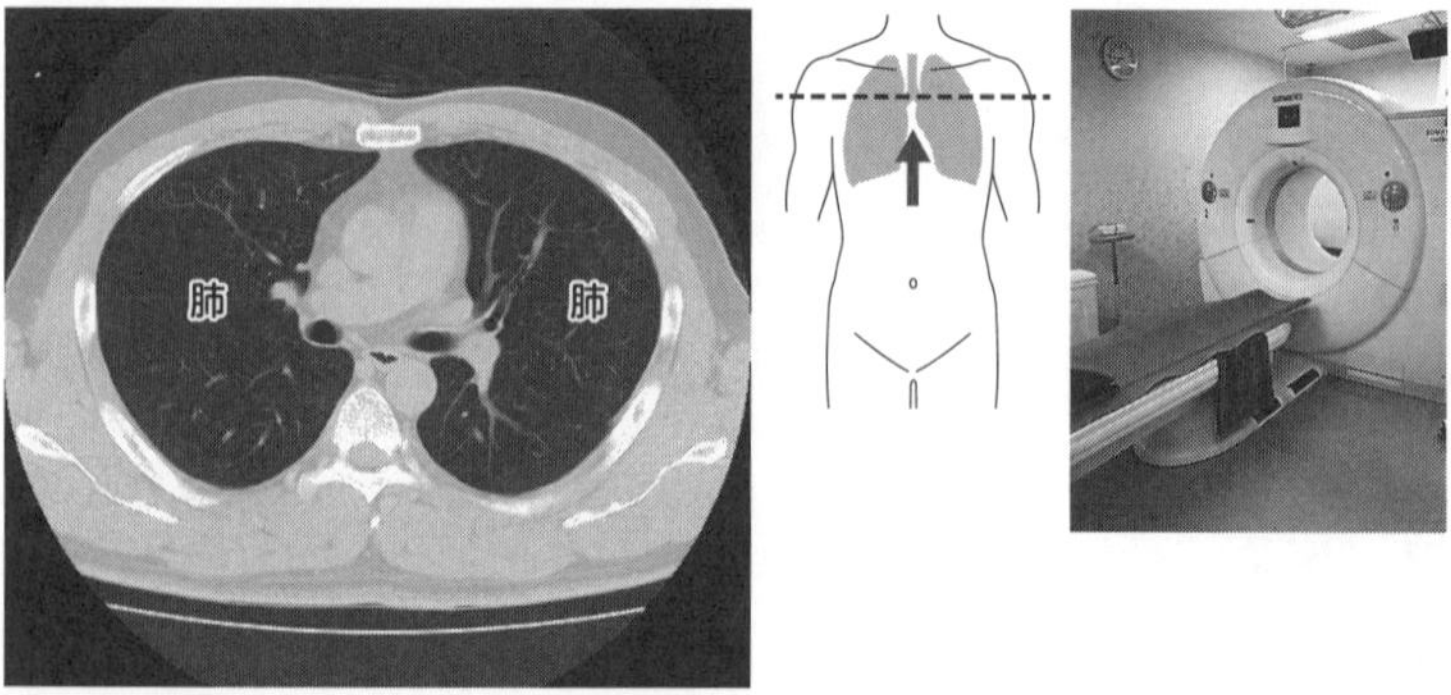

図1　胸の高さで見たCTスキャンの正常像

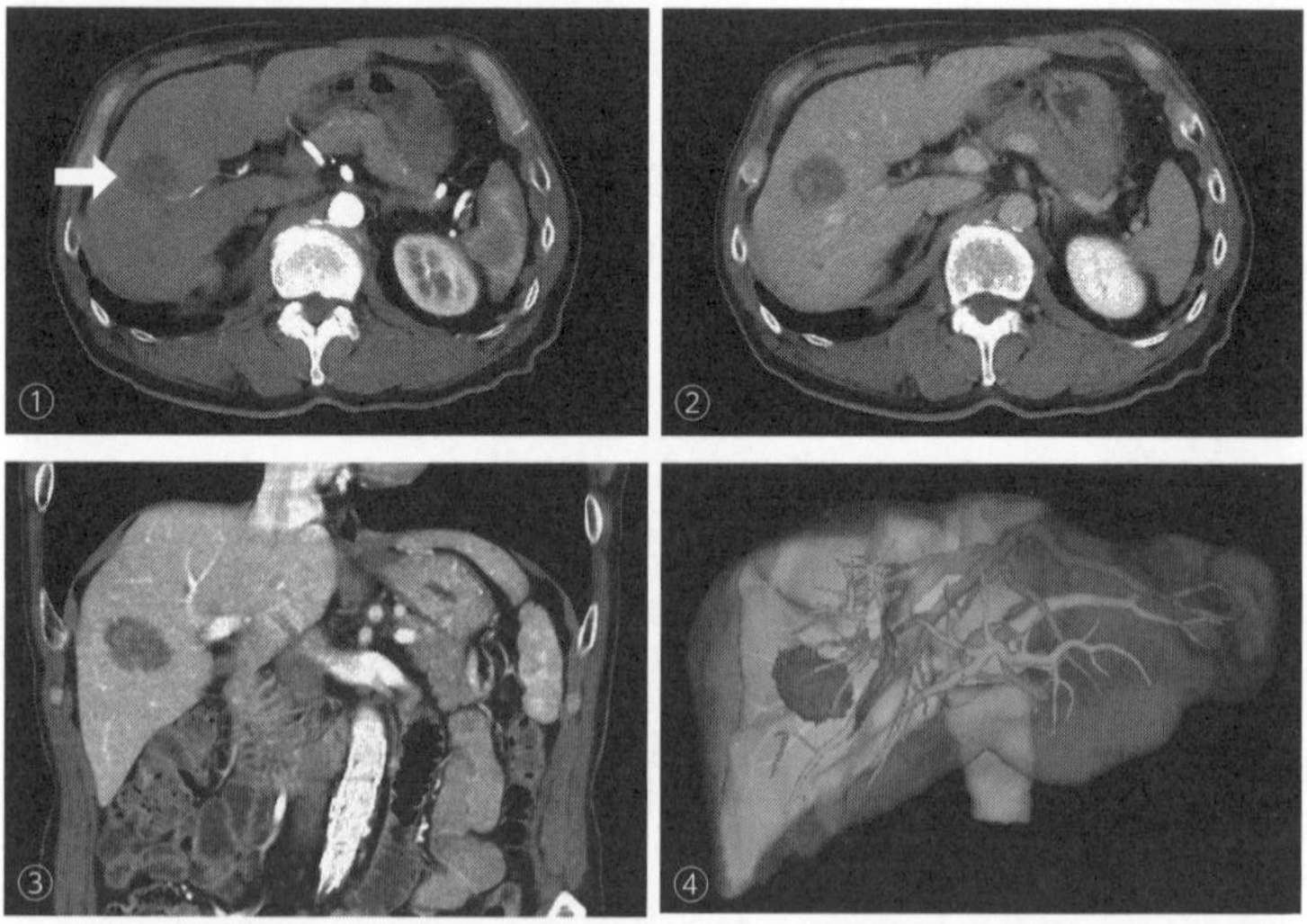

図2　転移性肝臓がんの手術前のCT画像　矢印で示す部位に腫瘍がある。造影剤を注入して、動脈がよく染まるタイミング①、全体に造影剤がいきわたるタイミング②など、いくつかの時点で撮影を行う。得られたデータを基に、正面から見た冠状断像③や、手術検討用の画像④も作成される。

撮影できませんでしたが、最近は厚さ１㎜以下の撮影を行い、得られたデータを組み合わせて再構成することにより、任意の断面の画像を作ることができるようになりました（**図2**）。機械の進歩により撮影時間はかなり短縮され、より細かいところまでわかるようになっています。

ＭＲＩ（磁気共鳴断層撮影装置）

体の中の磁場に影響を与え、その動きを検出することで画像を作ります。輪切り以外の断面も、再構成なしで撮影できる点が長所の一つです。動脈のような流れの速い血管であれば、造影剤を使用しなくても撮影することが可能です。そのほか、出血や脂肪の有無、組織の密度の高さなどを調べ、診断に役立てます。ＣＴと違って広い範囲の撮影は苦手ですが、組織の微妙な性質の違いを識別できるなどの利点があります。

ＭＲＩが得意とする部位は、脳、咽頭などの頸部、子宮や卵巣、前立腺のような骨盤内臓器、骨や筋肉などです。肝臓や胆嚢、膵臓などはＣＴでもよくわかりますが、ＭＲＩからもまた違った視点での情報が得られるため、組み合わせて診断します。

強い磁場の中に入る検査なので、金属類の持ち込みができません。そのため、ペースメーカーのように体の中に器具が埋め込まれている患者さんの場合、検査できないことがあります。狭くて大きな音の鳴る筒の中に入るので、閉所恐怖症の方も検査が難しい場合があります。

RI検査（核医学検査）

CT、MRIが主に形を見る検査であるのに対して、RI検査は機能を見る検査です。「放射性同位元素」をつなげたものを薬として投与し、薬剤の体内でのふるまい（どの部分に集まるかなど）を、そこから出る放射線を検知して画像にします。

がん診療でよく行われる検査としてはPET（**図3**）や骨シンチグラフィーなどがあります。特にPETは、登場時に「体の中の小さながんまで検出できるすごい検査」といわれましたが、実は得意不得意があり万能ではありません。たとえば10㎜以下の小さな病変は見つけづらいと

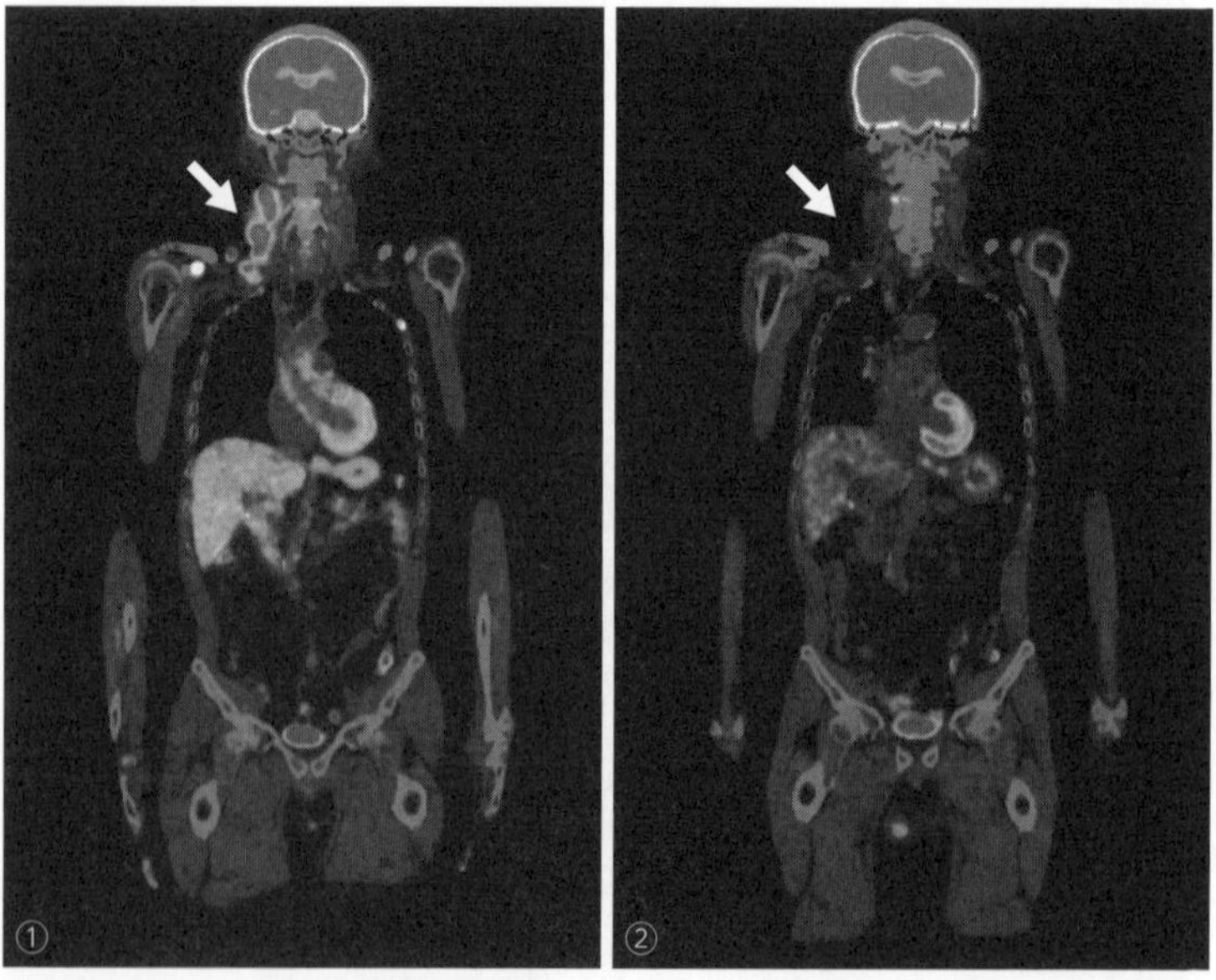

図3　悪性リンパ腫の治療前後の画像　PET検査で右頸部にリンパ腫を疑う集積を認める（矢印）。脳や心臓、膀胱には正常でも見られる生理的な集積がある①。治療後のPET検査では、右頸部に認めた病変や集積が消失している（矢印）②。

いわれています。胃がんや腎臓がんなど、種類によっては薬が十分に集まらないこともあります。PET検査のみではなく、そのほかの検査と組み合わせて診断することが重要です。

PET検査は検査前の絶食など、守らなければならない注意事項が多いので、患者さんの協力が必要です。現在のがん診療において、PET検査は他の諸検査で確定できない転移（**図4**）、再発や病期（がんの進み具合のことです）の診断に使用されています（早期胃がん以外）。そのほか心疾患やてんかん、大きな動脈の炎症性疾患の診断にも使用されます。

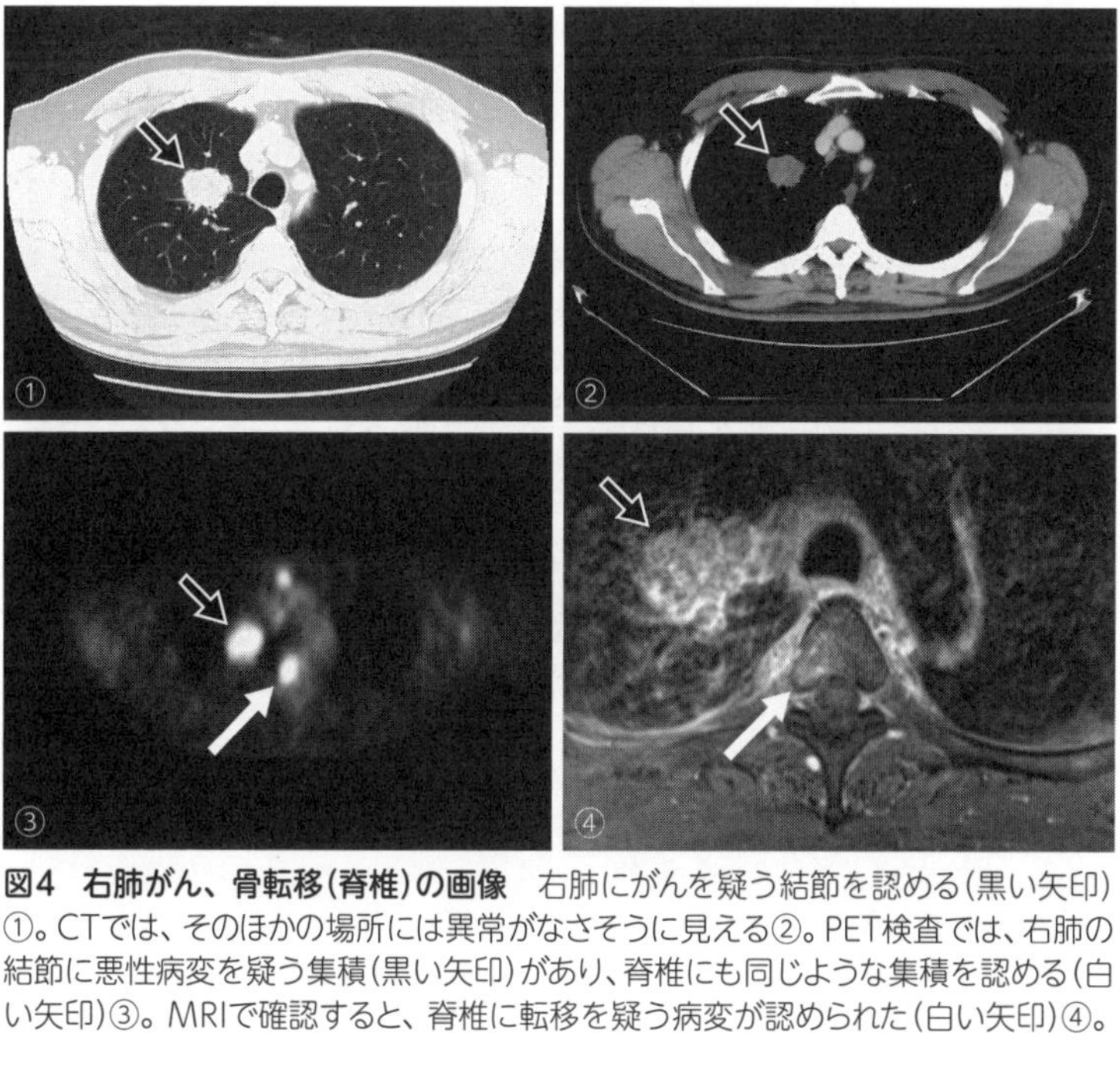

図4　右肺がん、骨転移（脊椎）の画像　右肺にがんを疑う結節を認める（黒い矢印）①。CTでは、そのほかの場所には異常がなさそうに見える②。PET検査では、右肺の結節に悪性病変を疑う集積（黒い矢印）があり、脊椎にも同じような集積を認める（白い矢印）③。MRIで確認すると、脊椎に転移を疑う病変が認められた（白い矢印）④。

超音波検査

音波を発する手のひらサイズの機械（探触子といいます）を体に当てて、音波の跳ね返りを検出して画像にします（**図5**）。比較的導入しやすい装置で場所も取らないため、診療所などでもよく使用されます。CTのように放射線被曝もなく、MRIのように検査時間もかからないため、まずは超音波で大きな異常がないかを確認することも多いです。血管の流れなどはリアルタイムで見ることができるなど、CTやMRIより優れている点もあります。音波を用いる性質上、頭の中のような硬い骨に囲まれたところ、肺のような空気が多いところは画像にできません。

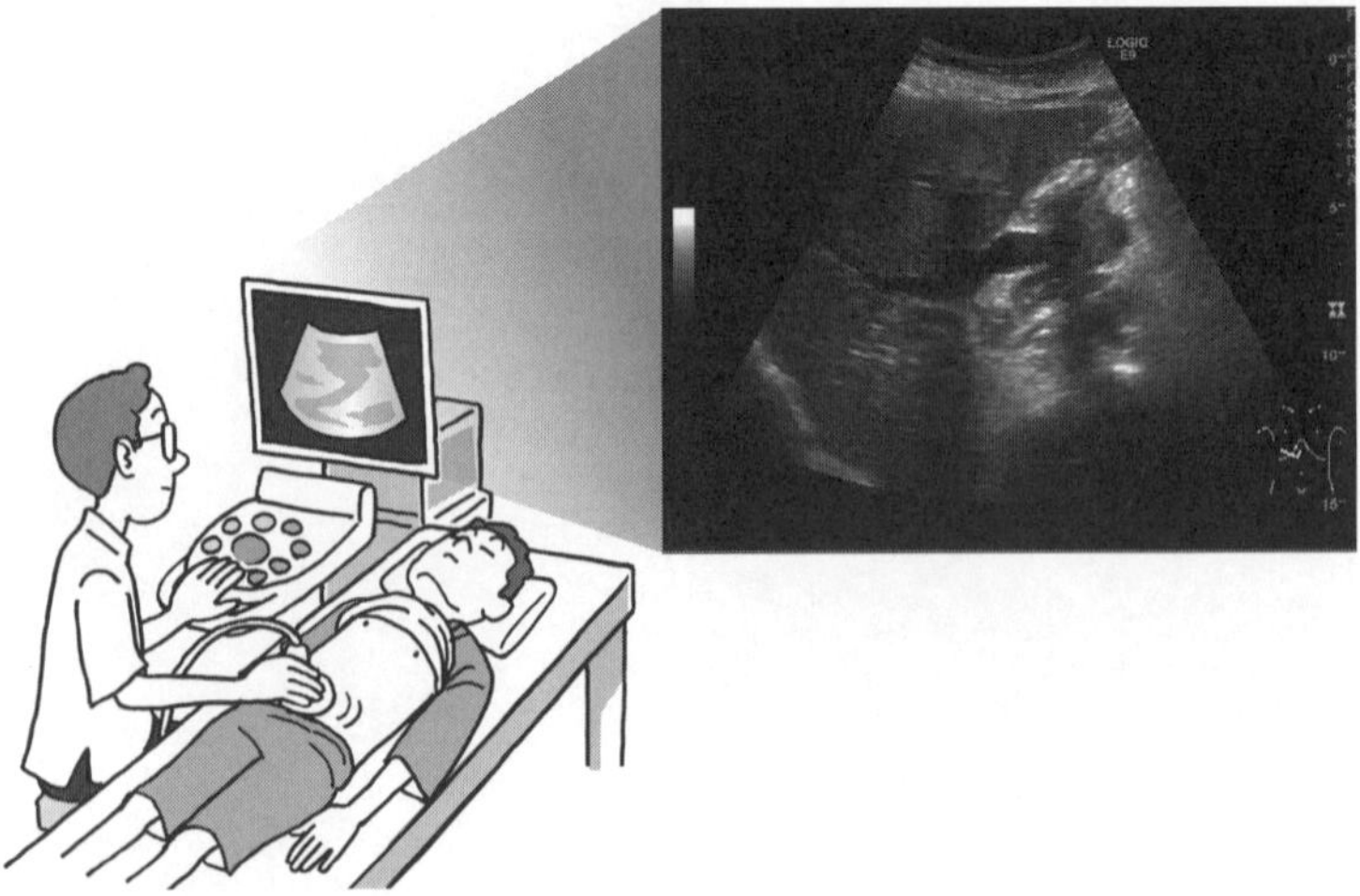

図5　超音波検査（腹部）

血管造影検査

Ｘ線透視を見ながら血管に挿入したカテーテルを進め、造影剤を使用して血管の形や流れを見る検査です。これまで説明した画像診断と違って患者さんの負担が若干強く、入院で行われることが多い検査です。この後お話しするように、治療にも使用されます。

画像下治療

インターベンショナルラジオロジー（ＩＶＲ）ともいわれる分野です。画像診断機器を使って患者さんの体内を見ながら、カテーテルや針を進め治療や検査を行います。たとえば、肝臓がんでは動脈の中にカテーテルを進め、腫瘍の近くから抗がん剤を注入する、血管をつめて腫瘍に栄養がいかないようにするなどの治療を行います。体の中にできた膿のたまりも、画像を見ながら針を進めて経路を確保し、チューブを挿入して膿を抜くことができます。直接病気を治すわけではありませんが、体の深い位置で麻酔を行うことにより痛みなどの症状を和らげることもできます。また、診断がつかない腫瘍に対して、専用の針を画像で誘導しながら進め、組織片を採取して病理診断に提出したりもします。いずれも手術で体を切るより傷跡が小さく、負担も少ないため入院期間が短くすむなどの利点があります。

駒込病院ではそれぞれの装置の扱いや手技に習熟した医師が、科の垣根を越えて協力しながら治療にあたっています。そのため、ＣＴや血管造影装置などの大きな機械を使用する治療・検査は放射線科が、超音波を見ながらの治療・検査は内科、外科が担当するケースが多いです。

造影剤

画像診断機器とは異なりますが、がん診療の際に使用されることが多い薬剤についてのお話をします。CT、MRI、血管造影検査のときに造影剤という薬剤を使用することがあります。血管から注入することで、血液を多く含む臓器や腫瘍、血管そのものなどを、よりはっきりと描出できるようになります。造影剤を使用することにより腫瘍が見つけやすくなること、どんな腫瘍か判断する材料が増えることで、より正確な診断につながります。血管の形を詳細な画像にしたり、臓器の正確な大きさや形を画像やデータにして手術時に役立てたりもします。

ただし造影剤も薬剤ですので、アレルギー反応が生じることがあります。場合によっては血圧低下、意識障害などのアナフィラキシーショック症状のような重い副作用も起きますので、事前の問診が大切です。患者さんからもアレルギー症状が出たことがある場合は、検査前に担当者に知らせていただけると助かります。また、腎臓に負担がかかるので、腎機能が低下している場合も使用できないことがあります。造影剤が使用できない場合は、そのほかの検査で補完することもあります。

［2］検査、治療における画像診断

初期診療から治療まで

次に、実際の検査、治療の流れについてお話しします。

がん診療のスタート地点は、自覚症状があり病院を受診した、検診で異常を指摘された、などのときです。駒込病院の場合、付近の診療所や病院からご紹介いただくことが多いです。初期の診療において、画像診断が関わるタイミングはおよそ次のとおりです。

まずは病気が疑われる部位について詳細に評価します。多くの場合はＣＴが用いられますが、脳や子宮・卵巣、前立腺などはＭＲＩ、腹部臓器や乳腺は超音波やＣＴ、ＭＲＩを組み合わせるなど、臓器によって最適な方法で検査します。次に、がんの診断が確定した場合や強く疑われる場合は、全身に転移があるかどうかを検査します。これも主にＣＴが用いられますが、最初の検査でＣＴが撮影されていればそれを参考にすることが多いです。骨の転移については骨シンチグラフィーも併用することがあります。これらの検査で病期が確定できれば、実際の治療に移ります。ＰＥＴ検査が病期診断に推奨されているがんもあります。

手術が可能かを考える際にも画像データを用いて、臓器のうち摘出が必要な割合などを計測し、安全に手術が行えるかどうか、術式はどうすべきかの参考にします。実際の手術時に、検査で得られた画像データを手術用のコンピューターに取り込んで、画像で誘導しながら手技を行うこともあります。

効果の判定と経過観察

治療が始まったら、次にその効果を判定する必要があります。現在の治療を継続するべきか、効果がみられないので変更すべきか、といった判断にも画像診断が役立ちます。がんの種類や治療の進み具合で検査のタイミングはさまざまです。これには主にＣＴが用いられますが、臓器によってはＭＲＩを局所の評価として使用することもあります。一部のがんや悪性リンパ腫ではＰＥＴ検査での評価も推奨されています。治療に伴う合併症の有無も評価されます。

治療が終わった後は、経過観察となります。それぞれのがんのガイドラインでおおよその経過観察期間が示され、それに基づいて検査の計画を立てます。治療後間もないうちは３ヵ月や６ヵ月間隔ですが、再発や転移がなければ徐々に間隔を延ばしていきます。このときも主にＣＴ、ＭＲＩが使用されます。間隔が１年を超えるようになった場合は、その間に超音波などで補助的に検査をする場合があります。

検査機器の性能向上により、かなり細かいところまで体内の様子を画像にすることが可能になりました。しかし、画像だけですべてを診断し、患者さんの状態を把握することは困難です。主治医と良好な関係を築き、画像を通して患者さんの診療に貢献することが放射線科診断医の仕事です。

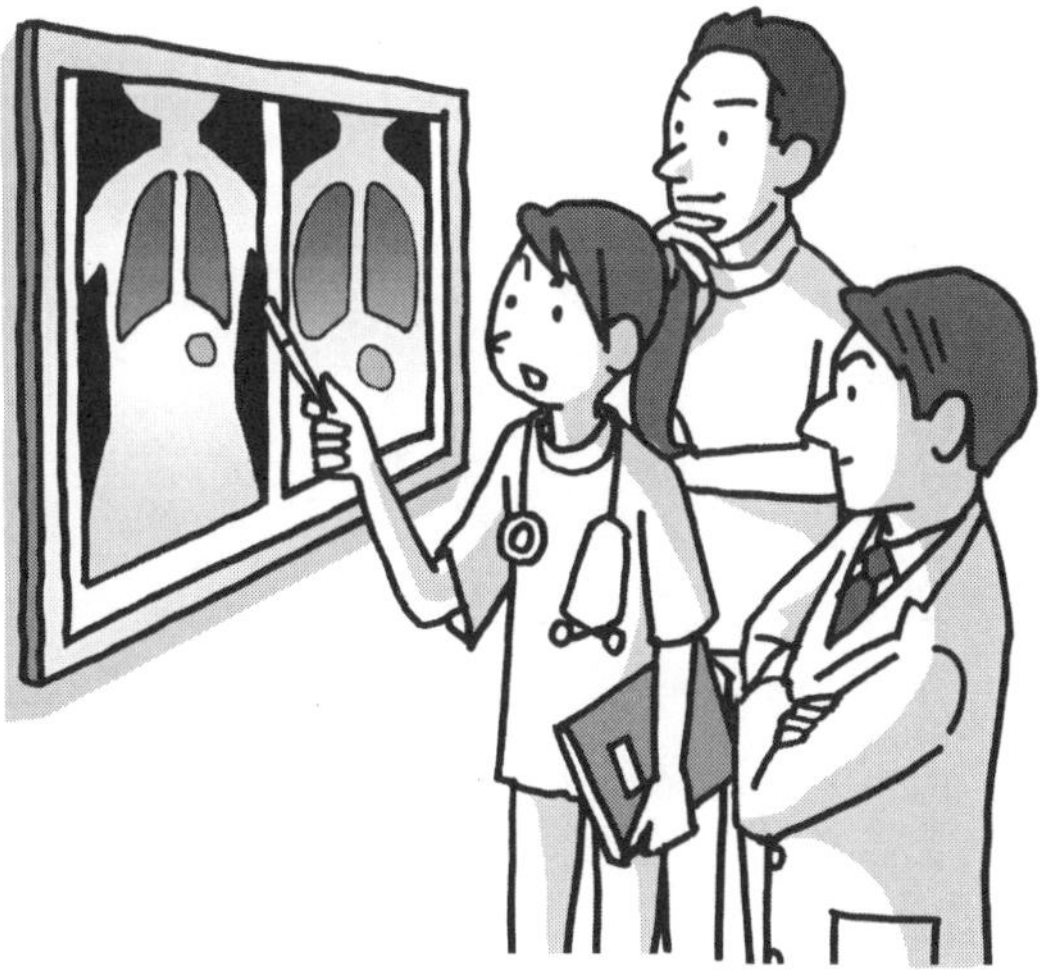

6 がんの内視鏡診断

消化器内科医長
大西知子

- 内視鏡検査とは、胃や大腸に直接内視鏡を入れて腸管の中を観察する検査
- 最近はがん検診のツールとしても活用され、がんの発見率向上に役立っている
- 内視鏡検査でがんと診断されたら、適切な治療法を選択するため追加検査が必要

〔1〕内視鏡検査とは

内視鏡検査とは、管腔臓器（食道、胃、大腸、気管、気管支、咽頭、喉頭、胆管など）に内視鏡を入れて、管腔の内面を直接見る検査です。

ここでは食道がんや胃がん、大腸がんの内視鏡診断を主に説明します。

食道がんの現状

食道がんは、検診で行うバリウム検査では早期発見が難しく、内視鏡でも見逃されやすいがんで

す（**図1**）。そのため進行した状態で発見されることが多いのが特徴で、食道がんの患者数は胃がんの7分の1程度といわれていますが、近年は増加傾向にあります。

最近のデータで、胃の内視鏡検査の際、胃がん以外の悪性腫瘍の発見率が上昇していることが証明されています。その際最も多く発見されているのが食道がんで、バリウム検査と比較すると約4倍近くの発見率になっています。

また、検診の内視鏡検査時に発見されたがんの深達度（がんがどのくらい深く根をはっているか）を見てみると、胃がんでは70％以上が、食道がんでも60％近くが早期がんで発見されており、内視鏡による検診が広がることで、食道がんの早期発見率が上昇することが期待されています。

しかし、食道がんは消化管がんの中でも発見が難しいがんであり、見逃しが多いがんでもあります。そのため、後述するような色素内視鏡や特殊光内視鏡を診断に用いますが、検査に時間を要したり、検査時に苦痛を伴ったりするため、検診より精密検査時に用いることが多くなります。

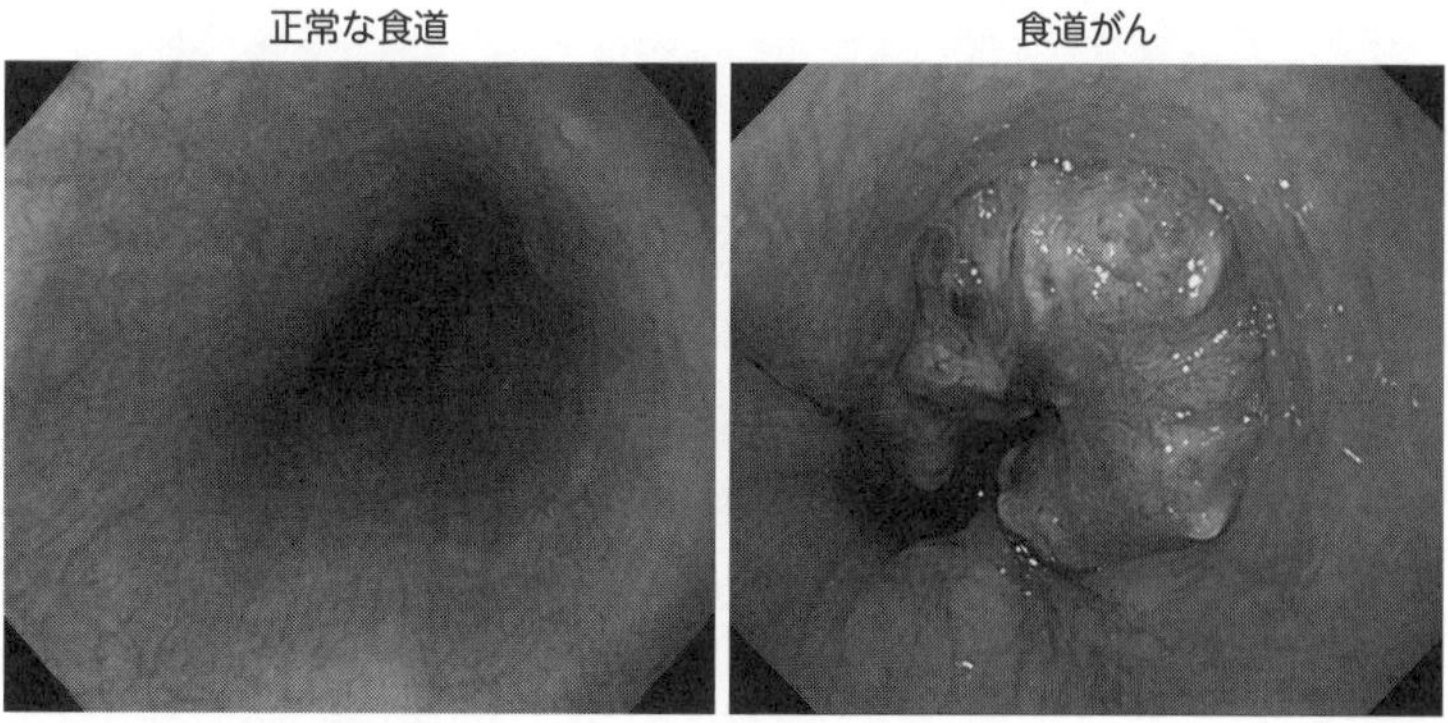

図1　食道がんの内視鏡写真

胃がんの現状

日本人のがんの死亡原因として長らく1位だった胃がんは、検診による早期発見、早期治療が全国的に広く浸透し、2017年の統計では男性は肺がんに次ぐ2位に、女性も大腸がん、肺がん、膵がんに次ぐ4位に、と減少傾向にあります。最近はバリウムによる胃部X線検査と胃内視鏡検査が選べる市区町村も増えてきており、より小さながんの発見率も上昇しています（図2）。

死亡率は低下していますが、罹患率（がんにかかっている人の割合）は横ばい傾向で、検診の受診率向上が現在の目標です。

大腸がんの現状

胃がんの死亡率が低下する一方、大腸

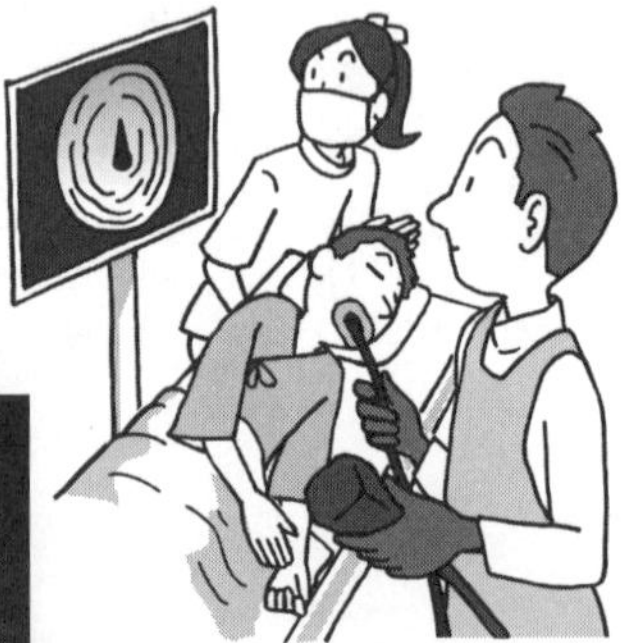

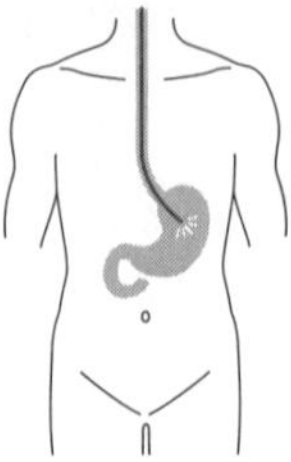

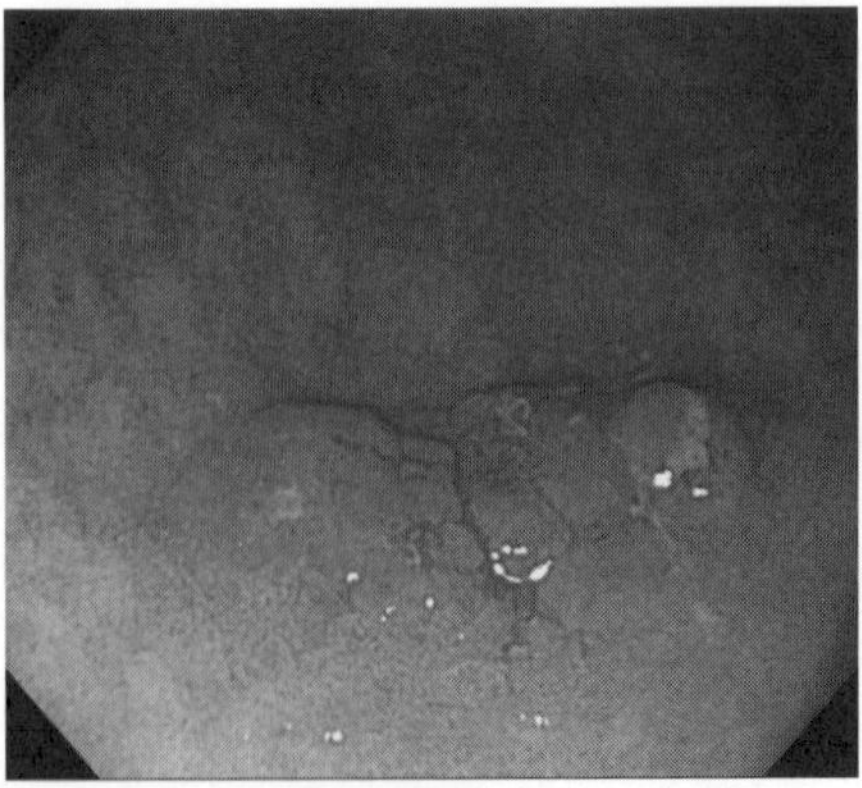

図2 胃がんの内視鏡写真

がんは横ばいのため、現在、大腸がんによる死亡数は男性で3位、女性では1位となっています。

そこで、大腸がんの死亡率を低下させるため便潜血検査が検診として用いられています。この検査で異常を指摘された場合は、大腸内視鏡検査を受けることを勧められます。

大腸内視鏡検査とは、盲腸から結腸、直腸に至るまで大腸すべてを観察する検査です（**図3**）。腸管洗浄剤（下剤の一種）を飲んで大腸の内容物（便）をすべて出した後、肛門から内視鏡を挿入し観察します。この検査は大腸がんの発見や、がんになる前のポリープの発見、治療に非常に有用で、大腸がんの死亡抑制効果が認められています。しかし、薬剤による

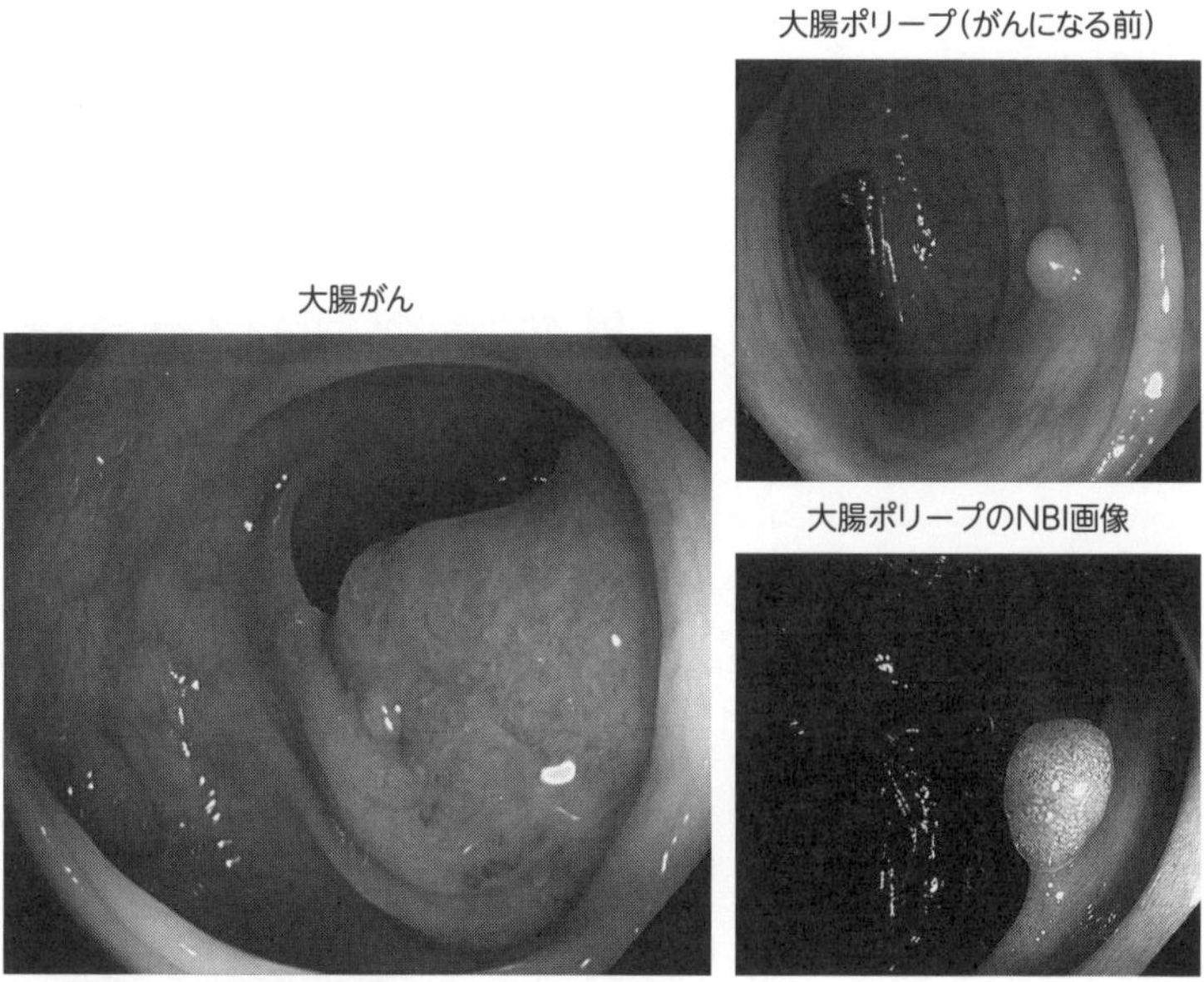

図3　大腸がんの内視鏡写真

副作用（腸閉塞や脱水）や内視鏡を腸管内に入れることによる出血や大腸に穴をあけてしまう穿孔《せんこう》の可能性もまれにあること、検査準備や検査自体に時間を要することなどから、集団検診の一次検診への利用は勧められておらず、大腸がんの存在が強く疑われる場合に、精密検査として行うことが推奨されています。

このように内視鏡検査が広まることによって、小さながんを早期に発見することができるようになってきました。

消化管のがん（胃がんや大腸がん、食道がん）は、他の臓器に転移する前に切除することで根治する可能性があります。また、早期の段階で見つけられれば、内視鏡治療での根治も見込めます。

〔2〕内視鏡の観察法

消化管内視鏡検査での観察方法としては、通常観察（白色光観察）、色素法、特殊光観察などがあり、それぞれに特色があります。

通常観察（白色光観察）

内視鏡で、直接胃や食道、大腸の中を見る検査です。炎症や、傷があるかないか、色調の変化（発赤、白色調など）や盛り上がっている（隆起）のかへこんでいる（陥凹）のか、大きさはどのくらいなのか、病変がある場所はどの部位にあたるのか、など多くの情報が得られます。

色素法

内視鏡検査時に色素散布を行うことで、病変の認識、範囲や深達度などをよりわかりやすくする方法です。それぞれの色素によって特徴があります。

①コントラスト法（インジゴカルミン散布）：病変にインジゴカルミンという青い色素をかけることで、表面の凹凸を強調する方法です。陥凹した部分に青い色素が溜まることによって病変をより明瞭に可視化することができます。胃、十二指腸、小腸、大腸とさまざまな検査で活用されています。検査後、尿が青くなることがありますが、体に害はありません。

②反応法（ヨード染色）：食道がんを診断する際に、非常に有用な検査です。ヨードを食道粘膜に散布すると、正常な食道粘膜はヨードにより茶褐色に変色します。しかし、がんのため正常な粘膜が消失したところや、炎症のために正常な上皮が薄くなったり消失した部位は、ヨードで変色しないため病変部分が黄色く見えます。食道がんの拾い上げ診断や範囲診断に大変効果的です。ただ、刺激性の強い薬剤のため、散布後に胸痛や胸焼けなどの症状を訴える方が多く、精密検査のときに用いることが多いです。

③染色法（メチレンブルー染色、トルイジンブルー染色）：食道がんや胃がん、大腸がんの質的診断や深

達度診断に有用な検査です。染色法はある特定の組織に色素液が吸収される性質を利用して、がんや非がんの診断、胃炎の状態、性状の診断に使われます。特定したい病気に合わせて色素液を変える必要があります。

特殊光観察

特殊光観察の一つであるＮＢＩ（narrow-band imaging）は、内視鏡画像を専用の光学フィルターを通して処理し、表面の微細な腺管と血管の構造をより強調してみせる検査方法です。拡大内視鏡と併用することでより精密な検査ができ、病変の質的診断や範囲診断に有用です。機械があればボタン一つで切り替えられるため体の負担が少なく、簡便にできる検査で、胃がんや食道がん、大腸がんなど幅広い分野で使用されています。

拡大観察

内視鏡画像を80～１２０倍に拡大して観察することで、病変の表面構造や血管の構造から、がん、がんでない部分、炎症などの診断が可能となります。ＮＢＩや染色法と併用することで、より精密な検査ができます。通常の内視鏡スコープより径がやや太めのため、検診より精密検査の際に用いられることが多いです。

［3］内視鏡による診断

がんの内視鏡診断

胃がんの場合は、通常観察で腫瘍が疑われた場合、ＮＢＩ拡大観察で病変範囲を確認し、がんか、がんでないかを判断し、また色素を散布することでより病変の範囲を明瞭化します。大きさや形、空気の出し入れで腫瘍の形が変わるかどうか（空気変形の有無）などを確認し、また超音波内視鏡なども用いて病変の深達度を予測します。そして確定診断のため生検（後述）を行います。

食道がんの場合は、ＮＢＩ拡大観察が非常に有用です。病変が疑われる場所を通常観察で確認し、拡大観察でその部位をより詳しく観察します。食道がんの場合、多くはこのＮＢＩ拡大観察でがんか、非がんかの診断、がんの範囲診断、深達度診断が可能です。治療方針の決定に深達度診断が重要なため、補助的に超音波内視鏡検査を追加し、より精密に診断することもあります。

大腸がんの場合も、ＮＢＩ拡大観察や色素法が観察や診断に有用です。大腸がんも、食道がんと同様に内視鏡観察でがんか、非がんかの判断や範囲、深達度診断が可能であり、場合によってはその場で治療も可能です。状況に合わせて追加検査が必要となることもあります。

がんの確定診断

これらの検査方法によってがんが強く疑われる場合、内視鏡から生検鉗子という器具を用いて病変の一部を採取し（生検）、それを顕微鏡下で確認し、がんか非がんかを診断します（**図4**）。

生検の病理組織診断には胃と大腸ではグループ分類が用いられます。グループ分類は「1」から「5」の5つに分類されます。

胃の場合、「1」は異常なし、「2」は腫瘍か腫瘍でないか判断に迷うもの、「3」は良性腺腫、「4」はがんが疑われるもの、「5」ががんとなります。「3」以上は腫瘍となるため、内視鏡の画像などを考慮し、治療方針を決定します。

大腸の場合は、「1」は正常および炎症や過形成、「2」は腫瘍か腫瘍でないか判断に迷うもの、「3」は良性腺腫、「4」はがんが疑われるもの、「5」ががんとなります。ただし「2」の中にがんが含まれていることもあるため、内視鏡画像と照らし合わせて診断することとなります。

食道の場合、グループ分類はなく、正常、炎症、上皮内腫瘍（前がん病変）、がん、の診断となります。がんが疑わしいと診断された場合は、内視鏡画像と照らし合わせ、日にちをあけて再度検査を行ったり、診断的治療として切除を行ったりします。

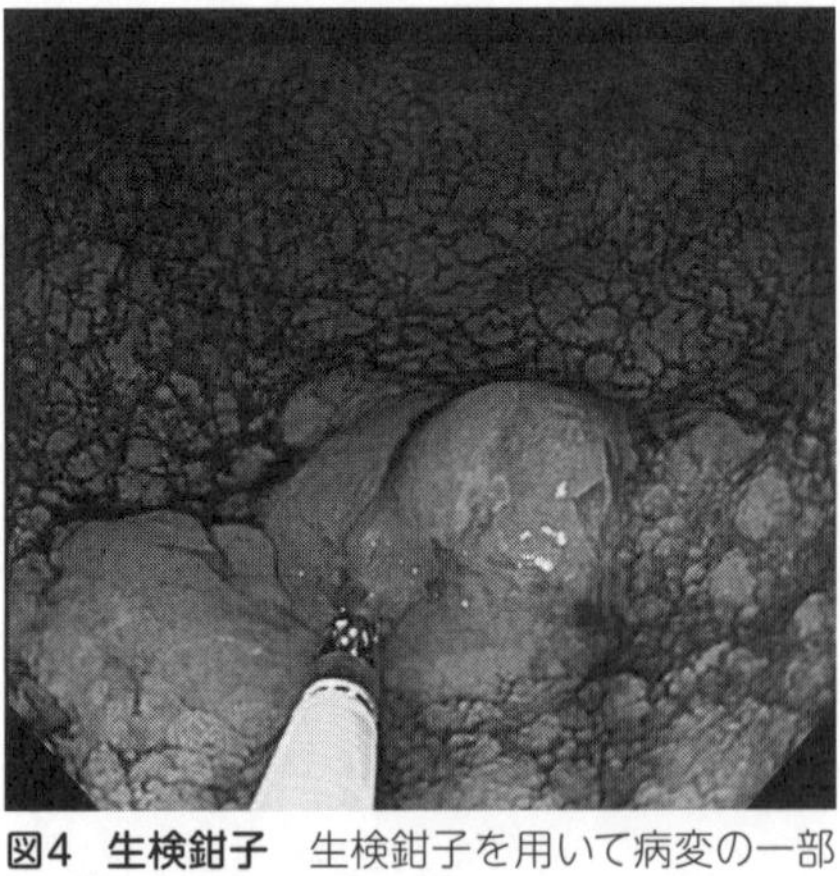

図4　生検鉗子　生検鉗子を用いて病変の一部を採取し、組織診断を行う。

内視鏡検査でがんと診断されたら、そのがんの大きさ、深達度、他の臓器（肺や肝臓、骨や腹膜など）に転移がないかを確認し、それぞれの状況に応じて治療法を選択します。

がんの深達度の診断は、腫瘍の大きさや形、内視鏡検査のときに空気の出し入れでがんの形が変わるかどうかや、超音波内視鏡などで診断します。

超音波内視鏡（ＥＵＳ）とは、超音波（エコー）装置を持った特殊な内視鏡で、消化管の中から超音波検査を行うものです。超音波内視鏡では、通常の内視鏡では見ることのできない組織の内部を観察することができます。食道、胃、大腸の粘膜の層構造を見ることができるので、がんの深達度を画像で確認したり、表面からは見えない粘膜下の腫瘍などを調べることができます。

また、他の臓器やリンパ節などに転移がないかどうかは、ＣＴ検査や腹部超音波検査、ＭＲＩ、ＰＥＴ　ＣＴなどで確認します。そして全身状態を確認したのち、最適な治療法を選択することになります。

7 血液検査と腫瘍マーカー

総合診療科医長
久保田尚子

- 一般的な血液検査の結果が、悪性腫瘍の診断に結びつくことがある
- 腫瘍マーカーは、がんの診療において補助的な役割を担う
- 腫瘍マーカーの診断における有用性には限界がある

［1］血液検査

体調不良で受診した診療所で「血液検査をしてみましょう」と言われた場合、**表1**の中から必要な項目を検査します。また、地域や職場で行われる定期健康診断でも、これらの項目を調べます。こうした基本的な血液検査をきっかけに、悪性腫瘍が見つかることもあります。

①血算（血球数）

血液に含まれる白血球数・赤血球数・ヘモグロビンの量・血小板数を計測します。白血球は細菌

やウイルスなど異物の排除やアレルギー反応を、赤血球は臓器への酸素運搬を、血小板は止血を担う血球です。

貧血（赤血球数やヘモグロビンが減ること）をきっかけに、胃や大腸など消化管の腫瘍が判明することがあります。消化管の腫瘍から少しずつ出血して貧血になるのです。ゆっくり進行する貧血は症状が出にくく、本人が気づかないことも珍しくありません。また、進行したがんは全身を消耗させ、そのために貧血になることもあります。

悪性腫瘍が産生する物質（ホルモンやサイトカイン）は血球数を異常に増加させます。また、白血病や骨髄異形成症候群など血液の疾患は、血算の異常値から発見されることがほとんどです。

②凝固能

血液を固めるために働く因子です。肝臓で作られるので、肝機能が低下している場合は凝固能も低下します。進行がんによって凝固のバランスが崩れた場合（播種性血管内凝固）は異常値になります。

①血算（血球数）	白血球数（WBC）、赤血球数（RBC）、ヘモグロビン（Hb）、血小板数（Plt）
②凝固能	PT、APTT、フィブリノーゲン（Fbg）
③電解質	ナトリウム（Na）、カリウム（K）、カルシウム（Ca）
④腎機能	クレアチニン（Cr）、尿素窒素（BUN）
⑤肝機能	AST、ALT、γ-GTP、アルカリフォスファターゼ（ALP）、ビリルビン（Bil）
⑥糖代謝・脂質代謝	血糖（Glc）、HbA1c、総コレステロール（T-Chol）、中性脂肪（TG）
⑦感染症	B型肝炎ウイルス（HBs抗原など）、C型肝炎ウイルス（抗HCV抗体）

表1　代表的な血液検査項目

③電解質

血液中の電解質（ナトリウム、カリウム、カルシウムなど）を測定します。電解質の著しい異常は、意識障害や不整脈を引き起こします。がんが作り出すホルモンによってナトリウムの濃度が低くなったり、がんの骨への転移やがんの作るホルモンによってカルシウムの濃度が高くなったりします。このような電解質異常をきっかけに、がんが判明することもあります。

④腎機能

腎機能は、かなり悪化するまで症状が出ません。腎機能が廃絶してしまうと人工透析が必要になります。腎機能が低下している場合は、代謝能力や排泄能力が落ちているので、抗がん剤の量を減らすなどの工夫が必要になります。

⑤肝機能

脂肪肝やアルコール性肝炎で肝機能異常が起こることはよく知られています。また、肝機能異常をきっかけとして、肝臓や胆道の腫瘍が判明することもあります。

⑥糖代謝・脂質代謝

生活習慣病である糖尿病や脂質異常症を評価する項目です。治療されていない糖尿病がある場合は、がんの治療に臨む前に糖尿病治療を必要とすることもあります。また急激な糖代謝異常をきっかけに、悪性腫瘍が判明することもあります。

⑦感染症

Ｂ型肝炎ウイルス、Ｃ型肝炎ウイルスは肝臓がんの原因となります。またＨＴＬＶ−１ウイルスなどは、悪性リンパ腫と関連しています。肝炎ウイルスの感染歴がある場合は、抗がん剤治療を行うにあたり、ウイルスが再活性化しないよう対応が必要になります。

このように血液検査は、一般的なものでもとても重要な情報源になります。がんの診断や、治療に伴う有害事象を極力避けて安全な治療を行うためには、これらの血液検査の結果は大切な指標です。ふだんから定期的に健康診断を受けておくこと、また、かかりつけ医で生活習慣病などの必要な治療を受けておくこと、これらががんになったときの備えになります。

〔2〕腫瘍マーカー

腫瘍マーカーは、がん細胞そのものやがん細胞に反応した正常な細胞が作り出すタンパク質や酵素などの総称で、それらが血中に含まれる量を測定します。

がんの多くは、①ＣＴなどの画像検査や内視鏡検査で腫瘍が見つかる→②腫瘍の一部を採取し顕微鏡で病理診断を行う→③がんの広がりを評価して病期を決定する、という過程を経て、最終的な診断に至ります。この過程において、腫瘍マーカーは補助的な役割を果たします。

また、骨やリンパ節などに転移した状態で腫瘍が見つかった場合は、がんの原発巣（おおもとの発生臓器）を検索する際のヒントになります。

腫瘍マーカーが高値になるがんの場合は、その推移で治療効果を判定します。また再発や転移の指標の一つとしても使います。再発したがんに対して、治療が効いているかどうかを知りたい場合にも判断材料の一つになります。

表2を見ますと、CEAやCA19－9などは、複数のがんの腫瘍マーカーとして挙げられています。また、肺がんのように組織型が多様ながんは、同じ臓器のがんでも多くの腫瘍マーカーがあります。つまり、腫瘍マーカーだけでは診断はつかず、あくまで補助的なツールなのです。

血液だけでがんの有無はわかりますか？

がんの有無がわからない時点では、腫瘍マーカーはあまり役に立ちません。

CEAは肺がん、胃がん、大腸がんなどで高値を示すとされていますが、これらのがんであっても高値を示さないことがあり、これを偽陰性といいます。特に早期がんは陽性率（高

肺がん	CEA、CA19-9、SCC、CYFRA、ProGRP、NSE
胃がん	CEA、CA19-9
大腸がん	CEA、CA19-9、抗p53抗体
肝臓がん	AFP、AFP-L3分画、PIVKA-Ⅱ
膵がん	CA19-9、CEA、SPan-1、Dupan-2
前立腺がん	PSA
乳がん	CA15-3、CEA
甲状腺がん	CEA、サイログロブリン

表2　がんの種類別、腫瘍マーカー

値になること）が極めて低く、早期大腸がんにおけるＣＥＡ、ＣＡ19−9の陽性率は10％以下です。つまり早期大腸がんの方10人がＣＥＡの検査をしても、１人しか高値になりません。また、進行がんでも高値にならないことが少なからずあります。

ＣＥＡはがんがなくても、他の要因（長期喫煙、甲状腺機能低下、糖尿病など）で高値になることがあります。このように、がん以外の要因や良性疾患で高値になることを偽陽性といいます。偽陽性の場合、わずかな高値にとどまることが多く、要因に対応すること（禁煙、甲状腺疾患や糖尿病の治療）で、腫瘍マーカーは正常値に近づきます。

前立腺がんのＰＳＡは、比較的早い段階で陽性となるので有用です。ただし、このＰＳＡも、前立腺肥大や前立腺炎などがん以外の病気でも高値になります。

ですので、現時点では、血液だけでがんの有無を診断することはできません。

がん検診における腫瘍マーカー

がん検診は主に、①対策型（住民検診型）と②任意型（人間ドック型）に分けられます。①の対策型は、がんの死亡率を下げることを目的とした公共政策で、科学的に有効とされた検診項目を適切な精度管理のもと施行します。②の任意型は、人間ドックやオプション検査といわれるものです。腫瘍マーカーはこの任意型検診で使われます。

健康な方が任意型検診で腫瘍マーカー高値を指摘され、どこかにがんがあるのではないかと上下部消化管内視鏡（胃カメラと大腸カメラ）、CT、MRI、PETなど、さまざまな検査を行ったのにがんは見つからず、ご本人の不安は解消されない……このようなことがしばしばあります。そのため、近年では、無症状の方に対してCEAなどの腫瘍マーカー検査は推奨しないとする考えが広がってきています。

腫瘍マーカーは、採血だけで簡単に計測できる体への負担が少ない検査ですが、

・早期発見に結びつかないことが多い
・がんがなくても高値になることがある
・がんがあっても高値にならないことがある
・確定診断には至らない

これらのことを理解したうえで、検査を受けることが大切です。

どんな検査をもってしても、体内に微小ながんがないことを証明するのは困難です。また、寿命に影響しないようながんを見つけて検査や治療をすることが果たして正しいのか、ということを考えなければなりません。過剰な医療が患者さんに不利益をもたらさないために、そして限られた医療費を有効に使うために、私たち医療を提供する者も医療を享受される方も、適切な検査を選択することが大切です。

現在、新たな腫瘍マーカーの研究開発が進んでいます。高い精度を持ち、ひいてはがんによる死亡率の低下につながるような腫瘍マーカーの実用化が待たれます。

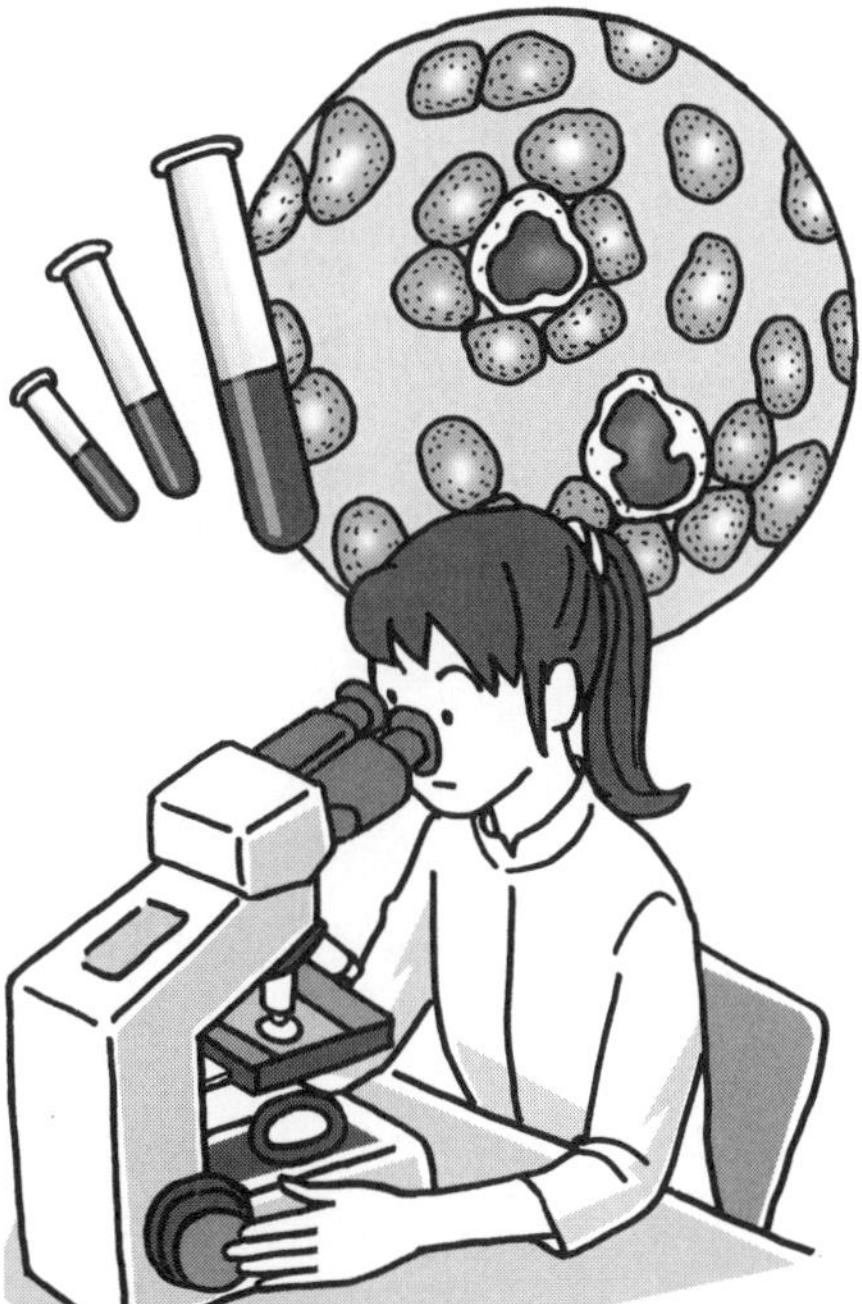

8 手術療法

大腸外科部長
高橋慶一

- 手術療法は、がん治療の中で最も中心となる治療法である
- がんの進み具合と体の状態から、手術療法を行うかどうか判断する
- 手術療法は、痛みなどを伴うがんを直接取り去ることができる

[1] なぜ手術療法を行うのか

がん治療は、手術療法、放射線療法、薬物療法（抗がん剤治療）の3つに大きく分けられますが、その中でも手術療法はがんを完全に取り去るという点で、がんを治すことのできる可能性が高い治療法であり、がん治療の中心をなします。しかし、手術療法は他の治療法に比べて、体に対する負担がやや大きく、手術するかどうかは、がんの進み具合と手術に耐えられる体力があるか体の状態を見て判断します。

［2］手術療法の適応

手術療法の目的

手術療法の目的は2つあります。

第一は、切除することでがんを体内から完全に取り去り、病気を治しきることです。これは、手術療法の長所を最も生かした治療で、他の治療法に勝るところです。

第二は、がんを体内から完全に取り去ることが困難なケースで、この場合はがんの症状を和らげたり取り除いたりすることを目標とします。がんの増大による痛みや出血、腸閉塞などの症状を和らげたり防いだりするための治療です。

がんの進み具合について

白血病やリンパ腫や肺がんの一部のように、がんの種類によっては手術療法以外の治療法が選択されるものもありますが、多くのがんは塊を作って広がるため、がんを直接取り去る手術療法が優先的に選択されます。

治療の前にCT検査を行い、がんの大きさや広がり具合を調べて切除する範囲を決めます。ただし、がんが極端に大きい場合や、他の臓器に広がっている（転移している）場合は、その転移の状態を考慮し、手術療法ではなく放射線療法や薬物療法など他の治療法が選択されることや、他の治療を行った後に手術療法を行う場合もあります。

[3] 手術療法を行うにあたって必要な検査

がんの手術療法を行うにあたっては、まず、がんの診断をして、次にどのぐらい進行しているか、さらに全身の状態を検査し、手術に耐えられるかどうかを調べます。

大腸がんを例にとって、手術前に必要な検査をまとめたのが**表1**です。

大腸がんの場合は、下部消化管内視鏡（大腸内視鏡）を使って、病変があることおよびその位置を確認し、病変の一部を摘出して病理組織検査によって診断を確定します。病変の位置が確認できない場合は、注腸造影検査（バリウムと空気をお尻から注入して大腸の写真を撮るX線検査）を行います。次にCT検査やMRI検査でがんの位置を確認し、がんの周辺への広がり状況やリンパ節転移および肝臓や肺への転移、さらにお腹の中にがんの散らばりがないかを調べます。

[4] 手術に耐えられるかどうかの評価

がんの状態や持っている病気により、どれくらいの手術に耐えられるか、その状態に合わせて手術方法を考えます。**表1**で示したように、血液・生化学・尿検査を行い、貧血の有無や栄養状態、腎機能障害や肝機能障害の有無、糖尿病の有無などをチェックします。また、心電図や呼吸機能検査、胸腹部X線検査を行い、心臓疾患、肺疾患などがないかもチェックします。さらに、これまでの病気の有無（既往歴）や治療中の内服薬についても聴取します。

糖尿病を患っている場合は、高血糖により免疫力が落ちているため、手術の後に感染症を併発したり、傷が化膿するリスクが高くなっており、また、循環状態が不安定になりやすいため、あらかじめ血糖を安定した状態に調節してから手術に臨みます。

また、抗血栓薬（血をサラサラにする薬などと呼ばれます。アスピリンやワルファリン、リバーロキサバンなど）を内服している場合は、手術中に出血が止まりにくくなるので、あらかじめ手術前にこれらの薬を一定期間中止してから、手術を受けることになります。

貧血の場合は、手術前に造血剤を服用したり輸血をすることもあります。

1. **血液・生化学・尿検査・腫瘍マーカー**(CEA、CA19-9)、**心電図、呼吸機能検査、胸腹部X線検査**
   貧血の有無、栄養状態、腎機能・肝機能の障害の有無、糖尿病や心肺疾患の有無
2. **下部消化管内視鏡検査**(大腸内視鏡検査)
   病巣の部位、肉眼型、深達度(がんがどのくらい根をはっているか)、生検によるがんの組織診断
3. **注腸造影検査**(直腸)
   大腸での病変の部位、深達度(がんがどのくらい根をはっているか)
4. **CT検査**(頸部〜骨盤)
   病巣の周囲臓器浸潤の有無、リンパ節転移、遠隔転移の有無などのチェック
5. **MRI検査**
   周囲臓器浸潤の有無、リンパ節転移や肝転移の精密診断

表1 大腸がん手術の術前検査

高血圧の場合は降圧剤で血圧を安定させ、また喫煙している場合は肺炎を予防するため、禁煙してから手術を受けることになります。

このように、手術前に全身の状態をチェックし、手術に関連する合併症の発生を最大限予防できるように準備してから、手術を行います。

[5] がんの手術の実際

がんの手術を行う際に、基本となる原則があります。がんは周辺に染み出すことが多く、周辺の臓器に広がっていたり、近くのリンパ節に転移していることもあり、がんの部分だけを切除した場合、こうした周囲に広がったがんを取り残してしまうことがあります。そこで、多くのがんの手術においては、がんの部分だけを切除するのではなく、がんに関連した周辺のリンパ節なども一緒に取り除きます。

図1は、大腸がんの手術の実際例を模式図で示したものです。このようにがんの部分から約10㎝ずつ離したところで腸を切り、さらにがんが広がっている疑いのあるリンパ節を周囲の組織を含めて切除します。

また、がんが肝臓や肺などの臓器に広がっている（転移している）場合も、転移の状況によっては、転移した病巣すべてを切除します。

手術の方法も、医療技術の進歩により大きく変わってきました。大腸がんでは、従来から行われているお腹を15〜20cmほど切って行う開腹手術だけでなく、腹腔鏡を用いた手術（腹腔鏡手術）や、ロボットを用いた手術（ロボット支援手術）も行われるようになりました。

開腹手術は、目で直接見て手術できるため確実性があります。また、腹腔鏡手術やロボット支援手術に比べ、短時間で終わるという利点があります。一方、腹腔鏡手術やロボット支援手術は、体表に5mm〜1cm程度の穴を何ヵ所かあけて、そこに鉗子という手術器具を挿入して手術を行います。切除した病変を体外に取り出すための5cm程度の傷ですむので、体への負担が少ないという利点があります。また、手術時の出血や手術直後の痛みが少なく、回復までの期間が短いなどのメリットもあります。病状によ

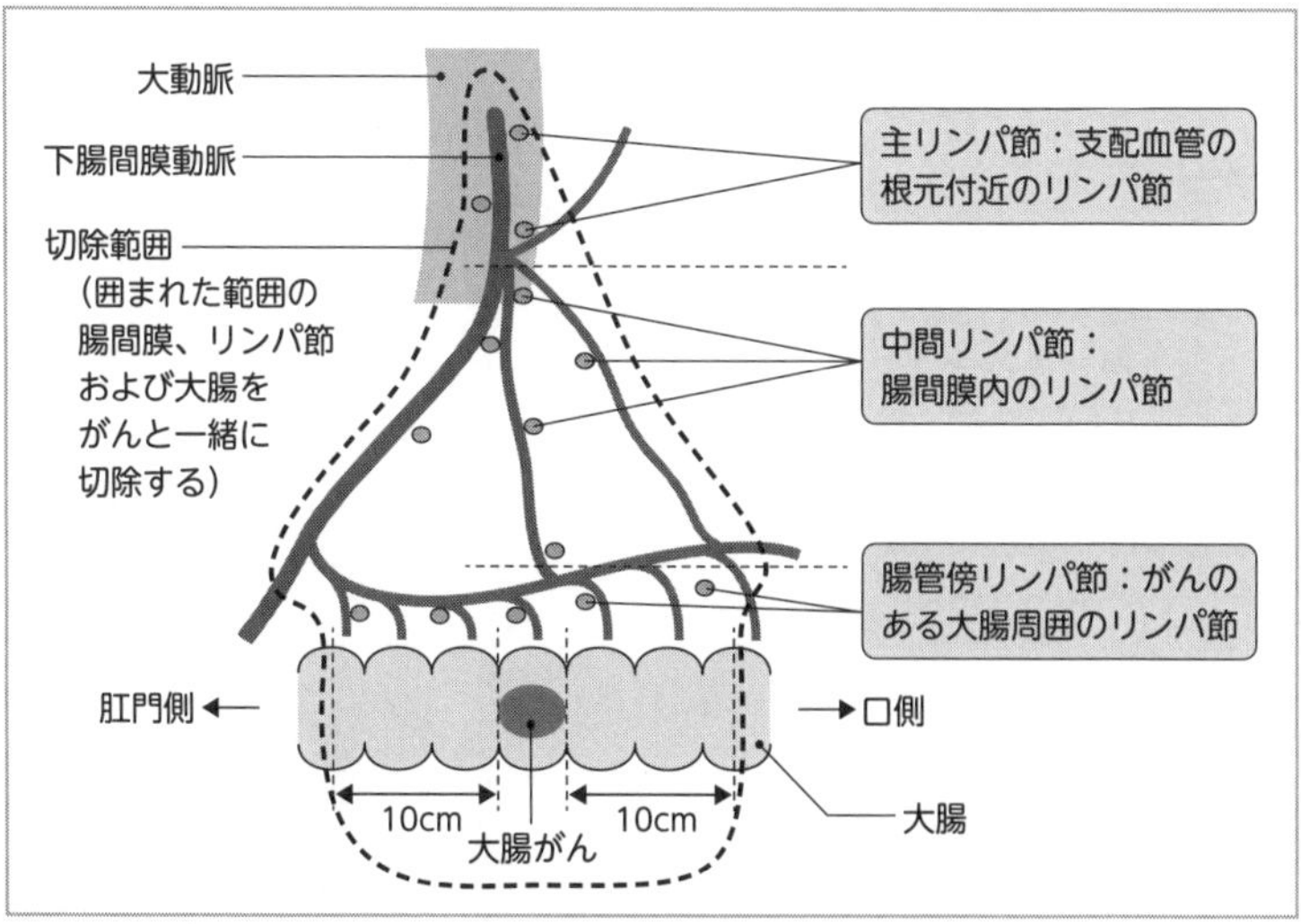

図1　大腸がんにおけるがんとリンパ節郭清（摘出）の実際

って、それぞれの長所と短所を考慮して手術の方法が選択されます。

〔6〕手術の危険性

がんの手術には危険が伴います。危険性の程度は、手術の種類によって若干異なりますが、共通してみられるものを中心に説明します。

がんの手術に関連した併発症としては、手術の際に行う麻酔に関連したものと手術自体に関連したものがあります。

麻酔に関連した危険性

1．比較的頻度の高いもの

①吐き気・嘔吐

手術終了後、麻酔から覚めたときに、一時的に気分不良が起こることがあります。

②頭痛

脊椎麻酔の後に頭痛が起こることがあります。安静にしていれば徐々に楽になります。また、全身麻酔後に頭が重い感じがすることもありますが、次第に回復します。

③のどの痛み・声がすれ

ほとんどの全身麻酔では、眠った後に口または鼻から気管に管を通して人工呼吸を行います。そのため手術後、一時的にのどの痛みや声がかすれることがあります。ほとんどの場合、治療しなくても徐々によくなります。

④寒気・発熱

麻酔の影響で、体温の調節能力が一時的に鈍くなるため、麻酔から覚めたときに寒気やふるえ、発熱が起こることがありますが、麻酔から覚めて、しばらく温めればおさまります。

2．まれに起こるもの

①アレルギー反応

ごくまれに、麻酔薬や点滴などに対してアレルギー体質の方がいらっしゃいます。このような体質の方には、蕁麻疹《じんましん》や喘息のような症状が出ることがあります。その場合は、原因となった薬を止めて、アレルギー反応を抑える薬を投与します。

②術後の神経麻痺

手術の種類によっては、手術中に不自然な体位にする必要があり、その影響で手術後に手や足などがしびれたり、痛くなったりすることがまれにあります。

③肺梗塞・脳梗塞

手術中にじっとしているだけでも下肢の血液の流れが停滞し、血液が血管の中で固まって「血栓」

という塊を作ることがあります。これが肺の血管や脳の血管に飛んでいくことで、肺や脳の血流が途絶え、肺梗塞や脳梗塞を引き起こすことがまれにみられます。血栓予防のため、患者さんには弾性ストッキングを両脚に穿《は》いてもらい、手術中も両脚のマッサージをします。

④悪性高熱症

約10万人に１人の割合で、麻酔薬に異常な反応を起こし、高熱を出して循環不全の状態になる体質の方がいます。この悪性高熱症になると、10人に１人程度の方が亡くなります。血縁の方の中に麻酔で異常をきたした方がいないかどうか、医師に伝えることが大切です。

しかし、こうした麻酔による予期せぬ死亡者の数は、交通事故で亡くなる方の１０００分の１程度と極めて少なく、現在の麻酔の安全性は非常に高いといえます。

手術に関連した危険性

1．手術に直接起因する併発症

①出血

手術の際、切除に伴って出血が起こります。輸血が必要になることはまれですが、手術の内容によっては大量出血となり、輸血が必要になることもあります。５００～８００㎖以上の出血の場合には、貧血の状態を確認して輸血を考慮します。

②創感染

手術でできた傷に、細菌がついて炎症を起こすことがあります。そこに膿が溜まることがあり、その場合は傷の一部を開いて膿を排出する必要があります。創感染の頻度は、手術をする部位により異なりますが1～10％程度です。

2．手術後の一般的な併発症

①肺炎

手術後、傷の痛みなどで、呼吸が十分にできなくなったり、痰《たん》をうまく出せなかったりすることで肺炎を起こすことがあります。また、麻酔が覚めたときに気持ちが悪くなって嘔吐したり、手術の後、腸管の動き（蠕動《ぜんどう》運動）が十分回復していないときにお腹が張って嘔吐したり、あるいは咳き込んで嘔吐したときに、嘔吐したものが気管に入って肺炎を引き起こすことがあります。抗生物質の投与で軽快することが多いですが、症状が重い場合は人工呼吸器による治療が必要になる場合もあります。

②肺梗塞・脳梗塞

手術後も、長時間じっとしていることで下肢の静脈内に血栓ができ、これが血管内を移動して肺や脳の血管が詰まって、肺梗塞や脳梗塞になる危険があります。手術後も歩行可能になるまで、弾性ストッキングの着用やマッサージ、そして血栓ができないようにする薬を一定期間服用し、血栓ができるのを予防します。

③術後せん妄

手術後に（手術直後からが多い）意識がはっきりせず、つじつまの合わないことを口にしたり暴言を吐いたり、家族の顔がわからなくなったり、昼夜逆転したりすることがあります。このような状態が、高齢者の場合、手術後に比較的多く起こります。入院や手術という環境の変化によるストレスに、麻酔や鎮痛剤などの影響が加わって起こります。一過性のもので、ほとんどの場合、1週間程度で回復し障害は残りません。

④虚血性心疾患

手術に伴い、出血や脱水などにより心臓・血管の循環状態が不安定になることがあります。不整脈が現れたり、心筋梗塞を起こしたり、循環状態が非常に悪くなって心不全を起こすこともあります。こうした場合、輸液や輸血による脱水や貧血の改善、不整脈に対する薬による治療が必要になります。心筋梗塞には、集中治療室での治療が必要になります。

⑤肝機能障害

手術に際しては、さまざまな薬を使用します。また、手術による不安定な循環状態が肝臓の細胞に影響を与え、一時的な肝機能障害が起こることがあります。しかし、これは、時間の経過とともに短期間で回復します。

3．手術後の後遺症

外科手術で臓器の一部あるいはすべてを切除することにより、その臓器の機能が失われ、日常生活に支障をきたすことがあります。

たとえば、肺を片方全部切除すれば呼吸機能が低下し、運動が制限されます。また、胃を全部取れば一回の食事の摂取量が減り、肛門を切除する手術を行えば人工肛門が必要になります。

ここでは、外科治療の診断から実際の手術、手術の危険性、後遺症についてまとめました。危険性をかなり詳しく述べましたが、手術は決して怖いものではありません。安全に手術が受けられるよう、対策を立てて行いますので、ご安心ください。手術療法は、極めて高い治療効果が期待できる治療法です。手術療法が必要な場合は、積極的に手術を受けられることをお勧めします。

9 内視鏡治療

消化器内科部長
小泉浩一

- 内視鏡治療は、手術療法に比べて体への負担が少ない
- 内視鏡治療ができるのは、リンパ節への転移がない、早期がんの一部
- がんの大きさや形によって、切除する方法が異なる

消化管は、口から食道、胃、十二指腸、小腸（空腸・回腸）、大腸（結腸・直腸）を経て肛門に続きます。これらの部位に発生した腫瘍は、内視鏡検査で診断して治療方針を考えますが、このうち初期のがんの一部は内視鏡で切除することが可能です。

［1］内視鏡治療が可能ながんとは？

内視鏡治療か手術療法か

消化管の壁は層構造になっており、内側から粘膜、粘膜下層、固有筋層、漿膜《しょうまく》下層、漿膜（食道

では外膜）の5層からなっています。がんは内側の粘膜から発生し、進行するにつれて徐々に深い層に侵入していきます。大きさそのものは進行度とは関係ありません。胃や大腸では粘膜や粘膜下層に、食道では粘膜内にとどまっているがんを早期がん、それより深い層まで達しているがんを進行がんといいます（235ページの図1、258ページの図2を参照）。

　消化管のがんは、抗がん剤や放射線療法では完全に治しきることができないので、治療の基本はがんの病巣をすべて取り出すことになります。取り出す方法は、消化管の表面の一部を内側から削ぎ取る内視鏡治療と、消化管の壁をまとめて切り取る手術療法に分けられます。

　内視鏡治療は全身麻酔の必要がなく、大腸がんの内視鏡治療の一部は日帰りでできるほど体への負担が少ないのですが、すべてのがんに内視鏡治療が可能なわけではありません。〝がん〟という病気の面だけから考えると、内視鏡切除できるがんは、確実にその場所にとどまっているがん、すなわち管の外側にあるリンパ節への転移がない、早期がんの一部になります。内視鏡で内側から削《そ》ぎ取ることができれば、治療は終了します。

　一方、内視鏡切除ができないがんは外科切除を検討することになりますが、手術には全身麻酔が必要なうえ、切除によって心臓・肺・肝臓・腎臓などの機能が低下したり、手術後の後遺症のことも考える必要があります。直腸がんの手術で人工肛門にした場合や、食道がんの手術で腹にも胸にもメスを入れたときなど、がんの部位によっては手術の後遺症がかなり大きなものとなります。手術するほうが総合的に見てリスクが高いと判断されれば、たとえリンパ節転移の可能性が少しあっても、まず見えている範囲のがんを内視鏡で取ってしまうという選択をする場合もあります。

内視鏡治療の適応

さて、ではどういうがんがリンパ節転移のないがんなのでしょう。臓器によって多少の違いがありますが、早期がんの中でも、いちばん表層にとどまっている粘膜内がんは、がん細胞が塊でとどまっているだけで転移はありません。この段階であれば、内視鏡治療で治しきることが期待できます。

一方、がんが粘膜下層に広がると、そこにはリンパ管や血管があり、こぼれたがん細胞が運ばれて他の場所で増えていく、いわゆる〝転移〟を起こすようになります。転移には、リンパ管を経由してリンパ節に運ばれる「リンパ節転移」と、血管に入って肝臓や肺などに広がる「血行性転移」がありますが、リンパ節転移から始まることがほとんどです。がんが壁の外側に向かって広がるほどリンパ節転移の頻度も上昇するのですが、粘膜下層に広がっていてもわずかな量であれば、リンパ節転移の確率はとても低いので内視鏡治療の対象になる場合があります。

治療の対象になるかどうかを表す医学用語に「適応」という言葉があります。この適応は絶対適応と相対適応に分けられます。内視鏡治療の絶対適応とは、内視鏡治療でがんを取ったら完全に治りきるもの、と考えればいいでしょう。すべての患者さんに勧められる治療法です。

相対適応とは、治療によって高い確率で治しきることができるが、一定の確率で再発することが予想されるような場合で、すべての人に勧められるわけではないが、状況によって強い選択肢になり得るものです。高齢の方や重い病気（特に重い心臓、肺、肝臓、腎臓などの病気）のある方は、手術に伴う全身麻酔だけでも体の負担になり、手術後にＱＯＬ（生活の質）が極端に落ちることもまれではありません。また、人工肛門をつけた場合など手術の後遺症で生活の質が大きく変わる可能性もあります。各々の治療のメリット、デメリット（内視鏡治療をした場合の転移のリスクと、手術による体への負担の程度の比較）を考えて、患者さん自身に治療法の選択をしてもらう場合もあります。

部位別の内視鏡治療

部位によって事情が異なる部分もありますので、比較的頻度の高い胃がん、食道がん、大腸がんについて、それぞれ見ていきましょう。

①胃がんの場合

原則として、３㎝以下の、粘膜内にとどまる「分化型がん」で、潰瘍を伴わない、という条件を満たせば、ほぼリンパ節転移のない病変ですので、絶対適応となります。

胃がんは、細胞の増殖の仕方の違いから、「分化型がん」と「未分化型がん」に分けられ、分化型がんは、がん細胞が腺管構造を作りながらまとまって増殖するタイプです。もう一つの未分化型がんは、がんがパラパラと広がり増殖の仕方が不明瞭なタイプで、未分化型がんのほうが悪性度が高いと考えられています。

未分化型がんは転移を起こしやすいのですが、小さなものは転移のないことが多いので、２㎝以下のものは相対適応とされています。

②食道がんの場合

胃がんや大腸がんは「腺がん」と呼ばれるがんですが、食道がんは「扁平上皮がん」で、少し性格が異なります。粘膜の表面にとどまっている場合は、リンパ節転移はほとんどなく、内視鏡治療だけで完全に切除できる絶対適応といえます。がんが粘膜筋板に達したもの、粘膜下層にわずかにもぐっているもの（２００μmまで）は、粘膜切除が可能ですが、リンパ節転移の可能性があるので、相対適応となっています。

ただし、切除する範囲が４分の３周以上におよぶと粘膜切除後に管が狭くなって食事が通らなくなったりする場合があること、また、放射線と抗がん剤による治療によく反応するタイプのがんなので、内視鏡治療に代えて、または内視鏡切除後の追加の治療として放射線や抗がん剤による治療を行うなど、治療の選択肢がいくつかあります。

また、手術療法の場合、胸と腹にわたる大きな手術になり後遺症も少なくないので、本来の適応ではなくても、内視鏡治療に放射線療法を加えることで、手術療法を回避することもあります。

③大腸がんの場合

大腸がんはほとんどが「分化型がん」です。現段階での治療ガイドラインでは、内視鏡治療の絶対適応として、粘膜内にとどまる分化型がん、または粘膜下層にわずかにもぐっていて（1000μmまで）も、血管やリンパ管にがん細胞がないなど、リンパ節転移のリスクがほとんどない分化型がんを挙げています。

もう少し深くもぐっていても、転移のリスクが極端に高くなるわけではないので、内視鏡切除をしてもよいのではという考え方もありますが、その場合は相対適応と考えるべきでしょう。

［2］内視鏡治療の方法

内視鏡治療の種類

内視鏡検査で発見され、内視鏡治療が可能だと判断された場合は、内視鏡でがんの切除を行いますが、治療法は腫瘍の大きさや形などで異なります。臓器によっても選択が異なることがありますが、大きくは3種類に分類されます（104～105ページの**図1**）。

①ポリペクトミー

キノコ形の茎を持った病変の切除に用いられます。内視鏡からスネアという金属製の輪を出し、根元をつかんで締め上げ、電流を流して焼き切るシンプルな治療ですので、通常5分程度で終了します。粘膜と粘膜下層には神経がないので、適切に切除されれば痛みも感じません。キノコ形のがんは大腸に多く、主に大腸がんに用いられる方法です。

②内視鏡的粘膜切除術（ＥＭＲ）

茎のない平たい病変に用います。そのままではスネアで根元をつかむことができないので、生理食塩水などを病変の根元に注入して膨隆を作って腫瘍を持ち上げ、そのうえでポリペクトミー同様、スネアで切除します。一般的には２㎝程度までのがんに用いられ、数分程度の比較的短時間で切除でき、後述のＥＳＤに比べれば安全性も高いとされる方法ですが、スネアが滑ってがんの成分を取り残すこともあるので、少々確実性に劣る方法です。

③内視鏡的粘膜下層剥離《はくり》術（ＥＳＤ）

ポリペクトミーやＥＭＲで簡単に切除できない病変に用います。２㎝を超える病変や、粘膜より深い層に達しているがんの内視鏡治療としては、この方法が主力となります。病変の根元にヒアルロン酸などを注入して隆起させ、壁の厚みを増してから、電気メスで周囲の粘膜に切り込みを入れ、病変をはがし取

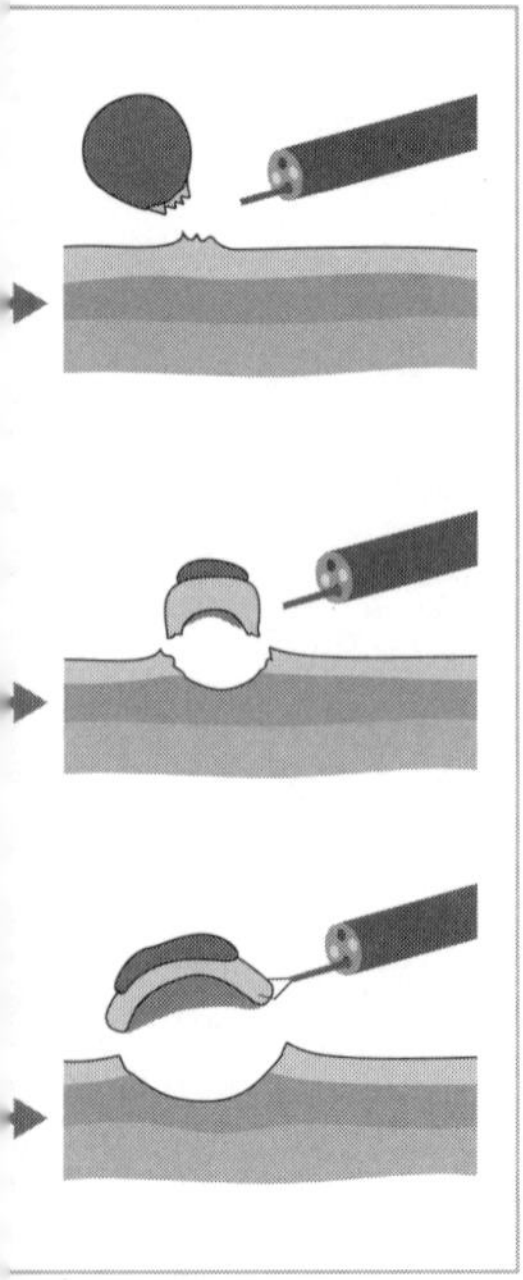

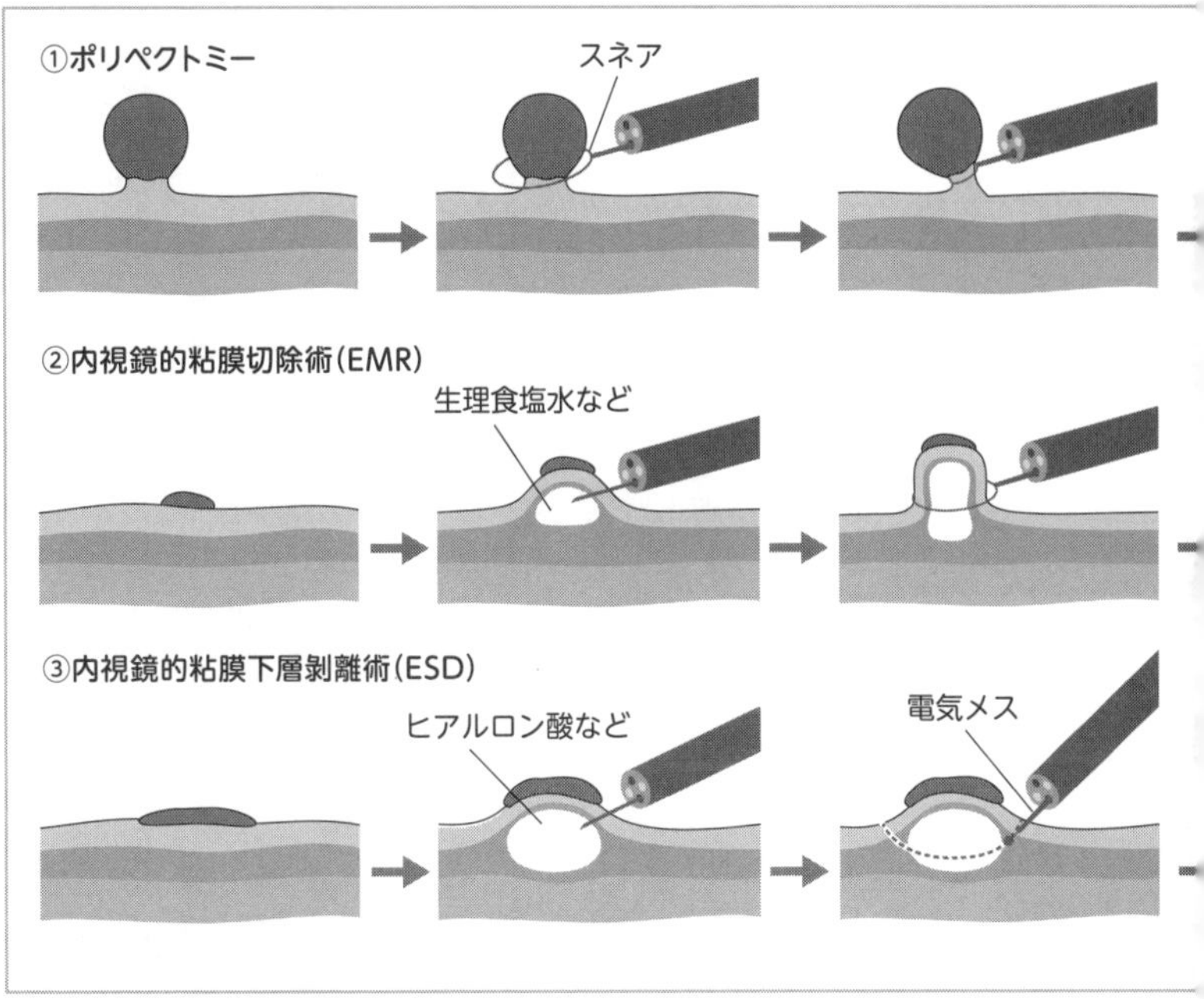

図1　内視鏡治療の種類

ります。治療時間は30分以上かかりますが、がんを確実に取りきるには最も適した方法なので、がんの内視鏡治療で多くの場合はこの方法を使います（106ページの**図2**）。

内視鏡治療の合併症

内視鏡治療の合併症としては、出血や消化管の壁に穴があく穿孔があります。なかでも、大きな病変や粘膜より深い層まで至る病変の切除後には出血が起こりやすくなります。出血は当日ないし翌日に起こることが多いのですが、10日後ぐらいに出血する場合もあります。ほとんどの場合、内視鏡を用いた治療により止血可能です。また、まれに大腸に穴があくことがあります。即座に内視鏡で穴をふさぐ処置ができた場合、症状が出ないこともありますが、緊急に穴をふさぐ開腹手術が必要となる場合もあります。穿孔まで至らなくても、切除時の電流の影響で、切除部位に炎症（火傷《やけど》）が起きて、半日以上経ってから症状が出現することもあるので、検査・治療後に痛みが強くなる場合は要注意です。大腸がんの内視鏡治療では日帰りで治療できる場合もあるものの、多くはこれらの合併症に備えるため、治療法や体の状態に合わせて数日の入院が必要となります。

なお、服用している薬がある場合、心臓病や高血圧症などの薬は欠かさずに飲み続ける必要がある一方、抗血栓薬（いわゆる血をサラサラにする薬）を内服していると出血しやすくなるため、一時的

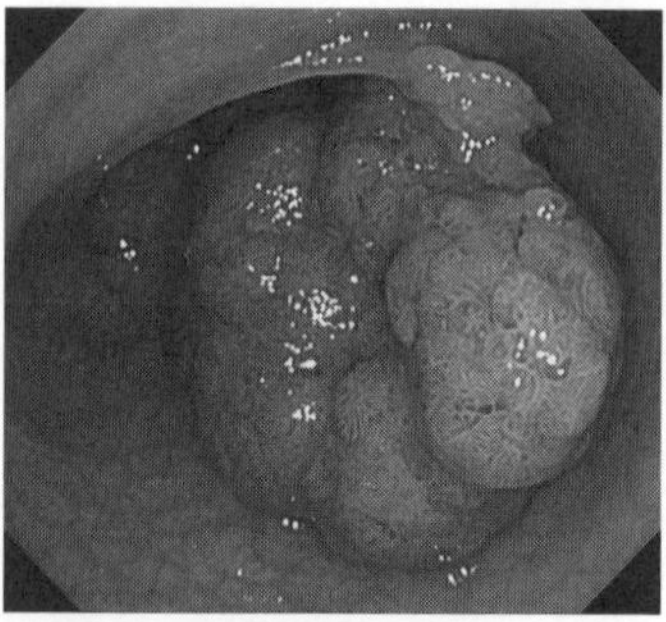

直腸の５cm大の隆起性病変

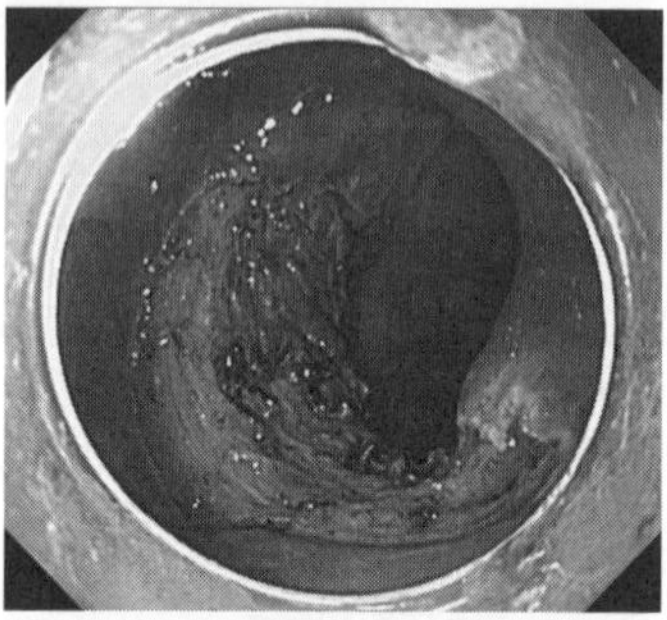

ESDで切除した痕

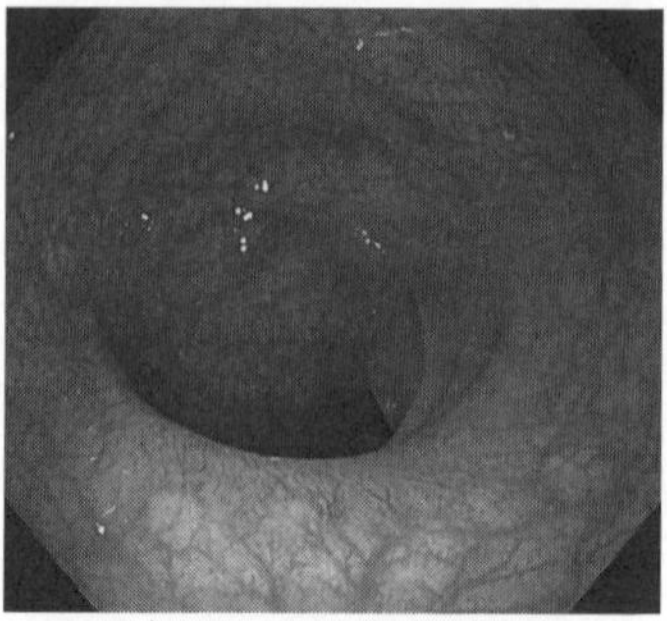

半年後、きれいに取り切れている

図2　内視鏡的粘膜下層剥離術（ESD）

に休薬したり、薬の量の調整が必要です。

内視鏡治療後

内視鏡治療後に、取ったがん病変を顕微鏡で細かく見る病理検査に回して、最終の診断が得られます。この診断を行う病理医は患者さんの前には一度も現れないのですが、この結果によってその後の対応を決めますので、とても重要な役割を担っています。

内視鏡治療で粘膜内部や粘膜下層の浅い部位にとどまっているがんを完全に取り除くことができたと判断された場合は、再発する危険はありませんから内視鏡治療で終了です。しかし、悪性細胞が取りきれていないと判断された場合は、後日、内視鏡検査を再度行って追加の内視鏡治療、または、開腹手術が必要になる場合があります。病変が深く広がっている場合や、リンパ管・血管にがん細胞が流れ込んでいることが明らかになった場合は、再発の危険が高いと判断されます。年齢や全身の病気の有無によって異なりますが、若くて病気のない方の場合、再発のリスクがかなり低くても、手術療法のリスクはさらに低いので追加してリンパ節を含めた腸管切除を行う外科手術をお勧めしますし、高齢の方や、重い病気のある方で手術のリスクが高いと判断される場合には経過観察をお勧めすることもあります。

内視鏡切除はとても良い方法なのですが、その適応や限界についてもご理解いただければと思います。

10 放射線療法

放射線診療科（治療部）部長
唐澤克之

- 放射線療法は、がんの三大治療法の一つで、比較的ダメージの少ない治療法といえる
- コンピューター技術の進歩により、放射線療法は近年飛躍的に向上している
- 照射技術の向上で、腫瘍の形に一致させて、必要な線量だけ放射線を投与することが可能に

［1］放射線療法の種類と実際

放射線療法の歴史

放射線は1895年にその存在が発見されて以来、がんの治療に応用されてきました。しかしながら、その威力が発揮できるのは、人体の表面にある腫瘍や放射線が効きやすい腫瘍など一部のものに限られていました。前世紀の終盤から正確に強力な放射線を投与できるハードウエアが整ってきたことと、その間のコンピューターテクノロジーの進歩で、治療技術が飛躍的に向上し、今世紀に入ると、必要な場所に必要な線量を投与し、不必要な場所の線量は極力下げることが可能になっ

てきました。放射線療法は、手術療法、薬物療法（抗がん剤治療）と並ぶがんの三大治療法の一つですが、現在は放射線による単独治療だけでなく、手術や薬物療法と組み合わせて、さまざまながんに対する根治的な治療法として用いられています。

放射線療法の種類

放射線療法には大きく分けて、X線や電子線を加速し体外から病巣に照射する「外部放射線療法」と、放射能を持った小さな線源を体内に挿入して体内から照射する「小線源治療」、非密封放射性同位元素（RI）を体内に投与し、それが病巣に集まる性質を利用する「非密封RI内用療法」の3つがあります。そのうち、最もよく用いられているのが外部放射線療法で、その種類にはX線、ガンマ線、電子線、陽子線、中性子線、重粒子線などがあります。一般の病院で用いられているのは、X線と電子線です。いずれの放射線もがん細胞のDNAに傷をつけて、分裂増殖を阻止し、がん細胞を死滅させることで効果を発揮します。

放射線療法の適応

放射線療法の適応には、放射線療法を主体として治癒を目指す「根治的放射線療法」、手術やそのほかの治療の補助的役割として、再発の予防や手術をしやすくするための「補助的（予防的）放射線療法」、そして「緩和的放射線療法」があります。

根治的放射線療法では、早期の頭頸部がん、肺がん、食道がん、子宮頸がん、前立腺がんなどが、放射線療法単独で用いられる対象になります。薬物療法と併用する場合には、遠隔転移はしていないが、局所的に進行している頭頸部がん、肺がん、食道がん、膵がん、子宮頸がん、肛門がんなど、さらにホルモン療法と併用する前立腺がんなどが対象として挙げられます。

補助的放射線療法としては、脳腫瘍のうち悪性である神経膠腫の術後照射、頭頸部がんの術後の高リスク症例の術後照射、乳がんの腫瘍切除後の術後照射などがあり、そのほかに、下部局所進行直腸がんに対して肛門を温存する目的で術前照射を行うことがあります。

緩和的放射線療法とは、根治は目指せなくても、症状を取る（緩和する）ために用いる放射線療法です。例として、骨や脳への転移に対する照射や、肺がんによる気道狭窄を解除するための照射、子宮頸がんの止血目的の照射などがあります。

他治療との組み合わせ（集学的治療）

最近のがん治療の進歩には、手術療法、放射線療法、薬物療法をそれぞれ単独で行うよりも、組み合わせて行ったほうが予後が改善することが知られてきて、それらの併用療法が行われるようになってきたことが大きく貢献しています。

1．手術療法との併用

①術前照射：いきなり手術をするよりも、まず放射線療法で腫瘍を縮小させる、あるいは腫瘍の周

囲に存在する顕微鏡的な浸潤病変を制御することを術前照射と呼びます。よく用いられるのが、直腸がん、膵がん、一部の肺がんなどです。

②術中照射：手術中に病変を露出し、正常臓器を照射範囲から外して、病変部に一回だけ大線量を投与する技術を指します。膵がんや脊椎転移に対して行われてきましたが、最近は高精度放射線治療が進んできたため、後述する定位放射線治療に置き換えられつつあります。

③術後照射：乳がんの乳房温存手術後に、温存された乳房に対して再発率を低下させるため術後照射を行います。また頭頸部がんにおいては、手術所見でハイリスクな因子が存在する場合に行います。子宮頸がんでも術後照射を行います。

2．薬物療法との併用

30年ほど前からがんの治療に対して放射線療法と薬物療法を併用する試みが行われてきましたが、約20年前よりそれらを同時に使うことで、副作用は強まるものの、効果が高まるということが知られてきました。現在、ほとんどのがん腫において、両者の同時併用が行われていますが、効果が上がっている疾患としては頭頸部がん、肺がん、食道がん、膵がん、直腸がん、肛門がん、子宮頸がん、軟部組織肉腫などが挙げられます（112ページの**図1**）。

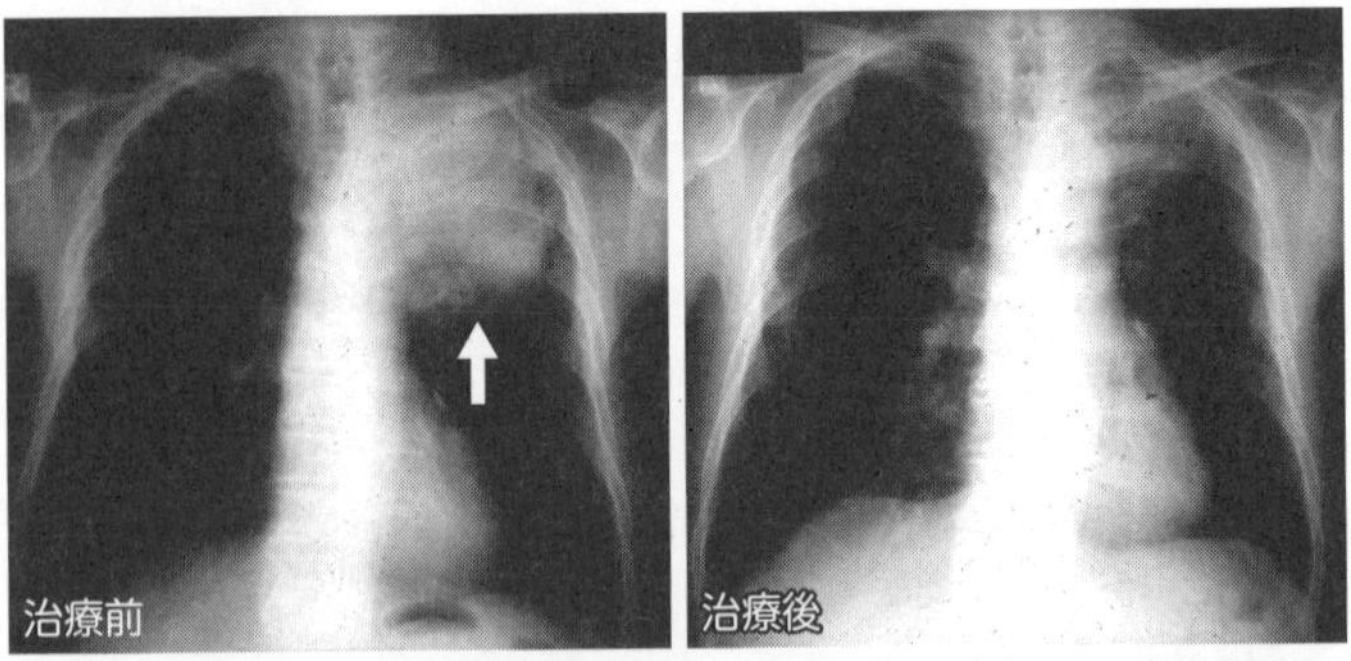

肺がん(80代男性)　左肺上葉にあった巨大腫瘍(矢印)が消失、長期生存された。

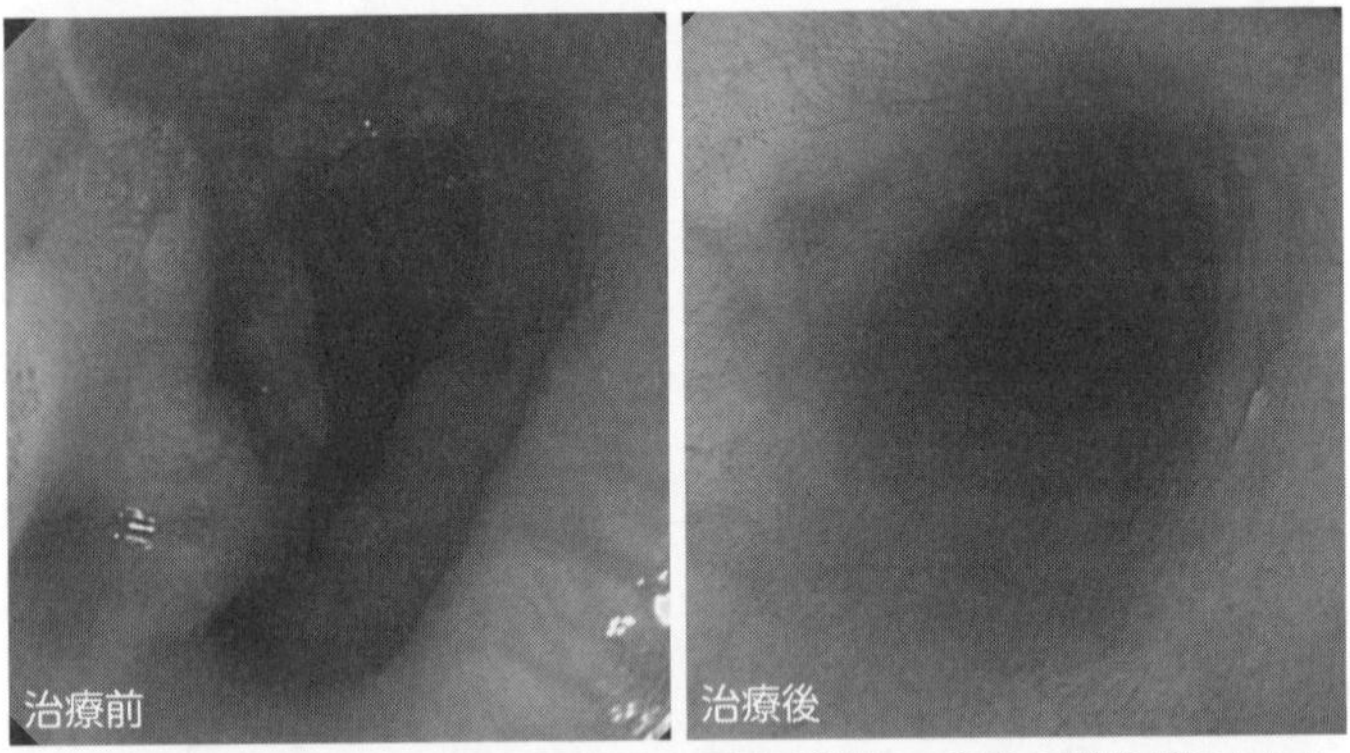

食道がん(70代男性)　胸部食道にあった腫瘍が消失、食道の機能が保たれた。

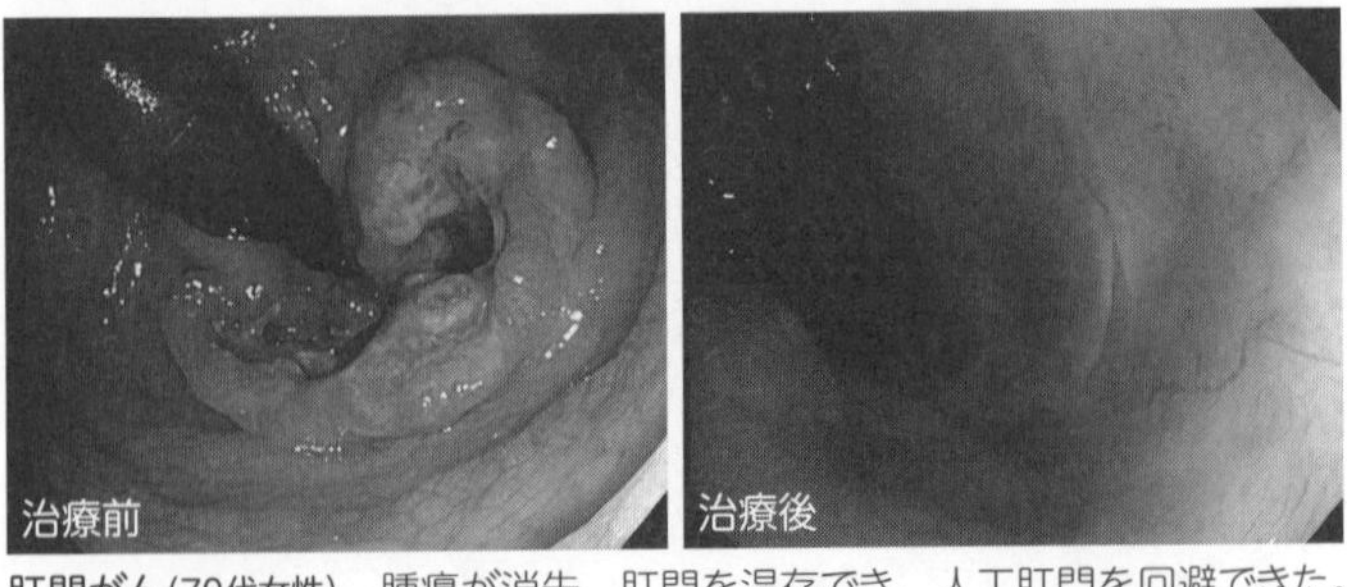

肛門がん(70代女性)　腫瘍が消失、肛門を温存でき、人工肛門を回避できた。

図1　放射線療法＋薬物療法で腫瘍が消失した症例

放射線療法の実際

患者さんが自ら放射線療法を受けたいと言って受診されることはまれで、多くは他の科の主治医からの紹介で初診します。放射線腫瘍医は、初診時に患者さんの病気が前項に挙げたような放射線療法の適応に当たるかどうかを判断し、必要に応じて検査を追加します。そして放射線療法の方法、予想される結果、治る確率、副作用の種類とその頻度について説明し、そのほか患者さんの質問に答えます。

放射線療法を行うことが決まったら、治療の準備に入ります。大半は治療計画用のCTを撮って、その情報と診断画像の情報を基に最善の治療が行えるよう計画を立てます。治療が始まったら、患者さんに適切な治療が行われているかを確認しながら、所定の回数の治療を行います。治療中、週1回は放射線腫瘍医による診察をします。そして放射線療法が終了したら、がんが治癒しているか、副作用は出ていないか、などの経過観察を月に1回から3ヵ月に1回程度、数年間行います。

放射線療法の回数は、根治的な放射線療法の場合30～40回で、6～8週間かけて行います。症状緩和の場合には1～2週間、場合によっては1回の治療で終了します。

［2］新しい放射線療法

高精度放射線治療

20世紀末以降、技術の発展とともに、腫瘍にだけ正確に放射線を集中させ、周囲の正常臓器への線量を低減させる方法が実用化されてきました。こうした技術を高精度放射線治療と呼び、大きく「定位放射線治療（定位照射）」と「強度変調放射線治療（IMRT）」の2つに分けられます。

定位照射とは、1回から数回と少ない回数で、1回ごとの放射線の線量を高めて、抗腫瘍効果を上げる方法です。最初はガンマナイフに代表される脳転移に対する治療が代表的でしたが、次第に肺や肝臓にある小病変に対しても、線量を集中させて照射することにより、少ない副作用で治癒できることが示されました。早期の肺がんなどでは、手術不能例や手術困難例に対して約9割の治癒が期待され、標準的な治療として用いられています。

定位照射のメリットとしては、照射にかかる期間が長くても1週間程度と短くすむことが挙げられます。また、定位照射の効果は単なる放射線の抗腫瘍効果だけでなく、腫瘍周囲の毛細血管を破壊してがん細胞を死に至らしめたり、腫瘍細胞に対する免疫反応を活性化させるなど複数のメリットがあり、投与する線量の割に効果が高いとされています。

定位照射は、がんの転移に対しても、これまで脳転移、肺転移、肝転移などに用いられ、わずかな副作用で良好な効果が得られています。また、最近発表された海外の試験結果では、痛みなどの

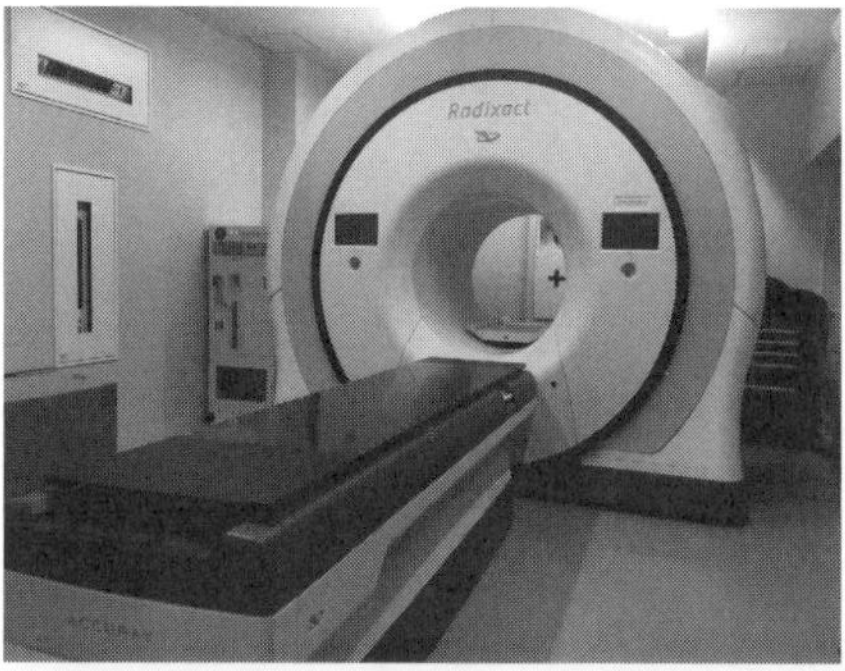

図2 強度変調放射線治療（IMRT）装置 標的臓器に線量を集中し、周辺臓器への線量は低減させる。

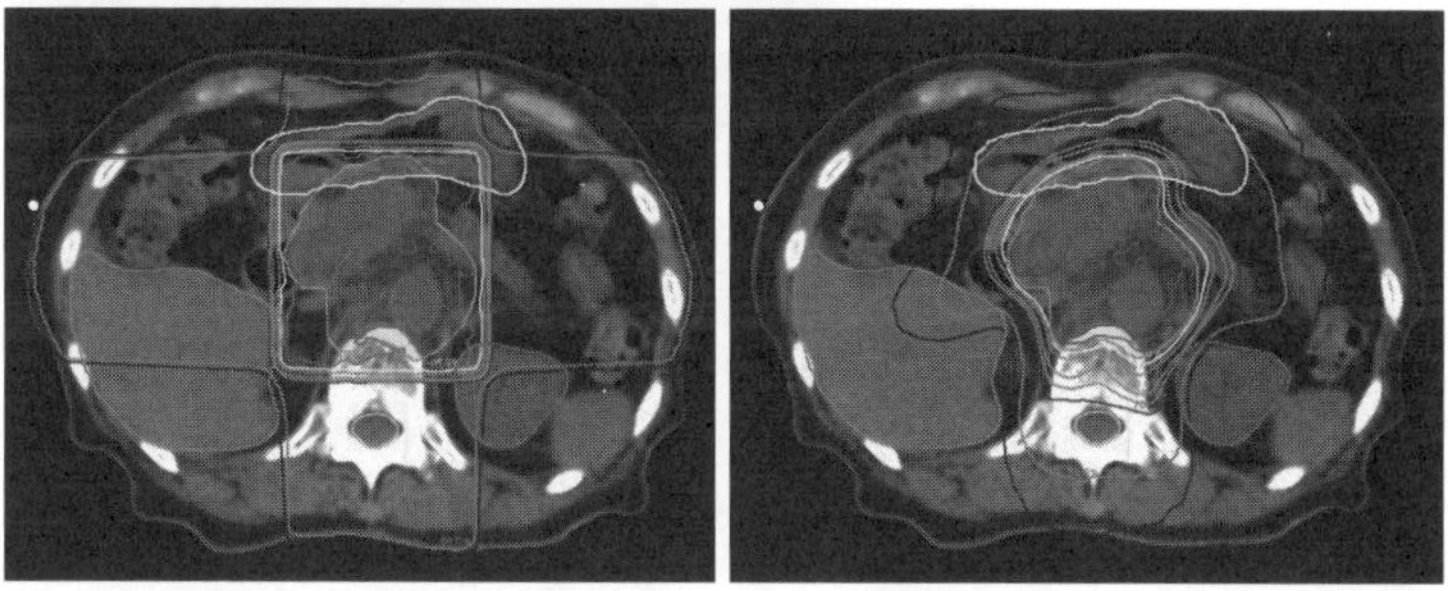

図3 通常照射による線量分布（左）とIMRTによる線量分布（右） IMRTでは、標的である膵がんの周辺にある胃、腎臓、肝臓、腸管などへの線量が大きく低減している。

症状緩和だけの治療よりも、転移病変に積極的に定位照射を行ったほうが、生存期間の延長が認められており、今後の治療指針に変更が加わるかもしれません。

もう一つのIMRTは、通常の放射線治療計画が、こう照射をするとこのような線量分布になるという考え方（順方向治療計画）であるのに対し、このような（理想的な）線量分布を取らせるためには、どう照射をしたらよいかという観点から計画をするもの（逆方向治療計画）で、装置の進歩によって、実際の線量分布も計画した分布に近いものが得られるようになっています（115ページの**図2**）。すなわち、腫瘍によってはその形状がいびつで凹んだ部分が存在し、その部分に放射線療法に感受性の高い正常臓器が存在している場合がありますが、そうした場合に威力を発揮するのがIMRTです。

IMRTは前立腺がん、頭頸部がんなどに多く用いられていますが、前者では直腸の、そして後者では脊髄と唾液腺の線量を有意に低減させることができ、副作用の軽減に大きく貢献しています。また、肺がんでは、IMRTを使用することによって正常肺や心臓への線量を低減することが可能になり、予後も改善しているという報告があります。さらに、膵がんでは、近接している胃や十二指腸だけではなく、腎臓や肝臓への線量も減らすことができ、それらへの悪影響を減らすことに成功しています（115ページの**図3**）。そして、直腸がんや肛門がんでは、小腸などの消化管や股関節への線量を減らすことができます。

IMRTはがんの周囲にある正常臓器への線量を減らし、それら臓器への悪影響を減らすことができるため、近い将来、根治的な放射線療法はその多くがIMRTに置き換えられていくと考えられます。

最近のトピックス

駒込病院では、現在IMRTの技術を応用して、骨髄移植の前処置としての全身照射の際に、白血病細胞が数多く潜んでいる骨髄やリンパ組織へは線量を増加させ、放射線に感受性の高い肺や腎臓、消化管などには線量を低減させる試みを行っています。従来の治療法ではどの臓器へも等しい線量しか与えることができませんでしたが、当然のことながら、各臓器によって投与すべき線量は異なるため、より合理的な治療が可能になり、治療成績の向上が期待されています。

また、免疫チェックポイント阻害薬を併用することで、放射線療法の治療成績が向上することも知られてきました。これは放射線療法によって、がん細胞の目印となる抗原提示が増強され、免疫チェックポイント阻害薬で活性化した免疫担当細胞（T細胞リンパ球）が、より多くのがん細胞を殺傷できるようになるためと考えられています。

さらにリンパ球は、放射線に対する感受性が特に高く、少ない放射線量で数が減ってしまうため、照射体積の大きい通常の照射技法よりも、体積を小さくできる定位照射などの高精度放射線治療を用いたほうが、より多くのリンパ球が残り抗腫瘍効果を発揮できます。これから高精度放射線治療が普及していけば、ますます放射線療法と免疫チェックポイント阻害薬の併用効果は高まっていくものと期待されています。

11 薬物療法（抗がん剤／分子標的薬／免疫チェックポイント阻害薬／ホルモン療法）

腫瘍内科医長
通院治療センター長
下山　達

- 完治を目指すのか、延命を目指すのかで、抗がん剤との付き合い方は変わる
- 免疫療法の登場によって、薬物療法は大きく変わりつつある
- 薬物療法は、副作用の管理がしっかりできる病院で行うべき

【1】薬物療法の進化

手術療法や放射線療法は、「局所療法」という言い方をします。これは、体の一部分だけを対象とした治療だからです。がんが全身に転移している場合は、全身に対する治療が必要となります。抗がん剤は、飲み薬や点滴によって薬を全身に行きわたらせ、体全体に治療を行います。

抗がん剤は、働きによってさまざまな名称がついています。一般的に、昔からある抗がん剤による治療は「化学療法」といわれます。これは、主に細胞が分裂するときに作用する薬です。しかし、同時に、分裂が活発な粘膜や血液などの細胞にダメージ（副作用）が出やすいという欠点があります。

そこで、２０００年頃から、がん細胞だけに狙いを定めた薬が開発され使われるようになりました。これを「分子標的薬」と呼んでいます。従来の抗がん剤のような副作用がなく、内服治療が可能となり患者さんの負担が減りました。しかし、この薬特有の副作用もあるため、より専門的な知識が必要です。

そして、最近登場してきたのが、「免疫チェックポイント阻害薬」に代表される、免疫の力でがんを治す治療法です。まだ、免疫療法で完治できるがんは限られていますが、これらの薬の進歩によって、従来の治療では考えられなかった、長期にわたる延命が可能になってきました。そのため、抗がん剤治療をしながら、日常生活を送れることが大事になってきています。

ここでは、最近の薬物療法について、解説していきます。

［2］免疫療法

免疫が低下すると、がんができやすくなることは昔から知られていました。そのため、免疫でがんを治す試みは数多く行われてきましたが、はっきりと効果を証明できたものはありませんでした。有名な丸山ワクチンは明らかな効果が証明されませんでしたが、一方で、結核菌を用いたＢＣＧ療法は、膀胱がんでは標準治療として効果を認められています。なぜ、これまでの免疫療法は、はっきりとした効果を出すことができなかったのでしょうか？

実は、がん細胞に対して免疫を働かせるためには、さまざまな免疫スイッチを入れる必要があったのです。一つのスイッチだけでは、免疫は十分に活性化しないのです。過去の試みは、必要な複数のスイッチを入れることができていなかったと考えられています。しかし、こうした仕組みがわかったことで、効果が明らかな免疫療法が開発され、がんの治療が変わりつつあります。そのなかでも、保険適応が認められた免疫チェックポイント阻害薬とCAR－T（カーティー）療法について説明します。

免疫チェックポイント阻害薬

私たちの風邪が治るのは、免疫が働いてくれるからです。病原菌に感染した細胞も、免疫細胞が退治してくれます。では、免疫細胞は、病気になった細胞と健康な細胞を、どうやって見分けているのでしょうか？　その秘密は、私たちの体の細胞に備わっている、異常が発生すると外に知らせる仕組みにあります。この知らせを受けると、免疫細胞は異常が発生した病気の細胞を攻撃してやっつけようとするのです。

そして近年、がんの細胞にも同じような仕組みがあることがわかってきました。私たちの体の細胞は、遺伝子に異常が起きると周りに合図を出すのです。この合図を受けると、免疫細胞はがん細胞を認識して攻撃を仕掛けます。

しかし、では、なぜ、がんはなかなか治らず、増殖を続けるのでしょうか？　実は、がん細胞は、この免疫からの攻撃を巧みに逃れる術を持っていることがわかってきました。また、研究の進歩によって、その仕組みも解明されてきました。もともと、免疫にはブレーキが備わっています。免疫が活発になりすぎると、正常な細胞まで攻撃してしまうことがあるからです。これを自己免疫性疾患といい、関節リウマチやアトピー性皮膚炎などの病気がそれにあたります。そのため、私たちの体には、免疫が暴走しないよう、免疫の働きをチェックし、ブレーキをかける仕組みがあります。がん細胞は、このブレーキの仕組みを悪用して、免疫細胞から攻撃されないようにしているのです。

そこで、逆にこのブレーキが働かないようにして、がんへの免疫の働きを復活させる薬が、免疫チェックポイント阻害薬です（**図1**）。免疫は、暴走しないよう、さまざまなところ（ポイント）で、チェックされ、ブレーキがかけられるようになっ

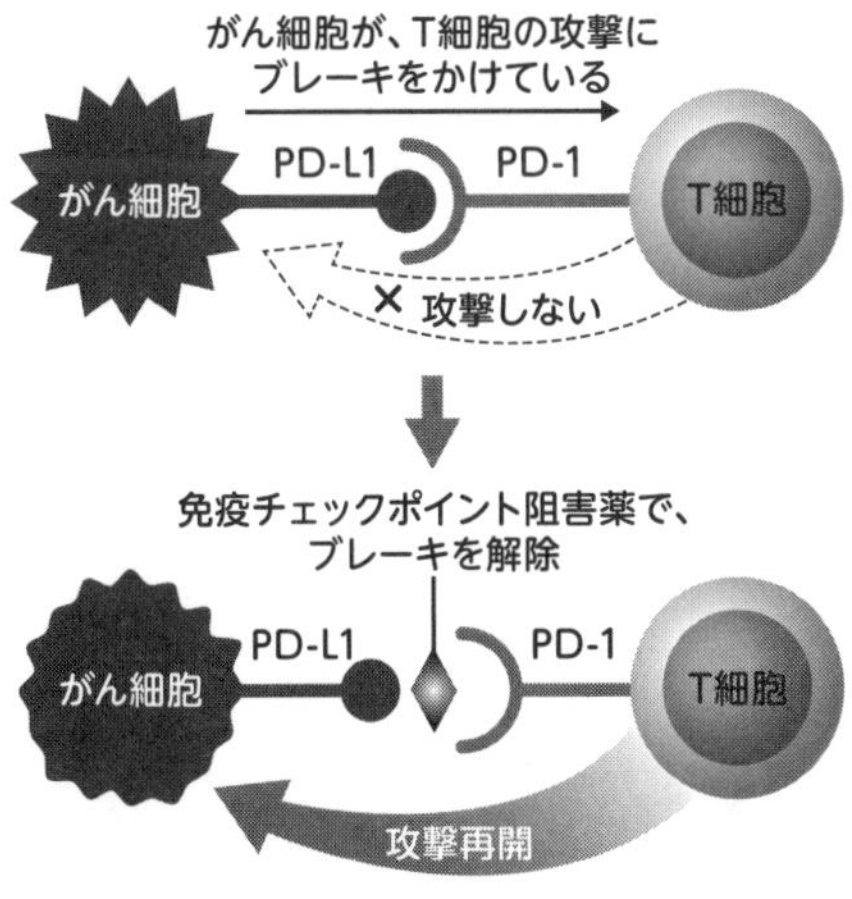

がん細胞が、T細胞の攻撃にブレーキをかけている

PD-L1
PD-1

攻撃再開

免疫チェックポイント阻害薬は、免疫反応の指令塔の役割をしているT細胞に、がん細胞への攻撃を再開するよう働きかける。

図1 免疫チェックポイント阻害薬の作用機序

✕ 攻撃しない
免疫チェックポイント阻害薬で、ブレーキを解除

PD-L1
PD-1

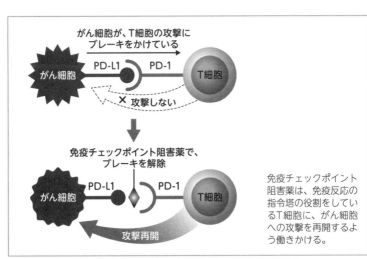

ています。このチェックポイントの働きを阻害して、免疫のブレーキを外すのが、この薬なのです。現在、さまざまな免疫チェックポイント阻害薬が、いろいろながんに使えるようになっています。この薬が素晴らしいのは、自分の力でがんを治す治療法だということです。ここが、従来の薬物療法とはまったく異なるところです。

一方で、問題も多く残っています。免疫チェックポイント阻害薬は、すべての人に効くわけではありません。効果がある人は3人に1人以下です。現在、効く人と効かない人を前もって予測する研究が進められています。また、頻度は非常に低いものの、ブレーキが外れたことによる副作用として「免疫の暴走」が起きることがあります。肺、消化管、膵臓のほか、あらゆる臓器が、免疫の暴走によって炎症を起こす可能性があるのです。たとえば、膵臓に炎症が起きると、インシュリンが分泌できなくなって糖尿病を発症し、劇症化して命に関わることもあります。こうした副作用に対しては、早期発見、早期の治療開始が重要です。また、糖尿病が劇症化した場合は、糖尿病の専門医とのチーム医療も必要となります。膵炎以外にも、免疫チェックポイント阻害薬の副作用は多岐にわたるため、内科系の総合診療体制がある病院での治療をお勧めします。

CAR-T（カーティー）療法

CAR-T療法は、体内からリンパ球を取り出して遺伝子を組み換え、がんを攻撃するリンパ球に作り変えて、自分の体に戻す治療法です。免疫にがんを攻撃させるためには、さまざまなスイッチを入れる必要があるのですが、この治療は、それらのスイッチが入った状態の免疫細胞を、遺伝子組み換えで作ってしまうという画期的な治療です。2019年に「キムリア」が、B細胞リンパ球のがんを対象に保険適用されました。

免疫が過剰に働くと、副作用としてアナフィラキシーのようなショックを起こすことがあり、安全に行うためには、体制が整った病院で治療する必要があります。2020年5月現在、駒込病院を含めた全国13施設で治療ができます。また、CAR-T細胞を作るには長い時間を要するため、治療までにがんが悪化してしまうことがあるなど、まだ多くの壁があり、治療を行える患者さんは限られます。さらなる研究が必要な治療法でありますが、免疫療法を大きく進歩させたのは間違いありません。

[3] 化学療法

昔からある、いわゆる「抗がん剤」のことです。化学療法という言い方をします。抗がん剤と聞くと、患者さんはまず「苦しい、つらい」といった、悪いイメージを持たれる方がほとんどでしょう。これは、化学療法が、がん細胞だけでなく、健康な細胞にもダメージを与えることからきています。抗がん剤には「毒」の一面もあるのです。この「毒」をコントロールして「薬」に変えるのが、私たちの仕事でもあります。「気持ち悪い」「だるい」といった、いわゆる「副作用」をいかに出さないか、日常生活が送れる程度にとどめるようにすることが非常に大切です。

延命を目的とした化学療法

多くの固形がんは、薬で完治させることはできません。そうなると、治療の目標は、がんと付き合う「延命」ということになります。昔は、ただ単に「長生き」が目標でしたが、現在は、「日常生活が送れる」という前提を大切にするようになりました。抗がん剤治療を受けて寝たきりになるのでは、それは治療とは呼べません。

固形がんは、悪化するとがんの塊（腫瘍）が大きくなって、さまざまな臓器を圧迫して、痛みや食欲不振といった症状を出します。そうなると体力が落ちて、体ががんに負けてしまいます。がんと付き合っていくためには、がんの症状を出さずに体力を維持することが重要です。この体力の維持のために、化学療法で大切なことが2つあります。その1つ目は「効果」です。抗がん剤の治療の目的は、がん細胞にダメージを与えてがんを小さくする、もしくはこれ以上大きくさせないことにあります。がんが大きくならなければ、がんの症状は出ず、体力を維持できるからです。治療中は、定期的にCTなどの画像検査で、がんの大きさを確認して効果を確認します。

もう一つ大事なのが「副作用」です。もし、強い副作用が出たら、結果的に体力が落ちてしまうため、治療の意味がなくなってしまいます。体重が減り続けるような抗がん剤治療は、結局長続きせず中止となります。副作用が強い治療を続けるくらいなら、緩和治療に専念したほうが長生きできる場合もあるのです。抗がん剤を「毒」にしてはなりません。

抗がん剤の副作用に対する治療の進歩によって、現在では外来で化学療法ができるようになりました。外来で治療し、日常生活が送れ、仕事もできることが、「延命」の目標です。副作用は個人差が大きく、予想よりも強く出る方もおられます。その場合は、こちらから治療変更もしくは治療中止をお勧めします。そして、患者さんが治療に参加することが大切です。痛みやしびれといった副作用は、採血や診察だけでは正しくわかりません。担当の医師に、困っている症状を伝えるようにしてください。

完治を目標とした化学療法

白血病や悪性リンパ腫といった血液のがんなど、薬で完治を目標にできるがんもあります。その場合は、入院期間が長くなる場合もありますが、一時的に強い副作用を出しても、強い抗がん剤治療を行うことがあります。目標は、完治してもとの生活に戻っていただくことです。高齢化社会に伴い、70代でも元気で体力のある方が増えました。もともと自分の力で日常生活を送れる健康な体力がある場合、80歳以上でも抗がん剤治療を行い完治を目指せることもあります。

【4】分子標的薬

従来の抗がん剤（化学療法）は、がん細胞と正常細胞を区別せず、両方にダメージを与えてしまう薬でした。これは、がん細胞と正常な細胞の、どちらにもある目印を狙った薬だったからです。もし、がん細胞にしかない「目印＝標的分子」を狙った薬を作ることができれば、副作用のまったくない抗がん剤ができることになります。これが、分子標的薬です。

がん細胞にしかない「目印＝標的分子」は、なかなか見つからないのですが、がんの活動に大きな役割を果たす「分子」はたくさん見つかっています。これらを標的とした分子標的薬が、現在80種類以上承認され、現在も開発されています。この薬の台頭によって、従来の抗がん剤治療では、まったく効果がなかったがんが治るケースも出てきました。たとえば、グリベック（イマチニブ）という薬のおかげで、慢性骨髄性白血病の10年生存率が20％以下から80％以上に劇的に改善しました。患者さんは従来の抗がん剤治療を行わず、内服薬だけで日常生活を送れるようになりました。ここまで効果がある分子標的薬はまだ限られていますが、現在も研究開発が進められている分野の薬です。

こうした「目印＝標的分子」は、臓器を越えて共通したものが現れる場合があります。乳がんの治療薬、トラスツズマブは、ＨＥＲ２（ハーツー）という分子（タンパク質）を狙った分子標的薬ですが、胃がんにもＨＥＲ２タンパクが現れている場合があり、胃がんの治療にも使われるようになりました。ただし、がん細胞にHER2タンパクが現れていないと効果がないため、事前に検査を行いHER2タンパクの有無を調べます。また、HER2タンパクは心臓にもあるため、心臓に副作用が起きることがあります。今までの抗がん剤治療は、乳がん、胃がんというように臓器によるくくりで分けられていましたが、分子標的薬によって、「HER2発現がん」といった捉え方がされるようになってきています（Part I「12　がんゲノム医療」を参照）。

小分子化合物

目印（=標的分子）が、がん細胞の中にある場合は、薬はがん細胞の細胞膜を潜り抜けて、細胞の中に入っていかなければなりません。そのためには、薬は非常に小さい分子である必要があります（小分子化合物）。どのくらい小さいかというと、私たちの体を地球とすれば、薬はビー玉くらいの大きさです。比較的安定しているので、飲み薬にできることが多いです。

大分子化合物（抗体治療薬）

目印（=標的分子）が、がん細胞の表面にある場合は、薬を小さく作る必要はありません。その場合は、抗体で治療薬を作ることができます。もともと抗体は、私たちの体に病原菌が入ったとき、攻撃をしてくれる免疫のタンパク質です。本来は病原菌を狙うのですが、がん細胞の目印（=標的分子）を狙うように抗体を合成できれば、がんを攻撃する薬になります。抗体は大きなタンパク質で、飲み薬にはできないので点滴で投与する必要があります。既存の化学療法に併用して投与されることが多いです。

最近では、抗がん剤や放射線物質と合体した抗体も作れるようになりました。抗体はがん細胞に直接結合するので、ピンポイントで抗がん剤や放射線を浴びせることができます。

抗体は免疫物質でもあるので、広い意味では免疫療法ともいえます。免疫チェックポイント阻害薬も、免疫チェックポイント分子を狙った抗体治療薬です。最近では、がん細胞と免疫細胞の両方を標的とした抗体治療薬も登場しています。がん細胞に免疫細胞を呼び寄せるため、がんへの免疫を活性化させることができます。

〔5〕ホルモン療法

乳腺は、女性ホルモン（性ホルモン）が作用する臓器です。ここから生まれたがんには、ホルモンの影響を受けて大きくなるタイプのものがあります（ホルモン依存性がん）。この場合、ホルモンを遮断することによってがんの成長を妨げ、縮小させることができます。乳がんでの抗エストロゲン薬などが、これにあたります。抗がん剤ではないのでホルモン療法と呼びます。乳がんのほか、前立腺がん、子宮体がんなどは、性ホルモンの影響を受けて大きくなることがあるため、ホルモン依存性の場合はホルモン療法が行われます。一方で、体の性ホルモンのバランスが崩れる副作用が起こります。

なお、更年期障害の治療で行うホルモン療法は、ホルモンの補充療法で、がん治療のホルモン療法とは異なります。

〔6〕抗がん剤の費用

こうした新しい、免疫治療薬や分子標的薬は、開発費が巨額になることもあり、薬代が高くなります。免疫チェックポイント阻害薬は、年間1000万円近くかかります。CAR－T療法は1回の費用が3000万円以上です。1錠1万円する分子標的薬を継続して飲み続ける場合、治療費の負担は膨大になります。分子標的薬は、従来の治療に比べて副作用が軽くなった反面、長期にわたり治療をし続けることが多く、経済的に重い負担が生じます。こうした負担を副作用になぞらえて、経済的毒性という物騒な言い方も出てきました。これらの治療は保険診療で行えますが、それでも自己負担額が大きくなります。その場合は、高額療養費制度を用いることができます。駒込病院では、患者サポートセンターで治療費について相談ができます。

12 がんゲノム医療

大腸外科・遺伝子診療科部長
山口達郎

- 同じがんでもゲノム異常が異なれば、同じ治療薬を使っても効果は異なる
- 異なるがんでもゲノム異常が同じであれば、同じ治療薬で効果が期待できる
- 「がん遺伝子パネル検査」とは、一度に複数のゲノム異常を調べられる検査方法

[1] ゲノム異常とがん

ゲノムとは

最近、「がんゲノム医療」という言葉が、報道などを通して医療関係者以外の方の耳にも届くようになりました。「ゲノム」とは、遺伝子（gene）と染色体（chromosome）を組み合わせた造語で「遺伝子の情報全体」、つまりヒトの体を作るための設計図を表します。ヒトの設計図は、4種類のDNAという文字で書かれており、このDNAで書かれた文章が遺伝子で、遺伝子は46本の染色体の中に収められています。ヒトの遺伝子は約2万2000種類あると考えられています（**図1**）。そ

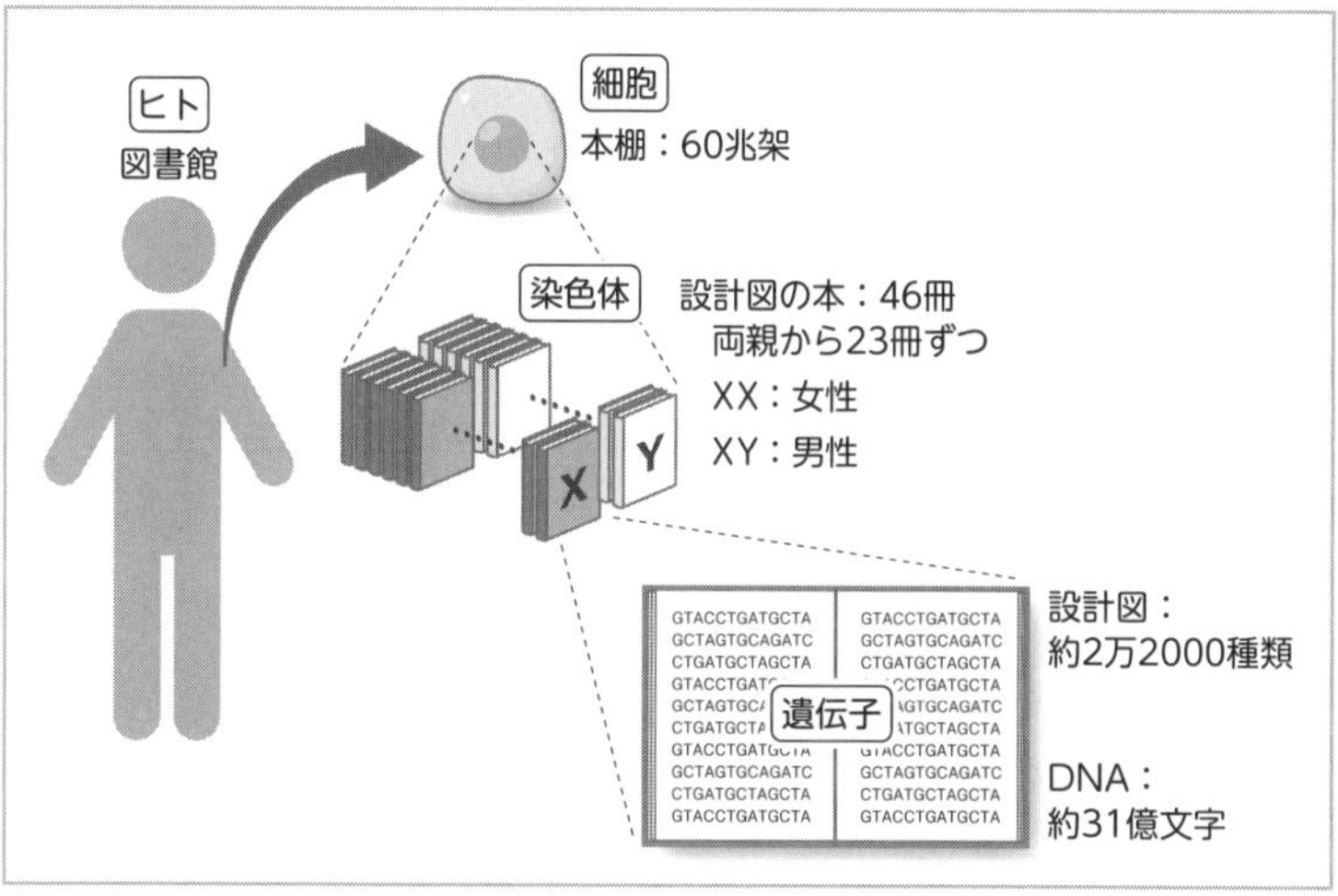

図1　ゲノムの構造　ヒトを図書館にたとえると、この図書館には60兆の本棚があり、一つの本棚に約2万2000種類の設計図が書かれた本が46冊ずつ収められている。

の遺伝子の中には、体質や体つきを決定する遺伝子のほかに、細胞の「がん化」を抑える遺伝子（がん抑制遺伝子）や、「がん化」を促す遺伝子（がん遺伝子）があります。

ゲノム異常ががんの原因

なぜ、がんはできるのでしょうか？　実は、このゲノムの異常（遺伝子変異や融合、染色体の異常など）が原因で、すべてのがんは発生するのです。加工肉のような食べ物や運動不足、アルコール、たばこなどが、がんの原因であるという話は聞いたことがあるかも知れません。これらはヒトの細胞のゲノムに異常を引き起こす可能性があります。このゲノム異常が、がん抑制遺伝子やがん遺伝子に起きると、細胞は「がん化」へと進んでいきます。

［2］がんゲノムと治療薬

がんゲノム医療とは

これまでのがん治療は、発生した臓器ごとに治療薬が決められていました。しかし、最近の研究から、同じ臓器に発生したがんでも、患者さんごとにがんのゲノム異常は異なることがわかってきました。つまり、同じがんと診断されても、患者さんそれぞれでがんの性質は異なるのです。そのがんのゲノム異常を調べて医療を行うのが「がんゲノム医療」です。

ゲノム異常と治療薬

近年、がんのゲノム異常に対応した治療薬が次々と開発されるようになりました。たとえば、肺がんの中には非小細胞肺がんというタイプの肺がんがありますが、ゲフィチニブという薬は、この非小細胞肺がんの治療薬として承認されました。しかし、その後の研究で、非小細胞肺がんの中でも*EGFR*という遺伝子に異常がある患者さんにだけゲフィチニブは効果を示すことがわかってきました。同じ非小細胞肺がんでも*EGFR*遺伝子に異常がなければゲフィチニブの効果は期待できないのです。一方、大腸がんの治療薬であるセツキシマブは、*KRAS*遺伝子や*NRAS*遺伝子に変異がある大腸がんには効果を示しません。これらの遺伝子に変異のない大腸がんにしかセツキシマブの効果は期待できないのです（**図2**）。これまでの「がん医療」は、診断名ごとに治療

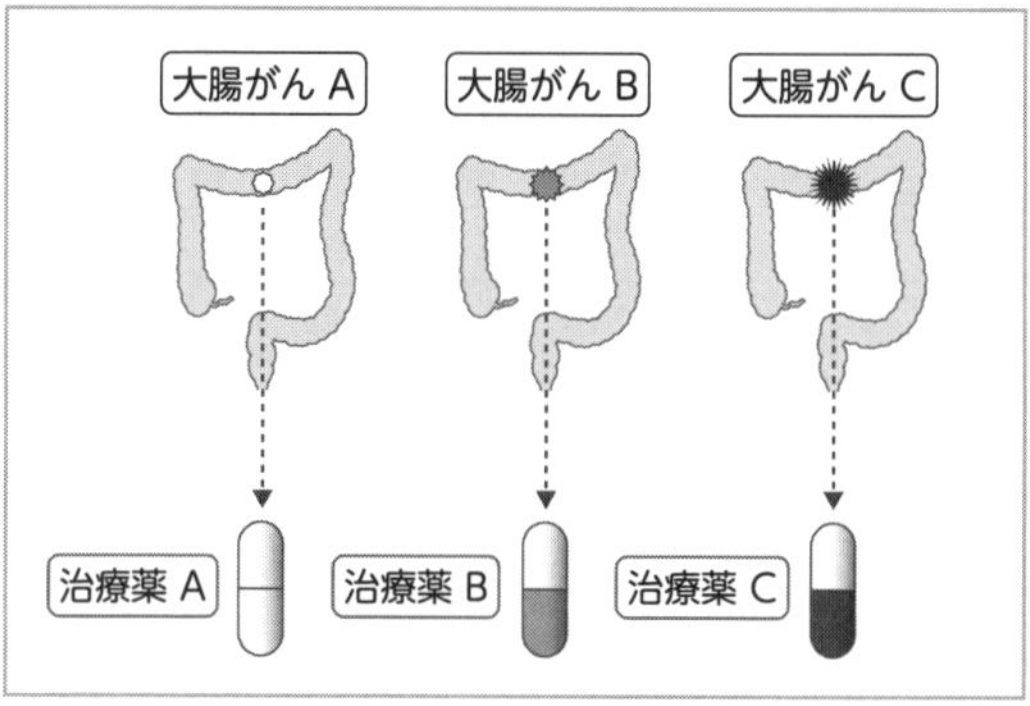

図2　ゲノム異常ごとに治療薬を選択
同じ大腸がんであっても、ゲノム異常が異なれば、それぞれ違う治療薬が必要となる。

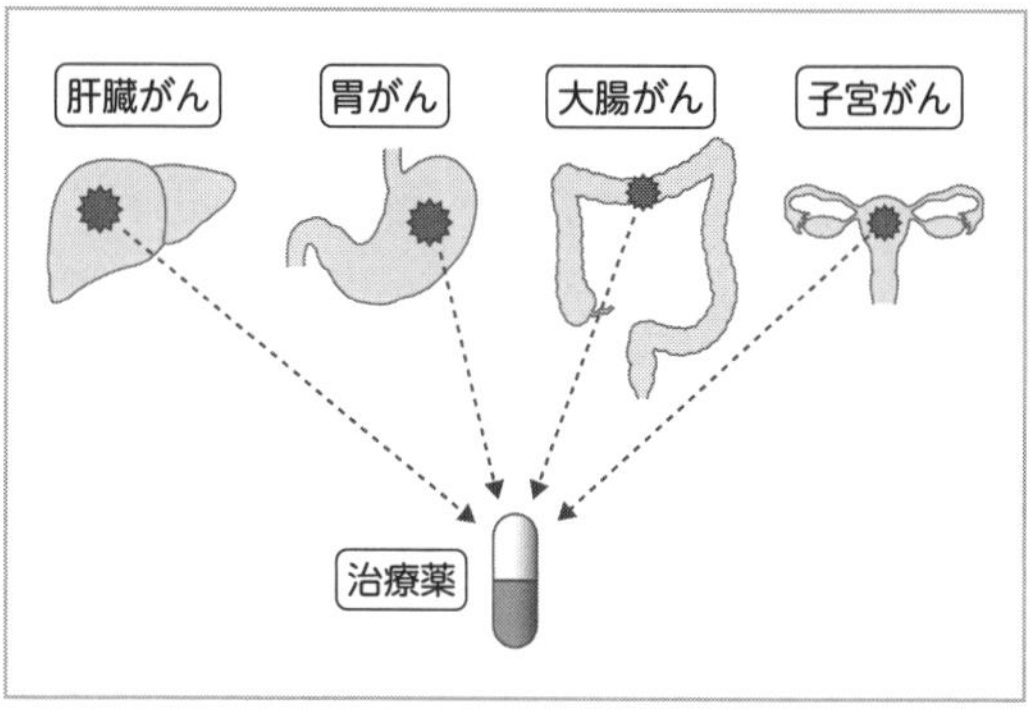

図3　ゲノム異常が同じ場合の治療薬の選択
異なるがんでも、ゲノム異常が同じであれば、同じ治療薬で効果が期待できる。

薬を用いる医療でしたが、これからの「がんゲノム医療」では、がんのゲノム異常ごとに医療を行います。

逆に異なるがんでも、ゲノム異常が同じであれば、そのゲノム異常を標的とした同じ治療薬で効果が期待できます。トラスツズマブは、*HER2*遺伝子により作られるHER2タンパクが多くある乳がんの治療薬として承認されましたが、同様にHER2タンパクが多くある胃がんや大腸がんでも効果を現します（**図3**）。

〔3〕がん遺伝子パネル検査

がん遺伝子パネル検査とは

　このように、医学の進歩に伴って、ゲノム異常と治療薬の関係が明らかになってくると、一度に複数のゲノム異常を調べる必要が出てきます。それに応えるのが「がん遺伝子パネル検査」です（**図4**）。パネルとは、検査する遺伝子をリストアップしたものを表します。つまり、がんに関わる遺伝子をパネル状にリストアップし、一度に調べる検査法です。標準的な治療が効果を示さなくなり、使える治療薬がなくなった患者さんを対象に、１００種類以上の遺伝子について異常がないかどうかを調べます。もし、治療薬の候補となる遺伝子異常が見つかれば、他のがんで使われる治療薬や開発中の治療薬による治療が受けられる可能性が出てきま

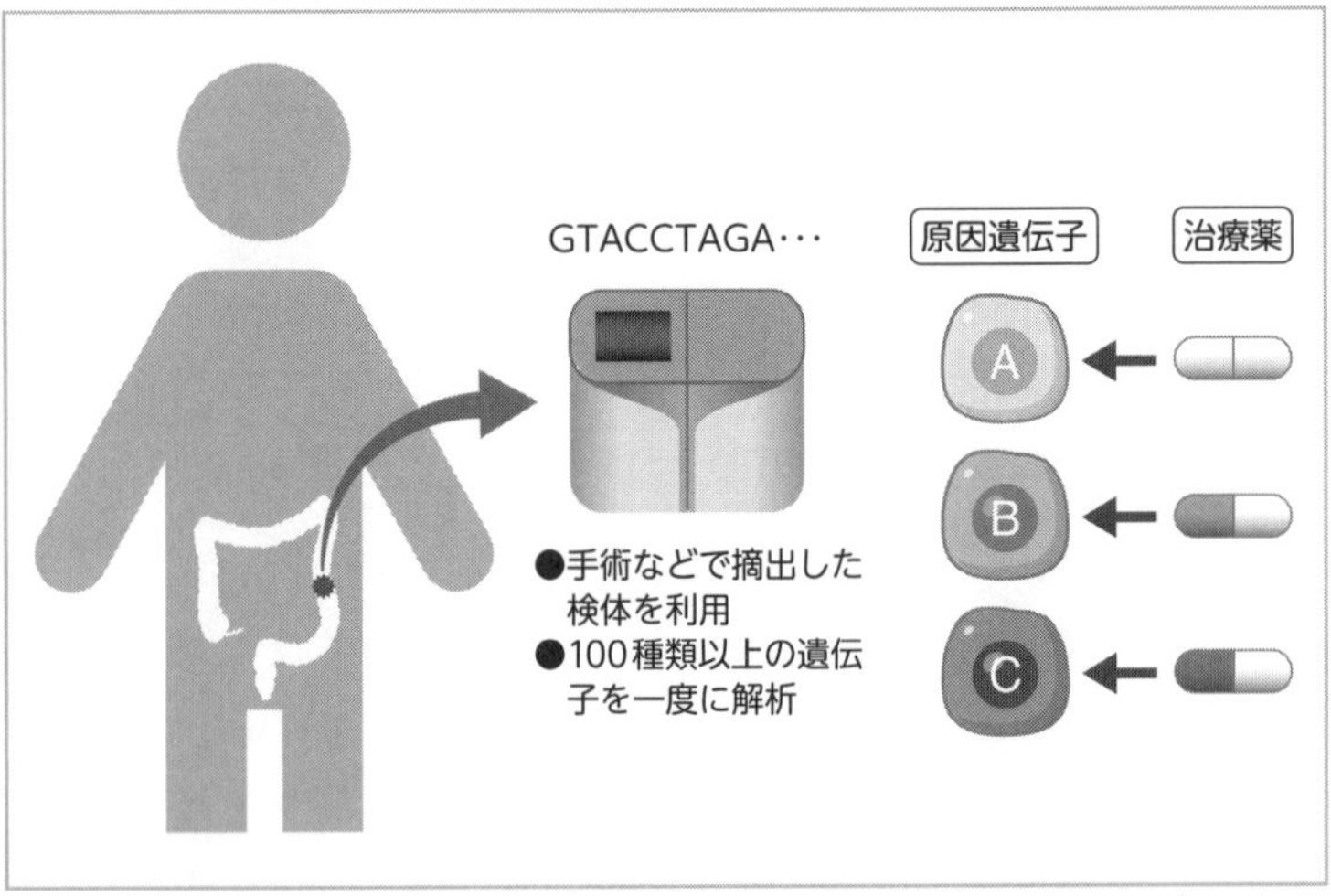

図4　がん遺伝子パネル検査　100種類以上の遺伝子を一度に解析し、がんの原因遺伝子を突き止める。

す。もちろん、がん遺伝子パネル検査を受けたすべての患者さんに候補薬が見つかるわけではありません。また、候補薬が見つかったとしても、保険で認められていない薬だったり、海外でしか治療を受けられない薬だったりすることもあります。それでも、治療薬がなくなったとされた患者さんに候補薬が見つかれば、それは一筋の光明となるでしょう。

がん遺伝子パネル検査と遺伝性腫瘍

しかし、「がん遺伝子パネル検査」には問題点もあります。それは、遺伝性腫瘍の患者さんを見つけてしまうことです。がん遺伝子パネル検査で調べる遺伝子の中には遺伝性腫瘍の原因遺伝子も含まれます。がん遺伝子パネル検査の結果、遺伝性腫瘍の原因遺伝子に異常が見つかれば、検査を受けた患者さんは、遺伝性腫瘍の患者さんである可能性が高くなります。治療薬が見つかる一方で、それまで知らずにすんでいた遺伝性腫瘍の患者であることを知ることになり、精神的負担を強いられる可能性が出てきます。そのため、がん遺伝子パネル検査を受ける際には、その点を十分にサポートできる体制（遺伝カウンセリング外来など）の整った施設で検査を受けることが重要です。

13 薬物療法の副作用対策：①一般事項 ②循環器 ③神経 ④腎臓

①一般事項

呼吸器内科医長 細見幸生

- 使用する薬物の種類や量、組み合わせにより副作用は異なる
- 軽微な副作用から命に関わるものまで、多岐にわたる
- 副作用対策を行うことにより、軽減できる副作用もある

　使用する薬剤や患者さん個人によって現れる副作用は異なるものの、起きる可能性の高い副作用や命に関わる副作用、副作用が発現しやすい時期などは、ある程度わかっています。また、あらかじめ予防できたり、工夫により軽減できる副作用もあります。ですので、過度に怖れる必要はありません。

　一方で、副作用の種類や内容、対処法などをあらかじめ知っておくことも重要です。副作用と治療効果は関連がないため、つらい副作用は我慢せずに医療従事者に相談しましょう。抗がん剤の進

歩とともに、抗がん剤治療を行う期間は長くなってきており、副作用とうまく付き合って日常生活を送ることが重要です。

また、治療開始前に、主治医や担当医、看護師、薬剤師から、治療内容（使用する薬の名前など）や治療スケジュール（いつ投与するか。3週に1回、毎週1回など）とともに、起こりやすい副作用や重大な副作用が発現しやすい時期と起こったときの対処法、夜間・休日を含めた緊急時の連絡先と連絡方法を必ず確認しておきましょう。

細胞障害性抗がん剤の副作用と対策

従来から抗がん剤治療に一般的に使われている細胞障害性抗がん剤の副作用には、治療直後に現れるアレルギー反応や、治療開始から1週間程度の間にみられる吐き気や嘔吐、倦怠感、便秘、下痢などの症状のほか、2週目以降からみられる皮膚障害（色素沈着や乾燥など）や脱毛、手足のしびれ、味覚障害などがあり、症状が出てくる時期はある程度一定しています。

また、1サイクルの治療が終了すると、2サイクル目以降も同じような副作用が出る可能性が高く、時期に応じた対応（便秘に対してあらかじめ下剤を使うなど）がしやすくなります。

検査をしなければわからない副作用としては、骨髄抑制や肝機能障害、腎機能障害、心機能障害、間質性肺炎などがあります。これらの異常が出現する時期も、治療法によってある程度共通しています（138ページの**図1**）。

細胞障害性抗がん剤が引き起こす副作用の中で、代表的なのは骨髄抑制です。血液は骨の中の「骨髄」という場所で作られますが、抗がん剤は造血機能を一時的に低下させるため、白血球、赤血球、血小板などの血液成分が減少します。白血球が減ると、感染に対する防御力が低下し、気がつかない間に細菌に感染して熱が出たり、ひどい場合は肺炎や臓器機能不全（敗血症）に至る場合もあります。治療の副作用として白血球が減ることが予想される場合は、感染しないように注意し毎日体温を測定することが重要です。

　患者さんの生活に影響を与える副作用としては、脱毛や吐き気が挙げ

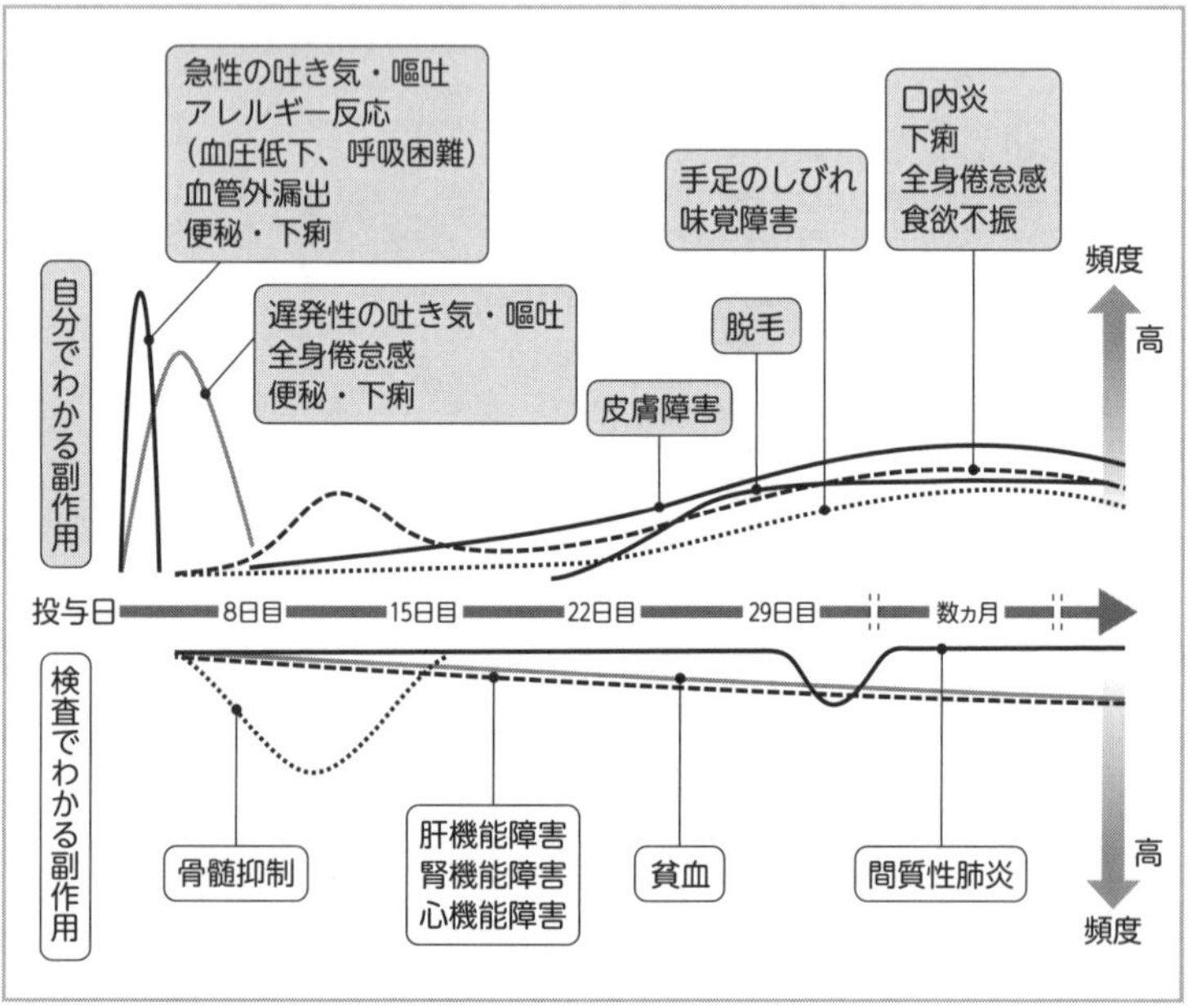

図1　細胞障害性抗がん剤の副作用と現れる時期

られます。脱毛は抗がん剤が毛根の働きを一時的に抑えてしまうのが原因で、通常は薬剤を投与して2〜4週間後から起こります。薬剤により程度は異なりますが、外出時にスカーフや帽子、ウィッグが必要になることもあります。薬剤投与が終了すれば再び発毛します。治療前に、医師や看護師、薬剤師に質問、相談しておきましょう。

以前は、抗がん剤を使用すると必ず吐き気が出ると考えられていましたが、吐き気止めの進歩によって吐き気がほとんど出ない人が多くなってきました。吐き気は時間が経過すれば必ず回復します。また、吐き気がなくても食欲が低下してしまう場合があります。食欲が低下する原因はさまざまで、口内炎や口の中の感染、乾燥、味覚の異常などが原因になっていることも多く、治療前に口のケアをすることも大切です。

分子標的薬の副作用と対策

分子標的薬の副作用は、薬の種類によってさまざまです。がん細胞を狙い撃ち（標的に）しようとして作られた薬ですが、体内にはがん細胞以外にも同じ標的を持つ細胞が存在するため、皮膚の症状や下痢、肝機能障害、高血圧などの副作用が出ることが報告されています。どのような副作用がいつ頃出やすいかは、薬ごとに特徴が異なります。

頻度は少ないですが、薬によっては重い副作用（過敏反応、間質性肺炎、心臓の障害、血栓、出血など）が報告されていますので、治療前に医師や看護師、薬剤師から説明を受け、よく理解しておくようにしましょう。

免疫チェックポイント阻害薬の副作用と対策

免疫を担当する細胞ががんを攻撃しやすいようにするために、免疫細胞のブレーキを外して、自分の免疫にがんを退治させる治療薬です。しかし、免疫細胞ががんだけでなく、体中のさまざまな臓器に対して攻撃をしてしまう可能性があります。がんとは関係ない思わぬところに副作用が現れたり、治療が終了してから副作用が現れたりする場合もあります（**図2**）。

ただ、免疫チェックポイント阻害薬の副作用は、種類はたくさんありますが、その頻度は高くないため神経質になる必要はありません。いつもと違う症状を感じたら、早めに相談することが重要です。

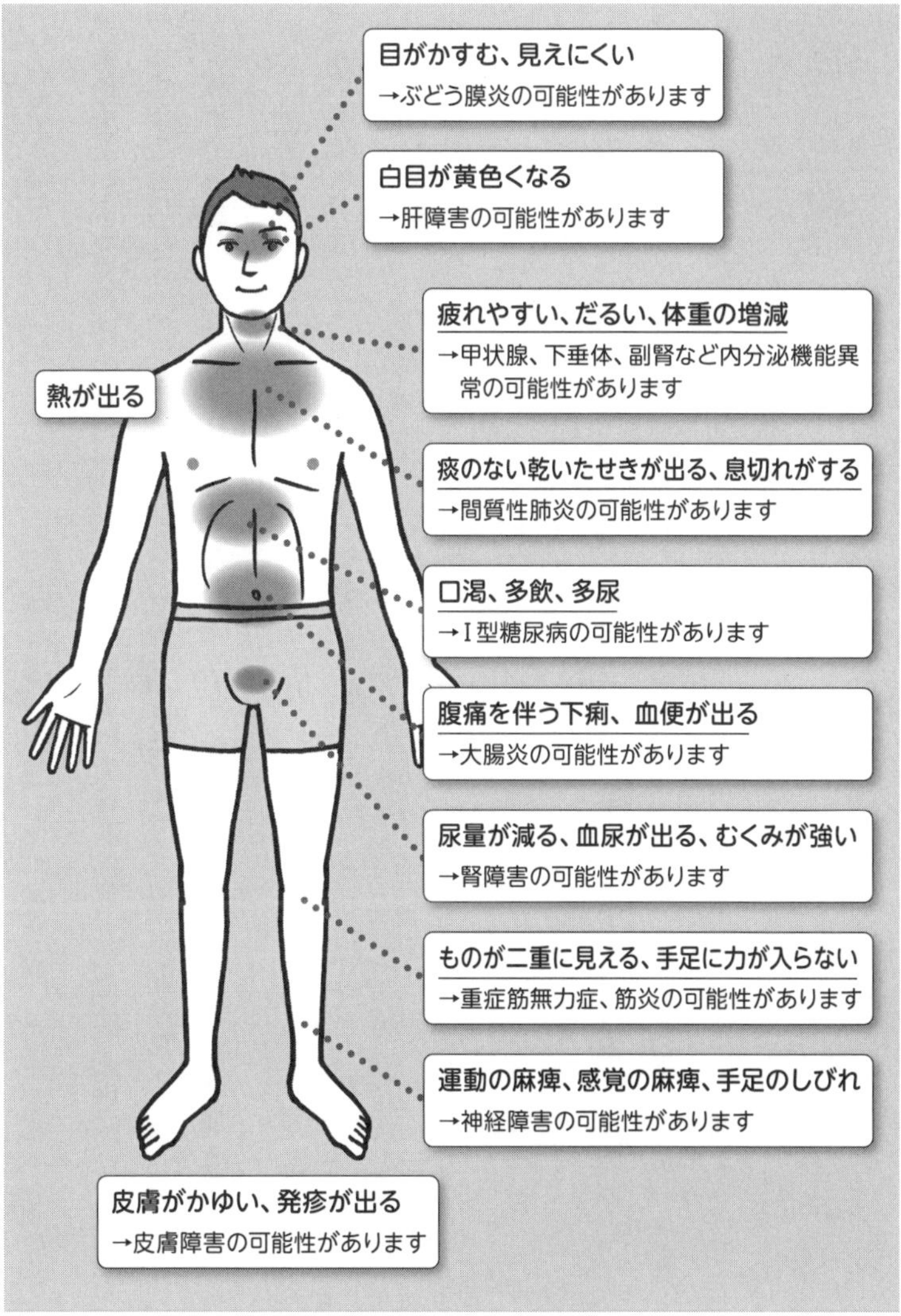

図2　免疫チェックポイント阻害薬の副作用による症状
アンダーラインを引いた症状が出た場合は、特に注意が必要です。

②循環器

循環器内科部長　北原康行

- ●薬物療法による循環器の副作用には、心不全や静脈血栓塞栓症、高血圧、不整脈などがある
- ●治療薬ごとに起きやすい合併症が知られており、重症化する前の早期発見が重要
- ●糖尿病や高血圧、脂質異常症、肥満などは、心血管合併症の発症リスクを増加させる

がん治療薬に共通した心血管合併症への対応

がんの治療薬は次々と新薬が開発され、治療効果も高まっていますが、それら薬剤を含めたがん治療の副作用として、心筋障害が引き起こされることがあります。心筋障害だけでなく、静脈血栓塞栓症や高血圧、不整脈、大動脈や手足へ伸びる動脈の障害といった循環器系の合併症が生じることもあり、その対応が必要となっています。

がん治療薬に共通する副作用対策としては、心血管疾患がハイリスクの方の見極めと、心血管疾患の早期発見のためのモニタリング、心血管疾患のリスクファクターの是正介入があります。最近では、心筋障害の際に上昇がみられる心筋バイオマーカー（心筋トロポニン、BNP）の測定や、心臓超音波検査によって、早期発見ができるのではないかと期待されています。

静脈血栓塞栓症については、血液検査のDダイマー測定や下肢静脈超音波検査が重要になります。Dダイマーは血栓だけでなく、炎症やがんでも上昇しますので、Dダイマー測定だけでは

確定診断にはなりません。

心血管疾患を発症してがん治療を長期に休止せざるを得なくなる前に、心血管疾患を早期に発見して治療を受けることが大事です。以下、代表的ながん治療薬の副作用対策をご紹介します。

アントラサイクリン系薬剤の副作用と対策

アントラサイクリン系薬剤は、がん治療薬として重要な薬剤です。しかしながら、1970年頃から心筋障害を起こしやすいことが知られており、使用した薬剤量が増えれば増えるほどそのリスクは高まりますので、可能な範囲で用量を減らすことが大切です。慢性心不全治療薬として広く使われるACE阻害薬やβ遮断薬などの予防投与が心不全予防に有効とする報告があり、動脈硬化リスクや心機能に問題がある症例では事前に治療介入が検討されます。ただ、もともと高血圧治療薬ですので、血圧低下に注意が必要です。

66歳以上の方や、心臓が照射野に含まれた放射線治療歴のある方も、心筋障害の発症率が高いことが知られていますので注意が必要です。

また、がん治療後、数年経過してから心不全を発症することもあり、長期の経過観察が推奨されています。

HER2阻害薬の副作用と対策

乳がん治療を中心に重要な治療薬であるＨＥＲ２阻害薬は、一部に心筋障害をきたすことが知られています。同時期の併用でなくても、アントラサイクリン系薬剤の使用歴や心臓を照射野に含めた放射線治療歴がある方は、心不全のリスクが高くなります。また、高血圧や脂質異常症、糖尿病の既往者、肥満、喫煙歴などのリスクが２つ以上重なる方は、心筋障害の発症リスクが高くなります。リスクがない方でも数ヵ月ごとの定期的な心臓超音波検査や心筋バイオマーカー検査を行い、早期発見に努めることが重要です。

チロシンキナーゼ阻害薬の副作用と対策

チロシンキナーゼは、細胞増殖への関与や、細胞死を防ぐ作用、血管新生などに関係する酵素ですが、がん細胞の増殖にも大きく関わっています。このチロシンキナーゼを阻害する薬は、がんの種類によっては、高い抗がん効果を得られることが知られています。しかし、阻害する作用点の違いごとに、さまざまな副作用があります。代表的な副作用は、①高血圧、②虚血性心疾患／心不全／肺高血圧症、③静脈血栓塞栓症、④不整脈などです。

チロシンキナーゼ阻害薬の中でも、がんに栄養を与える血管を障害して抗がん効果を得るタイプの薬剤では、高頻度に高血圧をきたし、心不全や虚血性心疾患、大小血管損傷に直結する危険があるので、自宅での血圧測定が推奨されます。また、虚血性心疾患や心不全、肺高血圧症も報告されており、呼吸困難や胸部圧迫感、むくみがある場合には、心血管疾患を疑う必要があります。

また、チロシンキナーゼ阻害薬により、静脈血栓塞栓症が起きやすくなることがあります。静脈血栓塞栓症は、一般にエコノミークラス症候群とも呼ばれます。静脈にできた血栓が、静脈の流れに乗り心臓から肺動脈に流れて詰まると、血栓の量によっては、ショック状態や生死に関わる状態となることがあります。がん自体でも静脈血栓塞栓症のリスクは増加するため、下肢腫脹や前述のD－ダイマーの上昇などがあれば、速やかな精査が必要です。いわゆる血をサラサラにする薬（抗凝固療法）を使用する際には、出血リスクにも十分な注意が必要です。

また、チロシンキナーゼ阻害薬は、心電図異常や致死的な心室性不整脈を引き起こすことがあり、心電図検査などによる監視が必要です。特に動悸や失神を認める症例では、モニター監視や循環器内科への相談が必要です。

③神経

脳神経内科医長　三浦義治

●薬物療法による神経系の副作用には、ケモブレイン、末梢神経障害、白質脳症がある
●ケモブレインや末梢神経障害では、早期の適切な対策が重要
●薬物療法に伴う白質脳症には、薬剤性白質脳症など3種類がある

薬物療法による神経系の副作用としては、①ケモブレイン、②末梢神経障害、③白質脳症が知られています。以下、それぞれについて説明していきます。

ケモブレイン

抗がん剤治療期間中や投薬治療が終わった後、思うように言葉が出てこない、集中できない、頭がモヤモヤするなどの状態になることがあり、これを「ケモブレイン」と呼んでいます。ケモブレインは急に発症し、短期間の場合も長期間続く場合もあります。原因はまだ解明されていませんが、抗がん剤による脳の構造変化、神経の炎症、あるいは脳（海馬）における神経再生障害などのメカニズムが考えられています。しかし、これに対する予防方法や治療方法はまだ明らかになっていません。

もし、ケモブレインが疑われたら、早めに担当医師に伝え、対策を相談することが大切です。あ

わせて、食事や運動、睡眠など生活リズムを整え、無理せずに休養をとり、物忘れ対策として、スケジュールや買い物リストなどはメモに残す、掲示板など見えるところに貼る、収納場所に表示をつけるなどの工夫が必要です。また、パズルやゲーム、趣味の講座やセミナーに参加するなど、脳を刺激して活発にする効果のあることをやるのも対策の一つです。

末梢神経障害

抗がん剤による神経症状の中で比較的多いのが、手足のしびれをはじめとする末梢神経障害です。代表的な症状としては、手足の指先にピリピリ・ジンジンするような痛み、電気が走るような痛み、触れている感覚がない、熱い・冷たいがわからない、手足に力が入らない、物がつかみにくい、足に力が入らず転びやすいなどがあります。現在のところ、末梢神経障害に対する予防法も治療法も確立されていないので、早期発見と、抗がん剤の適切な減量や休薬が重要です。マッサージや温熱療法で症状が軽快する場合もあります。日常生活においては、感覚が低下することにより火傷、怪我、転倒などの危険性がありますので、注意が必要です。

白質脳症

薬物療法に伴う白質脳症には、薬剤性白質脳症、可逆性後部白質脳症症候群（ＲＰＬＳ）、そして進行性多巣性白質脳症の３種類があります。

まず、薬剤性白質脳症ですが、その主な症状としては、歩行時のふらつき、口のもつれ、物忘れ、動作緩慢（動作がゆっくりになる）などがあります。この薬剤性白質脳症の早期発見と早期対応のポイントは、症状および原因の確認、担当医と相談、医薬品の服用中止の検討です。白質脳症の治療には、副腎皮質ホルモン、濃グリセリン、マンニトール、脳循環改善剤、脳代謝賦活剤および各種ビタミン剤が用いられていますが、治療効果は少なく、全身管理および合併症の予防・治療を行いながら自然回復を待ちます。

また、近年、多種類の薬剤使用で、可逆性後部白質脳症症候群（RPLS）として報告された症例があります（**図3**）。これは1996年に提唱された概念で、意識障害、視覚障害、痙攣などの神経症状を起こし、高血圧症を伴うこ

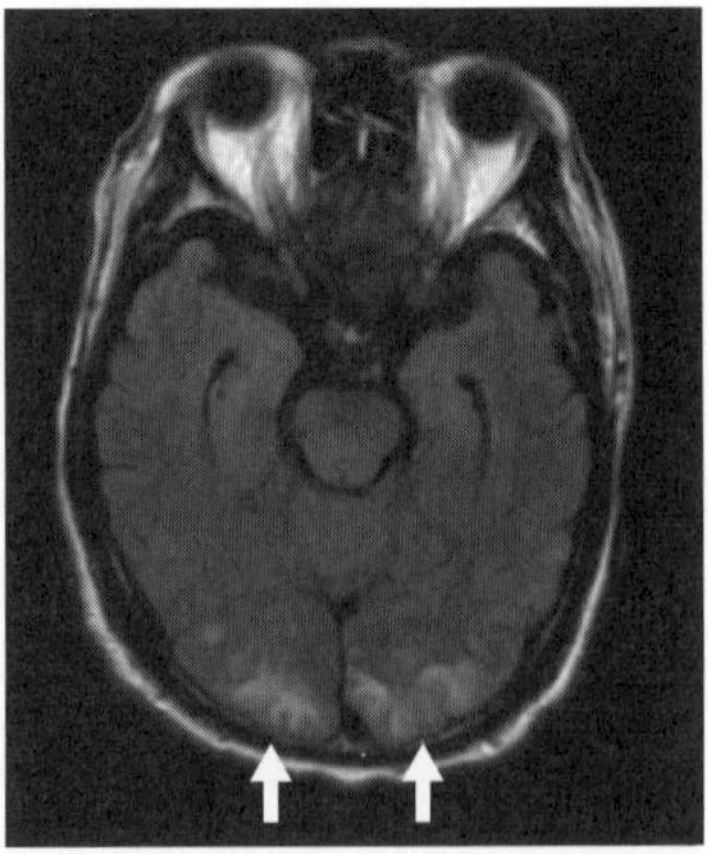

図3　可逆性後部白質脳症症候群の頭部MRI画像　両側大脳後頭葉（大脳半球後部）白質に高信号域（矢印の白い部分）が認められる。

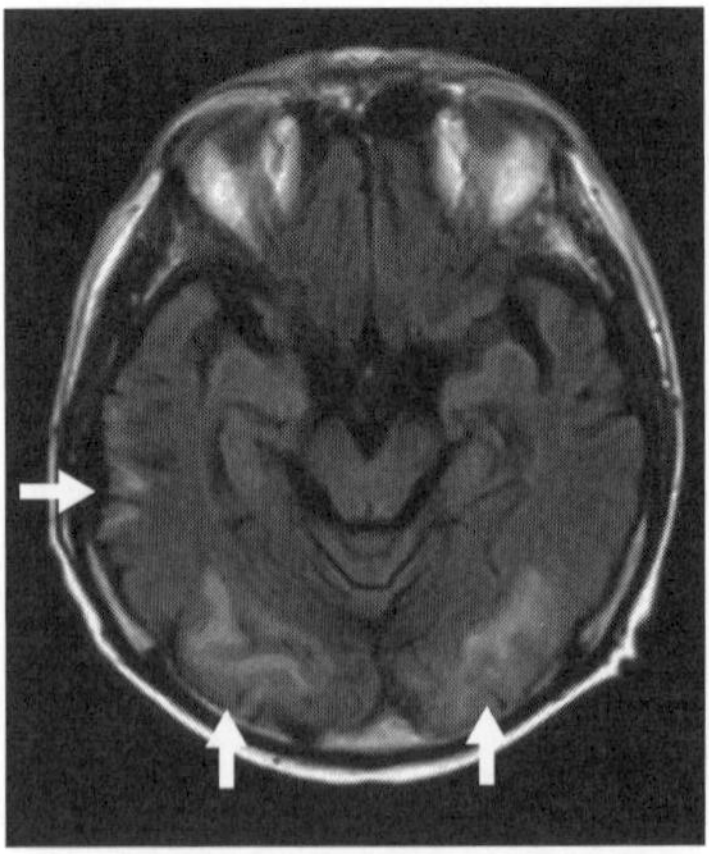

図4　進行性多巣性白質脳症の頭部MRI画像　両側大脳後頭葉（大脳半球後部）および右側頭葉白質に高信号域（矢印の白い部分）が認められる。

とが多く、大脳半球後部白質に病変を認めますが、治療によって改善が見込めます。原因としては、以前から知られていた高血圧性脳症や子癇《しかん》などの内科的病気に加え、薬剤の副作用として出現することから特に注目されるようになりました。種々の薬剤での報告があり、最も頻度の高いのが免疫抑制剤であるシクロスポリンとタクロリムスですが、抗がん剤（カペシタビン、シスプラチン、カルボプラチン）でも起こることが知られています。コルチコステロイドは、シクロスポリンの副作用を増強してＲＰＬＳを起こしやすくすると考えられています。血圧や薬剤血中濃度の十分な管理により、ある程度は予防が可能と考えられます。ＲＰＬＳの治療の基本は、①高血圧合併例では降圧療法、②血管内皮細胞障害を起こす可能性のある薬剤の中止・減量、③痙攣対策の３点です。降圧は即効性で調節に優れた降圧剤で経静脈的に対処します。

三つめの白質脳症は、進行性多巣性白質脳症です（**図4**）。この病気は体内に感染しているＪＣウイルスが脳の白質で増殖して発症する病気です。従来、エイズの患者さんや免疫抑制剤を使用中の患者さんでの発症が知られていましたが、いくつかの抗がん剤でも発症が報告されています。特に日本国内では、悪性リンパ腫の治療中に発症する症例が多いです。また、抗がん剤使用に伴い免疫状態が低下して発症する場合が多く、対策としては、早期の正確な診断と原因薬剤の中止、免疫評価および再調整、メフロキン塩酸塩およびミルタザピン投与などが試みられています。

④腎臓

腎臓内科医長 太田哲人

●腎臓の機能が低下すると、薬の副作用が出やすくなる
●高齢者の薬剤性腎障害の発生頻度は、若年者の約3倍
●ポリファーマシー（多剤服用）の問題が指摘されており、必要以上の薬剤を使用しないよう注意が必要

腎臓の働き

はじめに、腎臓の働きについて説明します。みなさんは、腎臓は何をしているところだと思いますか？ 尿を作るところといった漠然とした知識はあると思いますが、細かな働きまで考えたことのある方は少ないかもしれません。腎臓は腰のあたりに2つある、握りこぶしくらいの大きさの、ソラマメのような形をした臓器です。腎臓は24時間休みなく尿を作り出しますが、その働きは、大きく3つに分けられます。

一つめは、過剰な塩分や尿素、酸などの尿毒素や余分な水分を尿として排泄する役割です。二つめは、体の恒常性を保つ働き（たとえばナトリウム・カリウムなどの濃度を一定に保つ）です。三つめは、ホルモン産生臓器としての働きです。造血ホルモンであるエリスロポエチンを作り、ビタミンDを活性化します。このため腎臓が悪くなると貧血になったり、カルシウムが不足して筋肉の痙攣などが起きます。

腎臓と薬物代謝

抗がん剤をはじめとするすべての薬剤は、薬理作用後に代謝され、便か尿として体外に排泄されます。なかでも水溶性の薬とその代謝物は、ほとんど腎臓から排泄されます。そのため腎臓の機能が低下してくると、排泄が滞《とどこお》り副作用が出やすくなるので、投与量や投与間隔を調整する必要が生じます。薬剤によっては投与できなくなるものもあります。

一般に薬剤性腎障害を起こしやすい背景としては、既存の腎障害（すでに腎臓病を患っていること）、高齢者、腎障害を生じうる薬剤（抗がん剤、非ステロイド性抗炎症薬〔ＮＳＡＩＤｓ〕、抗菌剤、関節リウマチ関連治療薬、ヨード造影剤）の投与、脱水、高血圧、糖尿病、感染症などが挙げられます。

高齢者は若年者に比べ薬剤性腎障害の発生頻度が約３倍といわれており、薬剤の相互作用の問題もあり、新たに抗がん剤などの薬剤治療を開始する際には、自分が内服している処方内容をお薬手帳などで主治医（処方医）に知らせることを心掛けてください。

腎障害の原因となりうる薬剤

薬剤性腎障害をきたすメカニズムは、大まかに以下の４つ（中毒性、アレルギー・免疫学的機序、間接毒性、尿路閉塞性）に分類されます。

それぞれの原因となりうる薬剤を、以下に示します。

1．中毒性腎障害
原因薬剤：アミノグリコシド系抗菌剤、白金製剤、ヨード造影剤、バンコマイシン、コリスチン、非ステロイド性抗炎症薬（NSAIDs）、カルシニューリン阻害薬、マイトマイシンC、リチウム製剤、ST合剤など。

2．アレルギー・免疫学的機序による過敏性腎障害
原因薬剤：抗菌剤、H_2ブロッカー、NSAIDs、Dペニシラミン、金製剤、インターフェロンα、インフリキシマブ、プロピルチオウラシル、アロプリノール、ブシラミンなど。

3．薬剤による電解質異常や腎血流減少を介する間接毒性
原因薬剤：NSAIDs、RAS系阻害薬（降圧剤）、各種向精神薬、スタチン、フィブラート系薬、ビタミンD製剤、カルシウム製剤、利尿剤、下剤など。

4．薬剤による結晶・結石形成による尿路閉塞性腎障害
原因薬剤：抗がん剤による腫瘍崩壊症候群、溶解度の低い抗ウイルス薬、トピラマート（てんかん治療薬）など。

このように腎障害を起こしうる薬剤は多種多様です。また、上記の薬剤以外にも腎障害を引き起

こす可能性を持つ薬剤がありますので、薬剤治療時には注意が必要です。複数の薬剤を内服している際には、原因となりうる薬剤を絞り込むことが困難なこともあります。

腎臓における副作用対策

本来、不要な薬剤は内服しないのが望ましいのですが、がん治療をはじめ、さまざまな疾患に対して薬物療法は必要不可欠です。

その際、個人差はありますが、複数の薬剤がいろいろな時期や期間に投与されたり、複数の病院・医院で処方されている場合は、腎障害の出現に注意を払う必要があります。特に高齢者では、ポリファーマシー（多剤服用）の問題が指摘されており、必要以上の薬剤を使用している状況にならないよう、医療スタッフと患者さんが情報を共有することが重要です。

また、薬局などで販売されているサプリメントや漢方薬も腎障害を引き起こす可能性があり、現在服用している薬剤について関心を持つ必要があります。新たに処方が開始される場合には、現在内服している薬剤（サプリメント、漢方薬含む）を、主治医に正確に伝えることが腎障害の予防や早期発見にとても大切です。

14 緩和ケア

緩和ケア科部長
田中桂子

●緩和ケアは、がんと診断されたときから、がん治療と並行して受けられる
●緩和ケアでは、痛みだけでなく、さまざまな困りごとに対して、それぞれの専門家が対応する
●がんの痛みは、医療用麻薬を含む鎮痛薬を上手に利用すればコントロールできる

[1] がんになったら緩和ケア ～がんになっても怖くない～

緩和ケアについて、ちゃんと知っておこう！

みなさんは「緩和ケアは終末期のもの」「まだ早い」と誤解していませんか？
「緩和ケア」は、
1. 終末期だけでなく、早期から「がんに対する治療と並行して」行われる（**図1**）
2. 身体的なつらさだけでなく、精神的・社会的・スピリチュアルな苦痛にも対応する
3. 長生きすることだけでなく、ＱＯＬ（生活の質）を大事にする

4．患者さんだけでなく、ご家族にも対応するという特徴があります。

必要なときに上手に利用できるように、緩和ケアについて正しく知っておくことが大切です。

早期から緩和ケアを受けていると、なぜ長生きできるのか？

世界的に一流の医学雑誌に、「早期からの緩和ケアの重要性」を示す報告が発表されました。遠隔転移のある非小細胞肺がん患者を2つのグループ（①標準的治療群と②早期から緩和ケアを併用する群）にくじ引きで振り分けて経過を比較したところ、②群では①群に比べて、統計学的に有意に生活の質が高く、うつ病などの精神症状が少なく、さらに生存期間の中央値が2・7ヵ月長いという結果が示されたのです。これをそのまま日本のすべてのがん患者さんに当てはめることはできませんが、緩和ケアの重要性が改めて示されたものといえます。

では、早期から緩和ケアを併用すると、なぜ長生きできるのでしょうか？

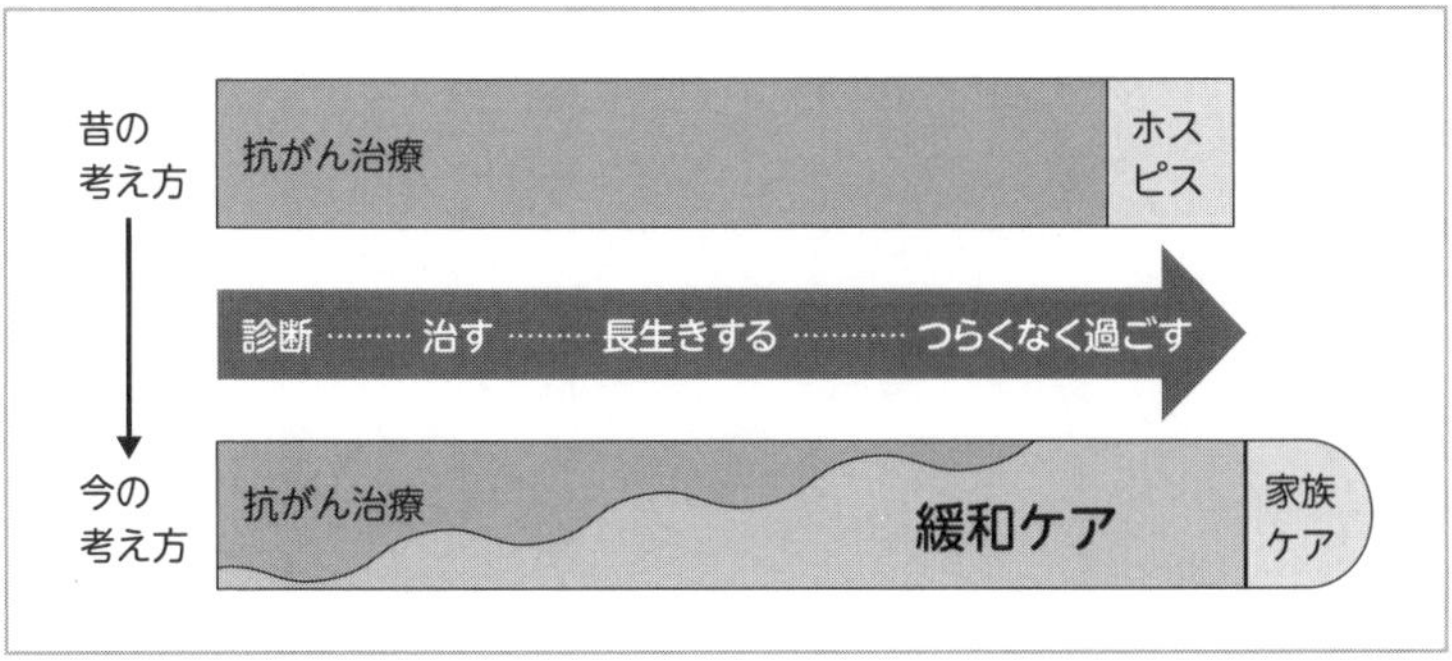

図1　がんになったら緩和ケアも

1．体や心のつらさが緩和されて、体調や闘病意欲を維持でき、抗がん治療が継続できる
2．病状や治療の意味を理解でき、無理な抗がん治療を継続しないですむ
などの理由が考えられます。

緩和ケアとは、「無理なくがんと付き合えるようサポートしてくれるもの」といえるでしょう。

［2］治療と一緒に始める緩和ケア　～がんの治療は怖くない～

こんな応援団がいます

がんと言われた。仕事はどうなる？　お金はどうする？　手術の傷が痛い。抗がん剤で吐き気がある。再発と言われた。体が思うように動かない。これからどうする？　……がんになると、こうしたさまざまな困りごとが押し寄せてくるかもしれません。そんなとき、こんな応援団がいます。

1．主治医チーム：がん治療専門の主治医チームが、責任を持って治療を進めていきます
2．緩和ケアチーム：やっかいな痛みやつらさに対して、緩和ケア専門の医師・看護師・薬剤師・心理士などが応援します
3．リエゾンチーム：特に精神症状（不安・不眠・混乱など）に対応します（204ページ参照）
4．栄養サポートチーム：必要な栄養・エネルギーを検討し、食べやすい食事を工夫したり、人工栄養の適切な方法を調整します

5．歯科・口腔ケアチーム：味覚障害・口内炎などに対応したり、抗がん治療に必要な歯科調整をします

6．リハビリテーションチーム：がんにより生活動作に障害が生じたとき、機能を最大限活用して楽に過ごせるよう訓練します

7．医療ソーシャルワーカー・地域連携・退院支援チーム：就労支援や福祉制度、経済面、法律面などの相談窓口となり、在宅療養や転院先の調整を支援します（PartⅠ「18　就労支援など、経済的・社会的問題に対するサポート体制」を参照）

「困っています」と言ってみよう

血圧は測定すれば異常や治療の必要性がわかりますが、痛みや困りごとは外からではわかりません。こんなことを相談してもしょうがない、これを言ったら主治医に見捨てられるのでは、などと思わず、困っていることをお伝えください。あなたのまわりには、たくさんの応援団がいるのです。

［3］上手に利用する疼痛緩和のまめ知識　～がんの痛みは怖くない～

がんの痛みを「評価」する——痛みの治療は共同作業

痛みは、がんの治療中では約半数、進行がんでは約3分の2の患者さんに生じ、最も頻度の高い

症状の一つです。
痛みの感じ方は人によりさまざまで、病気の進行度や検査結果とは必ずしも相関しません。ですので、あなたが感じている痛みについて、①強さ、②部位、③どんな痛みか、④痛みによる生活の困り度、⑤どうすると痛くなるか、楽になるか、⑥痛み止めの効き具合、などを教えてください。痛みの治療は、あなたと医療者が情報を共有して進める共同作業です。

痛みの「種類」を知る

がんの痛みは3つに分類されます（**表1**）。あなたの痛みに合わせて、治療法を考えます。

痛みの「治療」を知る

がんによる痛みの治療は、次のような方法を組み合わせて行います。

分類		痛みの特徴	例	原因	治療
侵害受容性疼痛	体性痛	「ここが痛い」（場所が明確）「動くと痛い、ズキッとする」	・骨転移痛 ・術後早期の創部痛	皮膚・骨・関節・筋肉などに、機械的刺激が原因となって生じる	解熱鎮痛薬・オピオイドが有用 突出痛にオピオイドレスキューが重要
	内臓痛	「このあたりが痛い」（場所が曖昧で広範囲）深く絞られるような、押されるような鈍痛「ズーンと重い」	・消化管閉塞 ・肝皮膜伸展	胃・腸など管腔臓器の炎症や狭窄・閉塞、臓器皮膜の急激な伸展が刺激となって生じる	オピオイドが有用
神経障害性疼痛		しびれ感・感覚の鈍さを伴う痛み「ジンジンしびれる、ビリッと電気が走る」	・脊椎転移 ・硬膜外浸潤 ・腕神経叢浸潤 ・開胸術後 ・化学療法後	神経が障害されることで、神経が敏感になったり、痛みの信号が出過ぎてしまうために起こる	一般に難治性 鎮痛補助薬を併用

表1　がん疼痛の分類・特徴と対応法

1．薬物療法：痛み止めを使う、最も一般的な方法です
2．神経ブロック：神経や神経周囲に局所麻酔薬などを注入する方法で、麻酔科医などが行います
3．放射線療法：骨転移などに対して、症状緩和を目的に放射線を照射する方法です
4．生活の工夫：負担のかからない動作を考え、温めたり冷やしたり、気分転換をしたりします

痛みの「薬物療法」を知る

1．痛みの「強さに応じて」薬を使う（160ページの**表2**）
「軽い痛み」には、まず「解熱鎮痛薬」を使います。頭痛・歯痛でも広く使われる一般的な薬です。非ステロイド性抗炎症薬とアセトアミノフェンの2種類があり、がんの一般的な痛み、特に骨転移痛などの体性痛、がんに伴う発熱に有効です。非ステロイド性抗炎症薬では、胃潰瘍・腎機能障害などが生じることがあります。

「中くらい〜強い痛み」には、「オピオイド」といわれる医療用麻薬を併用します。モルヒネ、オキシコドン、フェンタニルが広く使われています。モルヒネは、痛みだけでなく呼吸困難にも効果があり、また坐薬や注射薬もあり状態に合わせて選べるので便利です。腎機能が低下している方では、眠気などの副作用が起こりやすくなります。オキシコドンは、モルヒネと似た性質を持つ薬で広く使われており、腎機能が低下している方でも比較的安全に使用することができます。フェンタニルは、貼り薬があり内服が困難な方にも便利で、他の医療用麻薬に比べ副作用が少なく、腎機能

が低下している方でも安全に使用することができます。

最近では、トラマドール、タペンタドール、ヒドロモルフォン、さらに厄介な疼痛に対してメサドンが使用できるようになり、鎮痛薬の種類は大幅に増えています。肝臓・腎臓の機能、併存疾患によって、あなたに適した薬剤を選択していきます。

2．痛みの「種類に応じて」鎮痛補助薬を上手に併用する（**表2**）

しびれ感などを伴う「神経障害性疼痛」には、「鎮痛補助薬」を併せて使うと有効であることが示されています。

3．痛みの「出方に応じて」頓服薬（レスキュー薬）を上手に使う

痛みが出たときにそのつど臨時で追加する、即効性のある頓服薬を「レスキュー薬」といいます。レスキュー薬の上手な使い方としては、①ぎりぎりまで痛みを我慢しないこと、②痛みが予測されるとき（着替え

使い分け	薬の種類	主な薬剤	効果が期待される痛み	特徴・使い方
①軽い痛み	解熱鎮痛薬	非ステロイド性抗炎症薬 アセトアミノフェン	痛み全般 特に体性痛	最大使用量が決まっている
②中くらい～強い痛み	オピオイド（医療用麻薬）	モルヒネ オキシコドン フェンタニル トラマドール タペンタドール ヒドロモルフォン メサドン	がんの痛み全般	（基本的に）痛みに合わせて増量可、痛い時に頓服を追加可 （一般的に）嘔気・便秘・眠気などの副作用が生じることもある
③神経障害性疼痛	鎮痛補助薬	抗痙攣薬 抗うつ薬 抗不整脈薬	神経障害性疼痛	他の痛み止めと併用する

表2　鎮痛薬の種類

など体を動かすとき）の前に予防的に使うことが勧められます。

4．痛み止めの「副作用」を知って、上手に備える

オピオイド（医療用麻薬）の一般的な副作用としては、嘔気・便秘・眠気、場合により混乱・呼吸抑制・排尿障害などが生じることがあります。通常、吐き気止めや下剤を併用し、それでも副作用が難治性の場合は痛み止めを変更したり減量したりします。ほとんどが十分対応可能ですので、心配なこと、困ったことがあれば医療者にお知らせください。

［4］あなたとご家族の生き方を支える緩和ケア　～がんが進行しても怖くない～

がんが進行してしまったときこそ、踏ん張りどころ

治療をがんばって続けてこられても治療の限界がきたり、または診断されたときすでに治癒が困難な場合も、残念ながらあります。しかし、がんが進行して積極的抗がん治療ができないとしても、「すぐに終わり」では決してありません。「治療ができない」と悲観的になるより、少し難しいことかもしれませんが、発想を少し前向きに軌道修正して「自分らしい生き方を選択していく」と考えることを応援したいと考えています。

「自分らしい過ごし方」を考えてみる、伝えておく

病気との付き合い方はいろいろです。どこでどのように療養したいか、もし意思表示が困難になったとき誰に託すかなど、前もって家族・医療者と話し合っておくとよいでしょう。想像しにくいかもしれませんし考えたくないかもしれませんが、将来、心臓や呼吸が停止したとき、心肺蘇生術（心臓マッサージ、気管挿管および人工呼吸器使用）を希望するかどうかも話し合っておくことが勧められます。

「軟着陸態勢」でつらくなく過ごす

緩和医療は、確実に進歩しています。今では、多様な症状緩和の方法が広く知られるようになり、薬剤の種類も増え、たとえ終末期に痛み止めが飲めなくなっても貼り薬・坐薬・注射薬で調整できます。

がんに限らず病気が進行したり高齢で老衰が進むと、人間の体は「軟着陸態勢」を取るといわれます。食べられなくなったり、夢心地でときにつじつまの合わないことを言ったり、呼吸が不規則になっても、省エネモードで軟着陸態勢を取り、うとうと眠ってつらくなく過ごされることが多いようです。

緩和ケアは、どんなときも、自宅でも介護施設でも病院でも、あなたとご家族をしっかり応援させていただきます。

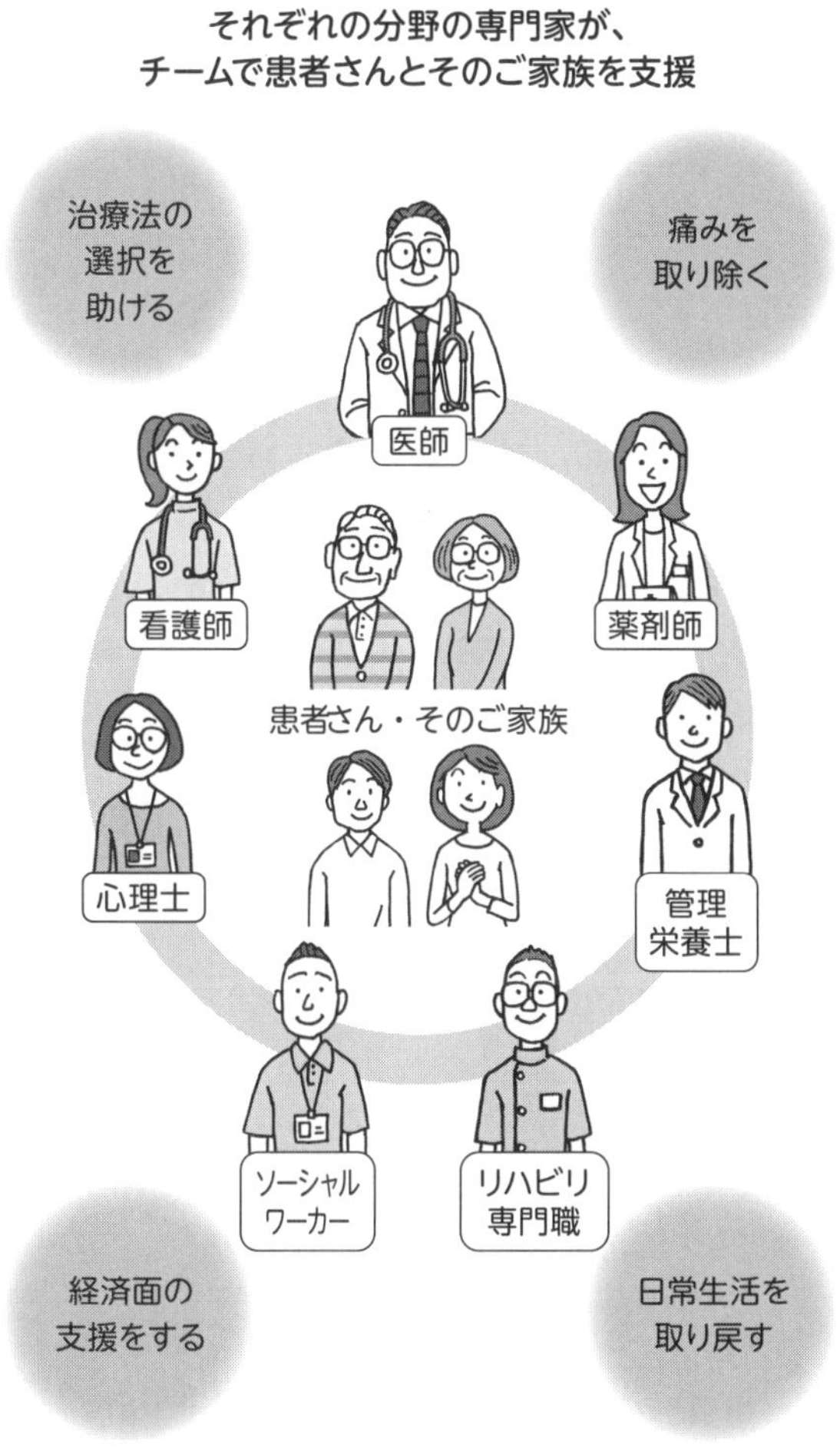
それぞれの分野の専門家が、
チームで患者さんとそのご家族を支援
治療法の選択を助ける
痛みを取り除く
医師
看護師
薬剤師
患者さん・そのご家族
心理士
管理栄養士
ソーシャルワーカー
リハビリ専門職
経済面の支援をする
日常生活を取り戻す

15 がんと診断されたときの心の整理の仕方

名誉院長・特別顧問 鳶巣賢一

●まず冷静になって、状況を正確に把握する
●あわてないで、自分に合った対処法を考える
●日頃から、自分の人生で大切にしたいことを考える習慣をつけておく

[1] まず冷静になりましょう

がんという病名を告げられて動揺しない人はいません。誰でも、直後の2週間ぐらいは心の整理がつかないといわれています。さらに、がんという病気の治療に関連して、さまざまな疑問や不安がわいてきます。治療中の苦痛はどんなものだろうか？ 入院や外来通院で拘束される期間はどれぐらいだろうか？ 治療して治るのだろうか？ 治療後の体はどんな状態になるのだろうか？ 仕事は継続できるだろうか？ 医療費はどれぐらいかかるのだろうか？ 家族や親戚、職場へはどう伝えればいいだろうか？ その後の生活はどうなるのだろうか？ こうした多くの問題が心中に浮

かんで、なかなか整理できず、この時期は治療に立ち向かう気力もわいてきません。

しかし、なるべく早く動揺する心を鎮め、自分の行くべき方向を決める必要があります。告知直後に動揺するのは自然なことですが、約2週間が経過すると、冷静さを取り戻すことも知られています。

次に起こる事態を事前に仮定して心の準備をしていると、動揺からの回復が早くなります。がんに関する検査が進行中の段階でもいいので、「もし、がんと言われたらどうしようか」と仮定して考えてみましょう。たとえば、「まずは病気の状態と治療方法について、よく説明を聞こう」とか、「考える時間のゆとりがどれぐらいあるのかを聞いて、少しは考える時間をもらおう」など、事前に心の準備をしておくと役立ちます。がん告知を受けたときに備えて、思い浮かぶ疑問点や生活上の課題など、思いつくままにメモしておきましょう。この作業は告知を受けてからも同様で、自分の疑問点は常に箇条書きにしておいて、必ず担当医に聞くようにしましょう。

もし、最初の説明で十分に理解できないときは、他に相談できないか考えてみましょう。がん診療連携拠点病院には、必ず相談窓口があります。そこではさまざまな相談に対応してくれます。心の動揺が長引くときは、精神的な窮状に手を差し伸べてくれるスタッフを紹介してくれます。また、他施設の医師にセカンドオピニオンを求める方法も案内してくれます。

一人で長く悩むことはよくありません。このような体制があることを、事前に知っておきましょう。それが早く心を鎮めることにつながります。

［2］状況をなるべく正確に把握する

最初は、「頭が真っ白になって」冷静に聞くことは難しいのですが、自分が信頼できる人の同伴も求めて、正確に状況を把握しましょう。どの臓器のがんで、どこまで広がっていて、今後の検査計画や、治療に関する選択肢はどうなっているのか？　それぞれの選択肢の概要やそれによって得られる効果や副作用はどんなものか？　も確認しましょう。最初の説明だけでは、なかなか理解しづらいので、できたら紙に書いて説明を受けるようにしましょう。

最近では、かなり詳しく説明され、意思表示する前に考える時間が与えられることが多くなりました。最初の告知のときに、考える時間がどれぐらいあるのか？　を尋ねておくことも大切です。多くの癌腫では、十分に考える時間のゆとりがあります。

また、自分でネット情報を収集することも大切ですが、その情報が自分の状況に合致したものであるかどうかの判断は難しいので要注意です。あまりネット情報には振り回されないことが肝要です。

［3］可能な選択肢について情報を得る

通常、がん検診で発見された場合には、無症状かつ早期の状態であることが多く、その場合には、治療に関する選択肢が複数あります。選択肢が多くなると、自分に適した方法を選ぶときに悩むことになります。

他方、何らかの症状があり、進行した状態で発見されると、選択肢が限られてきます。この場合には、根本的に治してしまうことが困難になるので、治療の目的が延命になることもあります。また、治療内容が複雑になり、治療による副作用で悩まされることも少なくありません。

このように治療に関する選択肢は多岐にわたります。それぞれの具体的な内容、入院・通院等での拘束期間、身体的な苦痛の有無や種類、程度、さらにその治療により得られる効果、治療後の体の状況、費用の概略など、聞けるだけ聞いて記録しておきましょう。次に述べるように、自分のその後の生活、人生設計にあった選択肢を選び取るためには、ここで踏ん張って聞いておくことが大切です。

〔4〕相談・支援体制を模索する

もし、担当医から十分な情報が得られないと感じたときには、他の施設に行ってセカンドオピニオンを求めることも有効な対処法です。従来、他施設の医師の意見を聞きたくても、元の医師には切り出しにくいと感じる人が多くいました。しかし、最近のがん診療連携拠点病院では、セカンドオピニオンを求められることを明示するよう義務付けられています。セカンドオピニオンに非協力的な医師や施設は少なくなりました。なお、他施設を受診するときには、気になっていることや疑問点を箇条書きにして、しっかりと回答を求めましょう。

また、全国のがん診療連携拠点病院には、相談支援センターの設置が義務付けられています。この部署には、がんに関するさまざまな問題に対応してくれる体制が整っています。治療内容に関する疑問点や自分でできる留意点は何か？　入・退院時に準備するものから、在宅療養上の注意点・工夫などについても説明してくれます。医療費に関する相談や、医療保険制度上の補助、各自治体に準備された療養補助制度に関する説明や、最近では職業を失わないような支援、あるいは再就職に関する相談窓口も紹介してくれる時代になっています。精神的につらい状況が続いて日常生活に戻ることが難しいときには、心理面の支援を行う体制も準備されています。

治療開始時から、心身の苦痛や社会・経済的な問題が続くときには相談してみることが得策です。

[5] 自分の人生、生活のことから考える

治療中も、治療後も、私たちの生活は続いていきます。さまざまな選択肢に関する情報が集まったら、次は、治療開始後の生活に関するイメージをしてみることです。

あらゆる治療には、一時的あるいは永続的な副作用や障害が伴います。がんが早期の状態であれば、あまり大きな障害は残らないのですが、進行してから行う治療では、深刻な影響が残ることが

あります。どの治療を選ぶかによって異なるさまざまな悪影響の種類や程度を比較して、どんな障害なら受け入れられるのか、あるいは、どのような障害は受け入れにくいのか？　を考えることになります。もちろん、進行がんの場合には、このような選択の余地がないこともありますが、より早期になればなるほど、いくつかの選択が可能となり、自分で選ぶことが求められます。

がんという病気とその治療経過自体が、日常生活や仕事に少なからず影響を与えます。職業への影響、出費がかさむ一方で収入が減って経済的な問題が起こること、家族内でのトラブル発生など、さまざまな社会・経済的な問題が起こりかねません。それらの問題も含めて判断することが必要です。

がんという病気に対する選択は、自分の人生で、何を選び、何をあきらめるのか？　という選択に他なりません。自分の人生のことを広く視野に入れて考えましょう。

〔6〕事前あるいは告知後からでも心掛けておくこと

初めて告知されたときだけでなく、治療が行き詰まったとき、あるいは、いよいよ有望な治療法がなくなったときにも、その後の人生設計について考え直すことが必要になります。それまでの人生を振り返り、今後、何らかのハンディキャップを背負いながら、どういうふうに生きていくのか？　を再考することになるのです。

そういうときに、ただ失ったものを悔いるだけの時期を早く通り過ぎて、日々の生活の中に充実した時間を実現することが大切になります。人はどんな状況下でも、心の満足・納得を感じる時間を探すことができます。言い換えると、うれしいと感じ、笑顔になれる時間を実現できるのです。当たり前だと思っていた能力を失ってみて、初めてその大切さに気づくと同時に、残された機能や能力、人間関係の大切さに気づき、これを大事にすることで、以前より充実した生活時間を実現できるようになります。

がんという病気を経験することで、それまでよりも幸せな時間を体験できるようになることを目指しましょう。

[7] 日頃から、自分の人生で大切にしたいことを考える習慣をつけておく

人は、生きている限り何らかのリスクを背負っているものです。がんという病気以外にも、交通事故、天災、火事など、いつ、これらのリスクに見舞われるかは予想ができません。また、未来のことは、推定はできても実際にどうなるかはわかりません。つまり、生きているということは、各人の自覚の有無にかかわらず、何らかのリスクと不確実性を背負っているということです。私たちが行う日々の意思決定は、このようなリスクと不確実性を前提に、精一杯の情報収集と推定ののちに行われているのです。

たとえば、がん告知後の治療の結果、どのような効果が得られ、どのような問題が起こるのかは、やってみないとわかりません。確率的に予想はできても、本人にとって思った通りにならないこともあります。そのことを日頃から覚悟しておくことも心の動揺を最低限に抑えるためには重要です。そうした覚悟のもとに日々を生きるとともに、自分にとっていちばん大切にしたいことは何だろうか、と考え続けておくことが大事です。

このような心の整理を、日々の生活の中で心掛けておくと、いざ、がんだと言われたときにも、まず冷静に事実を見つめ、情報を整理し、自分に合った選択肢を選び取ることに役立つと思います。

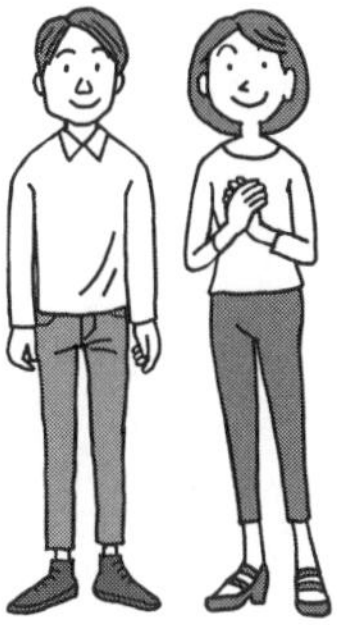

16 がん患者の知る権利とセカンドオピニオン

名誉院長
佐々木常雄

●がんの告知をしない時代から、病名だけでなく、短い命まで知る時代に
●真実を知ることは大切だが、一方で患者さん自身がつらくなることも
●セカンドオピニオンは、診断・治療法を納得するうえで大事な権利

〔1〕知る権利

20世紀のがん告知

20世紀は、医師もご家族も、患者さん本人にはがんを、死を知らせないという時代でした。今ほどがんが治る時代ではなく、がんイコール死というイメージが強かったのです。当時は、患者さん本人に対して、がんを知らせないことが「最大の愛と思いやり」であると信じられていました。

がんという病名を告げず、患者さんも聞かずに過ごしました。たとえば、医師から病状の説明があると、患者さんは妻に「聞いてこい」と言い、あとで妻からどんな話だったかを聞いたのです。

患者さんはうすうすわかっていても、医師の口からはっきりと言われることへの恐怖がありました。しかも、患者さんは「どの医師も患者本人には絶対に本当のことを話すはずがない」と理解していたのです。

病状が悪化しても私たち医師は、「大丈夫、大丈夫、治るから」と言い続けました。

患者さんは、万が一、がんについて隠されていると気づいても、真実を言われなくとも、医師を信頼していたし、患者さんとのコミュニケーションが壊れることはありませんでした。

ご家族は、告知によって受ける衝撃に愛する者が耐えられない、患者本人と家族が死を共有することはありえないと考えました。

患者さんが亡くなると、ご家族は「彼が最後まで死を自覚しなかったのが、私たちにとってはせめてものなぐさめです」と話されました。そして、私たち医師も「亡くなったのは残念だが、患者さんががんであることを最後まで知らないで、それでよかったのだ」と思っていました。

裏を返せば、20世紀は患者さん本人ががんであることを知る権利を奪われていたのです。

21世紀のがん告知

１９８１年、患者の権利（リスボン宣言）として、患者が良質の医療を受ける権利、差別なしに適切な医療を受ける権利、選択の自由、他の医師の意見を求める権利、自己決定の権利、守秘義務に対する権利、尊厳に対する権利、人間的な終末期ケアを受ける権利などが掲げられました。

21世紀に入り、CT画像、検査などの発達、そして日常生活では、テレビなどで医療情報があふれ、がんの病名は隠し切れなくなってきました。それでも、当初は患者さん自身にがんの病名は告げても、予後、死を告げることはありませんでした。

2005年4月、個人情報保護法が施行されました。この法律により、それまで、がんなどは、まず先にご家族に病状を説明し、ご家族の了解を得たうえで患者さん本人に告知していたのが、それ以降は、ご家族に病状を説明するにも患者さん本人の了解が必要とされるようになったのです。

その後、インターネットなどで、専門的な情報についても公開は進みました。がん治療の標準治療が示され、進行がんの標準的な抗がん剤治療、さらにはその治療での生存期間の中央値などが明らかにされました。これらのことは、専門医師のみならず、素人である患者さん自身も調べればわかる時代となったのです。

そして、がんの病名告知だけではなく、予後、死が近いことも患者さん本人が知る、告げられることが多くなりました。

真実を知るということは、患者さん自身にとって、すべてが良いとばかりもいえません。厳しい予後を告げられ、死が近いことを知ることで、「知り過ぎ、知らされ過ぎて、孤独の中で苦しむ」患者さんも出てきたのです。しかし、後戻りはできません。

21世紀はがんの患者さんに真実を伝えて、短い命の可能性も話して、医療機能の分化で担当医も専門ごとに分かれて、それでも「愛と思いやり」を、「仁」を、どのような形で発揮していくのかということが、われわれ医師にとって大きな課題となったのです。

［2］セカンドオピニオン

セカンドオピニオンとは

患者の権利の一つである検証権として、診断あるいは治療法が本当に正しいのか、診療録のまとめを担当医に書いてもらい（診療情報提供書）、持参して他院での意見を聞くのがセカンドオピニオンです。

患者さんの当然の権利として、実際には20年ほど前から始まった制度で、現在はがん診療連携拠点病院では、セカンドオピニオンを他院から「受ける」だけではなく、自院から他院に「行く」ことも推奨しています。ですから、セカンドオピニオンを遠慮する必要はまったくないのです。

患者さんはセカンドオピニオンを希望することで、「担当医師を信じていないみたいで言いにくい、気を悪くされるのではないか」などと心配されます。しかし、まったく遠慮はいらないのです。たとえば、セカンドオピニオンをしてみた結果、他院でも同じ治療法を勧められた場合には、患者さん自身はより納得することができ、また担当医も自信を持って治療にあたることができます。また、担当医から言われなかった新しい治療法が見つかるということもあるのです。

セカンドオピニオンを受ける病院は、現在の担当医に紹介してもらうのも一つの方法です。ただ、担当医は自分の意見と同じ考えの医師を紹介することがあるかもしれません。その点からすれば、できればインターネットなどを使って、自分で探すのも方法です。

セカンドオピニオンについて、受ける方法など、多くのがん診療連携拠点病院ではホームページに記載していますし、受けたい病院に電話すると担当者に相談でき、また予約もできます。がんの種類によって対応してくれる専門の医師が違ってきますが、どこから出たがんかがわからないときは、そのことを告げてください。

セカンドオピニオンは転院ではない

日本において、がん患者さんへのセカンドオピニオンが始まった頃、それは本来あるべき姿とは異なるものでした。

「もう、治療法はありません」「あと3ヵ月の命と思ってください」など、人生最大のつらい宣告を受け、厳しい予後を伝えられ、奈落に落とされた挙げ句、セカンドオピニオンとして相談に来られる、いわゆる「がん難民」と呼ばれる方が多かったのです。

セカンドオピニオンは、あくまで「相談」であるはずなのに、私のところには「今の病院には戻りたくありません」と転院希望の患者さんが殺到しました。

セカンドオピニオンは相談であって、病院を変えることではないのが原則です。しかし、診療情報提供書には「セカンドオピニオンをお願いします。以後、そちらで診療くださいますようお願いします」というのまであったのです。セカンドオピニオン患者の6〜7割は「主治医とうまくいっていない」ことでの相談、転院希望でした。

セカンドオピニオンは、多くの病院で外来診察室が使われています。しかし、あくまで相談であって診察・診療ではないので、相談料金も病院によってまちまちです。1時間の相談時間で1万円の病院から7万円のところまでさまざまなのが現状です。

ここからは、セカンドオピニオンの実例です。

■例1

Aさん（53歳女性）は、胃がんの診断を受け、某年7月、国立O大学付属病院で胃全摘の手術を受けました。翌年10月肝臓にがんの転移を認め、抗がん剤のシスプラチンと5－FUによる治療を受けました。しかし、効果が認められず、担当医から抗がん剤による治療をあきらめて、緩和治療を勧められました。Aさんの娘さんはインターネットで別の抗がん剤であるCPT－11が胃がんに効果のある可能性を知りました。担当医に問い合わせたが使用していないとのことでした。さらにインターネットで、駒込病院化学療法科（現・腫瘍内科）を知りました。電話予約して、翌週、セカンドオピニオンを求めて、外来に娘さんとAさんが来られました。持参されたCT写真では肝臓の中央部に長径約8㎝のがんの転移を認めました。次の治療として娘さんが言われるCPT-11も選択肢の一つであること、Aさん自身が抗がん剤による治療で、がんと闘う意志がはっきりしていることから、セカンドオピニオンから当院での診療に変えて入院の予約をしました。

当院での入院治療中、下痢などの副作用を認めましたが、CPT-11の治療は奏効し、12月には胃がん肝転移は消失し、晴れて自宅で正月を迎えることができました。年末、退院を前にして、「神様はいたんだと本当にそう思いました」と話してくれました。初めて当院に来られたときのあの緊張した顔と、退院を前にした穏やかな顔と、両方が私には忘れられません。

■例2

Bさん（79歳男性、作家）は膵がんと診断され、セカンドオピニオンを求めて来院されました。某病院外科で担当医から「膵がんでしょう。糖尿病がありますし、年齢から見ても手術は危険を伴います。副作用の少ない抗がん剤の治療を勧めます」と言われたそうです。

ＣＴ画像では、がんの進行が高度で、手術は不可能な状態でした。しかし、Ｂさんの理解では、「副作用の少ない抗がん剤の治療を勧められるということは、まだがんはそんなに進んでいない、副作用の少ない抗がん剤で治ると思っていました」とのことでした。Ｂさんの今後の人生を考えるのに、また真実を知るうえで大切なセカンドオピニオンだったと思います。

しっかりしたインフォームドコンセントとよくいわれます。しかし、医師がどんなに詳しく説明し、担当医は「これで大丈夫、理解していただいた」と思っていても、実は患者さんのほうはまったく理解できていない、むしろ誤解していることもあるのです。

患者さんにとって「十分に理解し、納得する」という点で、セカンドオピニオンはとても重要な、そして患者の権利として利用できる制度です。

ただ、診療情報提供書を書いてもらう、セカンドオピニオン先を探す、そして予約する、実際にセカンドオピニオンを受ける、そこまでに２～３週間かかることもあります。

17 医療保険制度、がん診療連携拠点病院

名誉院長 坂巻 壽

●世界に誇る日本の医療保険制度だが、現在のまま続けることは難しくなってきている
●自己負担が一定の額(自己負担限度額)を超えた場合は、高額療養費として払い戻される
●全国に、「がん診療連携拠点病院」は402ヵ所、「地域がん診療病院」は45ヵ所ある

[1] 医療保険制度

わが国は世界でもトップクラスの長寿国です。そして、その長寿を支える大きな要因として、わが国の医療保険制度が挙げられます。現在私たちは、誰でも保険証一枚で全国どこの医療機関にもかかれますが、これは世界の中でも恵まれた制度といえます。誰でもということ、すなわち「国民皆保険制度」が実現されているのは、世界でも少ないのです。

この国民皆保険制度は、今から60年近く前の1961年頃に整備されました。誰もが安心して、公平に必要な医療が受けられるというのは素晴らしいことで、2000年には世界保健機関(WHO)

から日本の医療保険制度は総合点で世界一と評価されました。

現在の医療保険制度

「国民皆保険制度」には、それぞれの職域に応じた保険組合があります。会社員など（被用者）は被用者保険に加入しますが、一般の民間企業の会社員が加入する「健康保険」と、公務員などが加入する「共済組合」、船員が加入する「船員保険」に分かれています。農林漁業・自営業者・自由業者は、地域保険「国民健康保険」に加入することになります。75歳になると全員「後期高齢者医療制度」に加入します。

医療を受けた際は、原則として医療費の1～3割を医療機関に支払うのですが（自己負担）、がん診療などで高額の医療を受けた場合には、この自己負担が経済的に大きな負担となる場合も少なくありません。現在世界に誇る日本の医療保険制度も、高齢化社会の到来などにより、現在の仕組みのまま続けることが難しくなっており、頻繁に制度の改定が行われています。以下の説明は本書刊行時のものであり、最新の制度については、厚生労働省のホームページ「政策について」から確認をしてください。

https://www.mhlw.go.jp/stf/seisakunitsuite/

医療費の自己負担割合

医療費の増大や世代間の公平性、高齢者の生活への影響などを考慮しつつ、今後も自己負担の割合は変わっていく可能性が高いと思われますが、現時点では次のような自己負担割合になっています。

・75歳以上は1割（現役並み所得者は3割）
・70歳から74歳までは2割（現役並み所得者は3割）
・70歳未満は3割。6歳（義務教育就学前）未満は2割

高額療養費制度

ひと月（暦月）の自己負担が一定の額（自己負担限度額）を超えた場合は、その超えた分は高額療養費として払い戻されます（償還払い）。あらかじめ自分が加入している保険者から「健康保険限度額適用認定証」を交付してもらっておけば、それを病院や薬局の窓口で提示すると、支払い額は自己負担限度額ですみます。ただし、入院時の食事代や差額ベッド代などは対象となりません。

なお、実際の高額療養費の計算にあたっては、年齢や所得によって、自己負担限度額の計算方法が異なります（**表1**）。

また、健康保険組合によっては、組合独自の「付加給付」として、掲載した表の額よりも負担の上限額を低く設定しているところもあります。

上限額は、年齢や所得によって異なります

毎月の上限額は、加入者が70歳以上かどうかや、加入者の所得水準によって分けられます。また、70歳以上の方には、外来だけの上限額も設けられています。なお、標報＝標準報酬月額、旧ただし書き所得＝前年の総所得金額等－住民税の基礎控除額(33万円)です。

〈70歳以上の方の上限額〉

適用区分		ひと月の上限額	
		外来(個人ごと)	(世帯ごと)
現役並み	年収約1160万円～ 標報83万円以上／課税所得690万円以上	25万2600円+(医療費−84万2000)×1%	
	年収約770万～約1160万円 標報53万円以上／課税所得380万円以上	16万7400円+(医療費−55万8000)×1%	
	年収約370万～約770万円 標報28万円以上／課税所得145万円以上	8万100円+(医療費−26万7000)×1%	
一般	年収156万～約370万円 標報26万円以下 課税所得145万円未満など	1万8000円 〔年14万4000円〕	5万7600円
住民税非課税等	Ⅱ 住民税非課税世帯	8000円	2万4600円
	Ⅰ 住民税非課税世帯 (年金収入80万円以下など)		1万5000円

〈69歳以下の方の上限額〉

適用区分		ひと月の上限額(世帯ごと)
ア	年収約1160万円～ 健保：標報83万円以上 国保：旧ただし書き所得901万円超	25万2600円+(医療費−84万2000)×1%
イ	年収約770万～約1160万円 健保：標報53万～79万円 国保：旧ただし書き所得600万～901万円	16万7400円+(医療費−55万8000)×1%
ウ	年収約370万～約770万円 健保：標報28万～50万円 国保：旧ただし書き所得210万～600万円	8万100円+(医療費−26万7000)×1%
エ	～年収約370万円 健保：標報26万円以下 国保：旧ただし書き所得210万円以下	5万7600円
オ	住民税非課税者	3万5400円

表1 高額療養費自己負担限度額

注 一つの医療機関などでの自己負担(院外処方代を含む)では上限額を超えないときでも、同じ月の別の医療機関などでの自己負担(69歳以下の方の場合は2万1000円以上であることが必要)を合算することができます。この合算額が上限額を超えれば、高額療養費の支給対象となります。

さらに、自治体によっては、独自の医療費助成制度があり、医療機関の窓口での支払額が高額療養費の負担の上限額より低くなる場合があります。詳しくは、ご加入の医療保険やお住まいの自治体にお問い合わせください。

高額療養費の支給申請

ご自身が加入している公的医療保険（健康保険組合・協会けんぽの都道府県支部・市町村国保・後期高齢者医療制度・共済組合など。以下単に「医療保険」）に、高額療養費の支給申請書を提出または郵送することで支給が受けられます。病院などの領収書の添付を求められる場合もあります。

ご加入の医療保険によっては、「支給対象となります」と支給申請を勧めたり、さらには自動的に高額療養費を口座に振り込んでくれるところもあります。

さまざまな支援

- 高額医療費貸付制度
- 小児慢性特定疾病の医療費助成
- 生活保護

など、さまざまな支援がありますが、とても複雑です。かかりつけの病院の医療相談窓口では専門の職員が説明してくれますので、積極的に活用してください。

　ここではがん診療を中心に医療保険制度について説明しましたが、今後は高齢化、高額な医薬品や治療の高度化による医療費の高騰が予想されます。国の限られた税収の中で医療や福祉に充てられる費用にも限界がありますので、無駄のない医療、給付の制限や利用者としての患者さんの努力も必要となってくるものと思われます。

[2] がん診療連携拠点病院

　がんは、１９８１年からわが国の死亡原因の第1位になり、国は１９８４年より「対がん10ヵ年総合戦略」、１９９４年より「がん克服新10か年戦略」を策定し、がん対策に取り組んできました。さらに２００４年からは、「がん罹患率と死亡率の激減」を目指して、がん研究の推進および質の高いがん医療を全国に普及することを目的に、「がん予防の推進」および「がん医療の向上とそれを支える社会環境の整備」を柱とする「第3次対がん10か年総合戦略」を推進しています。そして、これらの目標を達成するために、国は２０００年当初より拠点病院の整備を進めてきました。

がん診療連携拠点病院

　２０２０年4月1日現在、がん診療に関する拠点病院として指定されている病院は１８６ページ

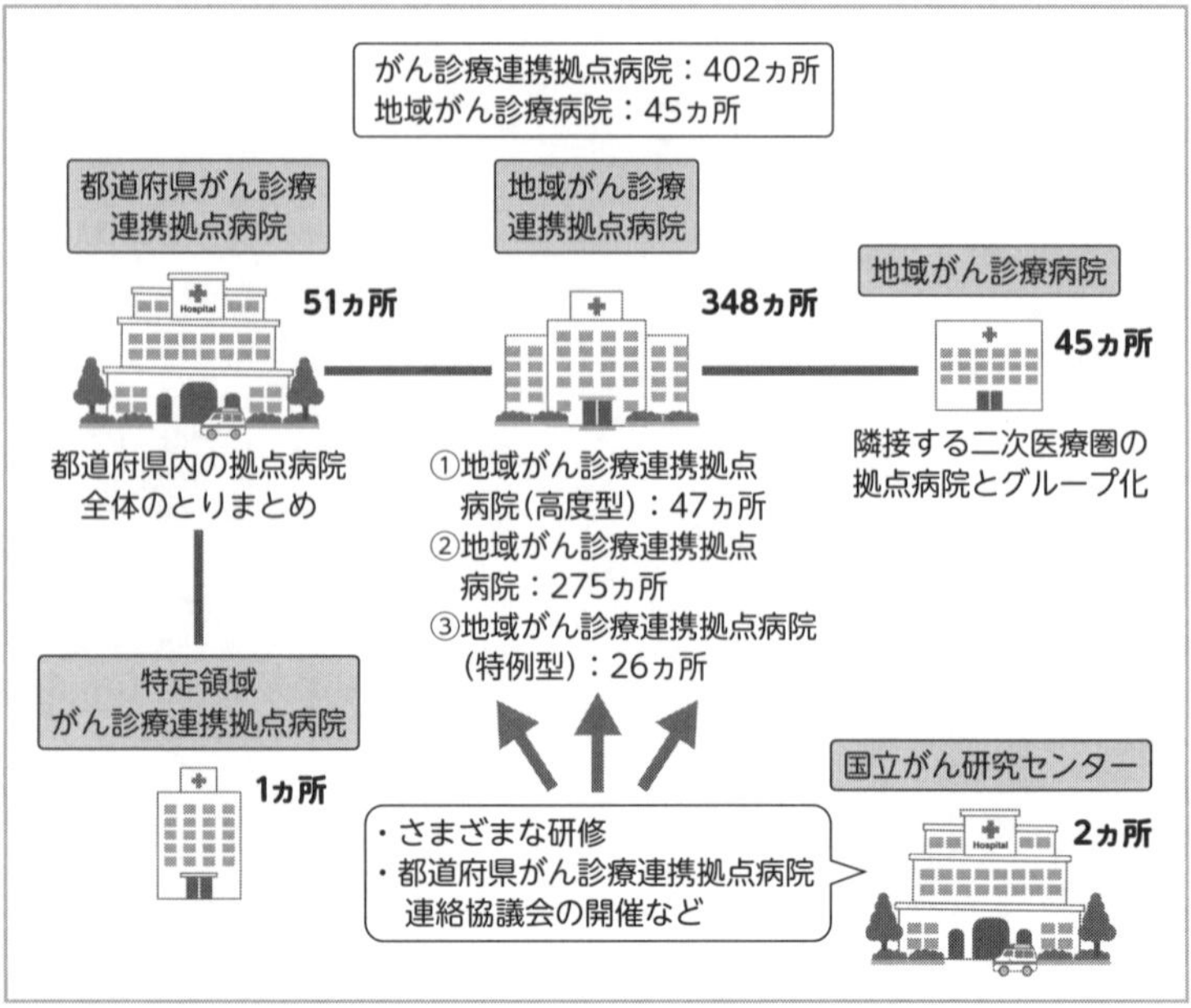

図1　がん診療連携拠点病院

第14回　がん診療連携拠点病院等の指定に関する検討会（2019年3月7日）　資料2より抜粋・一部改変

の**図1**のとおりです。まず、その地域で中心的な役割を果たす「都道府県がん診療連携拠点病院」として、基本的に各都道府県に1ヵ所、合計51ヵ所が指定されています（**表2**）。二次医療圏[注]ごとに1ヵ所の「地域がん診療連携拠点病院」は348ヵ所、そのうち大学病院など特定機能病院47ヵ所が高度型に指定されています。均等ながん医療の提供を目的としていますが、空白の二次医療圏もできてしまうため、隣接する二次医療圏のがん診療連携拠点病院との連携を前提として「地域がん診療病院」が45ヵ所あります。また、わが国全体のがん医療の向上を牽引していくため、医師、そのほかの医療従

	都道府県名	医療機関名
1	北海道	北海道がんセンター
2	青森県	青森県立中央病院
3	岩手県	岩手医科大学附属病院
4	宮城県	宮城県立がんセンター
5	宮城県	東北大学病院
6	秋田県	秋田大学医学部附属病院
7	山形県	山形県立中央病院
8	福島県	福島県立医科大学附属病院
9	茨城県	茨城県立中央病院
10	栃木県	栃木県立がんセンター
11	群馬県	群馬大学医学部附属病院
12	埼玉県	埼玉県立がんセンター
13	千葉県	千葉県がんセンター
14	東京都	東京都立駒込病院
15	東京都	がん研究会有明病院
16	神奈川県	神奈川県立がんセンター
17	新潟県	新潟県立がんセンター新潟病院
18	富山県	富山県立中央病院
19	石川県	金沢大学附属病院
20	福井県	福井県立病院
21	山梨県	山梨県立中央病院
22	長野県	信州大学医学部附属病院
23	岐阜県	岐阜大学医学部附属病院
24	静岡県	静岡県立静岡がんセンター
25	愛知県	愛知県がんセンター
26	三重県	三重大学医学部附属病院
27	滋賀県	滋賀県立総合病院
28	京都府	京都府立医科大学附属病院
29	京都府	京都大学医学部附属病院
30	大阪府	大阪国際がんセンター
31	兵庫県	兵庫県立がんセンター
32	奈良県	奈良県立医科大学附属病院
33	和歌山県	和歌山県立医科大学附属病院
34	鳥取県	鳥取大学医学部附属病院
35	島根県	島根大学医学部附属病院
36	岡山県	岡山大学病院
37	広島県	広島大学病院
38	山口県	山口大学医学部附属病院
39	徳島県	徳島大学病院
40	香川県	香川大学医学部附属病院
41	愛媛県	四国がんセンター
42	高知県	高知大学医学部附属病院
43	福岡県	九州がんセンター
44	福岡県	九州大学病院
45	佐賀県	佐賀大学医学部附属病院
46	長崎県	長崎大学病院
47	熊本県	熊本大学病院
48	大分県	大分大学医学部附属病院
49	宮崎県	宮崎大学医学部附属病院
50	鹿児島県	鹿児島大学病院
51	沖縄県	琉球大学病院
	計	51病院

表2　都道府県がん診療連携拠点病院（2020年4月1日現在）

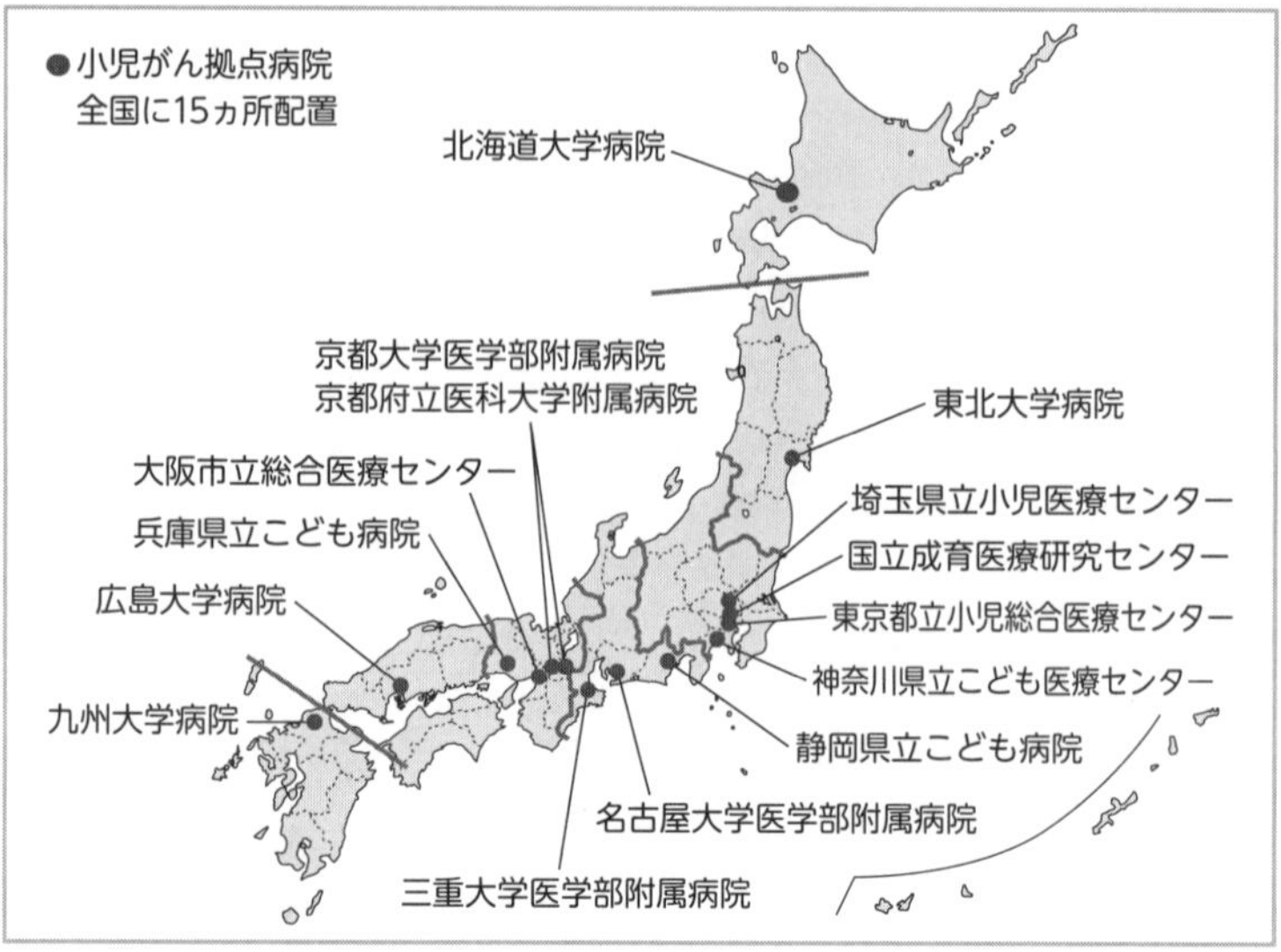

図2　小児がん拠点病院
第8回　小児がん拠点病院の指定に関する検討会（2019年2月7日）　資料2より抜粋・一部改変

事者の育成、都道府県がん診療連携拠点病院連絡協議会の開催など全体のまとめ役として「国立がん研究センター」2ヵ所が指定されています。これらの拠点病院にはそれぞれの枠組みで細かく要件が決められていて、そこから大きく逸脱すると拠点病院の指定から外されることもあります。拠点病院は質の高いがん医療を提供するだけでなく、医療従事者の研修、育成、患者さんからの相談への対応、がん登録の義務などが課せられています。

小児がん拠点病院

小児・AYA（Adolescent and Young Adult：思春期および若年成人）世代の患者についても、全人的な質の高いがん医療および支援を受けることができるよう、全国に小児がん拠点病院を15ヵ所、小児がん中央機関を2ヵ所指定しています（**図2**／２０２０年4月1日現在）。

がんゲノム医療拠点病院

がんの発症メカニズムの研究の進歩とそれに伴う分子標的薬の登場などを受け、これからのがん医療では、ゲノム医療が幅広く臨床応用されていきます。そうした医学の進歩に合わせて、ゲノム医療を必要とするがん患者さんが、全国どこにいても、がんゲノム医療を受けられる体制を構築するため、がんゲノム医療中核拠点病院を全国に12ヵ所、がんゲノム医療拠点病院を33ヵ所指定し、がんゲノム医療連携病院を１６１ヵ所公表しています（２０２０年4月1日現在）。

20年にわたり、がん患者さんとそのご家族に良質で均等ながん医療と支援を目指して整備されてきたがん診療に関する拠点病院ですが、名称が似かよっているためにわかりにくいかもしれません。詳細および最新の状況につきましては、以下の厚生労働省のホームページをご参照ください。

https://www.mhlw.go.jp/stf/seisakunitsuite/bunya/kenkou_iryou/kenkou/gan/gan_byoin.html

注　二次医療圏：医療を提供するにあたり、一体の区域と見なすのが適切であるとして、設定された範囲のこと。複数の市町村が一つの単位として認定され、全国に３４４の二次医療圏がある（２０１３年4月現在）。

18 就労支援など、経済的・社会的問題に対するサポート体制

患者サポートセンター長
出江洋介

●働く世代が減少するなか、がん患者さんも当たり前に働ける環境作りが重要
●がん患者さんの治療と仕事の両立を、病院、企業、行政は一致協力して支援するべき
●がんと診断されても、仕事を続けたいときは主治医にはっきり伝えることが重要

[1] がん治療と仕事の両立をサポート

「地域両立支援推進チーム」の設置

人口の自然減少が始まり、政府は子育て支援などを行っていますが、子育て世代以下の人口がすでに減っているため、少なくとも一世代（約30年）の間、人口は急激に減少していくと考えられます。これからの40年で、日本の人口は約３０００万人減少すると推計されており、なかでも15〜64歳の働く世代の人口が大きく減ります。65歳以上の人口はそれほど変わりませんが、医療需要が極めて高い80歳以上の人口比率が大きく増加すると予測されています。このような社会の大きな変化に対

応するため打ち出されたのが、働き方改革・一億総活躍社会といった施策です。

そのうちの一つ、２０１７年にまとめられた「働き方改革実行計画」に基づいて、政府は「トライアングル型サポート体制」の構築などによる、治療と仕事の両立支援を推進しています。これは企業文化の抜本的な改革であり、トライアングル型サポート体制とは、①病院の主治医、②企業・産業医、③患者に寄り添う両立支援コーディネーターの三者によるサポート体制のことです。

これを実現するためには、各都道府県で民間団体や自治体によってすでに行われている両立支援の取り組みとの連携が重要と考えられ、その中心的役割を担う「地域両立支援推進チーム」が設置されました。駒込病院「患者サポートセンター」は、国立がん研究センター中央病院とともに「東京地域両立支援推進チーム」の一員として、患者さんのがん治療と仕事の両立支援に積極的に取り組んでいます。

社会が連携してがん患者さんの「働きたい」を支える

２０１４年にまとめられた「がん患者・経験者の就労支援のあり方に関する検討会報告書」では、医療機関について、「がん患者・経験者とその家族の就労ニーズの把握が十分でない」「就労継続を意識した説明、声かけが十分ではない」「就労支援に関する知識、技量、情報が十分ではない」「職場との情報共有が十分ではない」と指摘しています。それを受けて、がん診療連携拠点病院では、「今すぐに仕事を辞める必要はない」と患者さんに伝える取り組みが始まっています。

両立支援には、社会の多種多様なプレーヤーが参加しています。就労支援ナビゲーターはハローワークの職員で、駒込病院では週1回（木曜日午前中）出張相談を行っています。社会保険労務士、弁護士による無料相談も、月1回病院内で行っています。前述した「東京地域両立支援推進チーム」には、東京産業保健総合支援センター、キャリアコンサルタントなども参加しており、患者さん目線での、より効果的な連携の方法を探っています。

がん対策基本法に基づく第3期がん対策推進基本計画では「がんとの共生」が謳われ、就労支援、薬物療法や手術などの治療による容姿の変化に対するサポート、子育て世代への生殖機能温存についての相談支援などが病院の内外で行われています。在宅医療を提供する施設や介護施設、さまざまな職種と拠点病院が今までの「医療連携」にとどまらず「社会連携」を取ることによって、患者さんとご家族が安心して暮らせる地域作りに取り組んでいます。

[2] がんになったときに使える社会保障制度など

「社会保障」とは、病気や高齢、失業などで困っている人を「お互い様」の精神で支え合う公的な仕組みです。がんのような深刻な病気になった場合、がんに向き合うことに精一杯で、とても仕事を続けることはできないと考えて、すぐに仕事を辞めてしまう人が40%にのぼるというデータがあります。お金のかかるがん治療を続けていくためには、仕事を継続し、職場の福利厚生とともに社会保障制度を上手に使うことがとても大切なことをぜひ知っておいていただきたいと思います。ただ社会保障制度は基本的に書類を作成し、所定の提出先で手続きをしなければサービスを受けることができません。

駒込病院「患者サポートセンター」には、医療ソーシャルワーカーという社会福祉士などの資格を持つ専門家がおり、申請方法などをわかりやすく説明し、必要なサービスが受けられるようお手伝いしています。

高額療養費制度と傷病手当金

この2つの制度は、健康保険によってカバーされており、ぜひ知っておいていただきたい制度です。「高額療養費制度」は医療費の負担をサポートする制度で、「傷病手当金」は収入の減少をサポートする制度です。

高額療養費制度は、保険診療が高額になった場合、収入に応じて決まる自己負担限度額までの負担に医療費を抑える仕組みです。健康保険限度額適用認定証を発行してもらい、病院や薬局の会計に提示すると、窓口での支払額を抑えることができます。

傷病手当金は、国民健康保険以外の健康保険に加入する被保険者本人が病気で仕事ができなくなった場合、給与の約3分の2を支給しようという仕組みです。受給には、医師により「労務不能」と証明された申請書が必要になります。受給が始まった日から一つの病気につき最大で1年6ヵ月支給されます。ただし就職して間もない場合は、傷病手当金の受給ができない場合があります。

詳しくは、かかりつけの病院の医療相談窓口でお尋ねください。

介護保険制度

介護保険というと65歳以上の人が対象と思われがちですが、40歳以上65歳未満でも、医師が積極的な治療は困難であるなどと判断した場合、介護保険制度を使うことができる場合があります。対象は、治癒困難ながんを含む16種類の病気です。介護認定をするうえでは、主治医意見書が非常に重要な判断材料になります。

介護保険サービスを受けるには、市区町村へ介護保険の申請を行い、要支援・要介護などの認定を受けなければなりません。介護認定は、軽度のものから順に、非該当、要支援1・2、要介護1〜5の8種類に分類されています。通常は、4〜6週間程度で認定され介護保険サービスが受けられるようになりますので、早めに介護保険申請を行っておくことをお勧めします。そうすれば退院までに、在宅で必要な介護サービスを準備しておくことができます。また、すぐに在宅での生活が難しい場合には、介護老人保健施設などに入所が可能となります。

企業が使える制度

東京都は、難病やがん患者さんの治療と仕事の両立に向け、積極的に取り組む企業に対して奨励金を交付しています。がん患者さんを新たに採用した場合や雇用を継続した場合、中小企業事業主に一人あたり最大で60万円が支給されます。また、がん患者さんの雇用の際に、フレックスタイムや時間単位の年次有給休暇などの制度を新たに導入した場合、一制度あたり10万円、最大で30万円が支給されます。さらに、国は、所定の研修を受けた両立支援コーディネーターを配置した企業に対して20万円を助成し、両立支援コーディネーターを活用して実際に両立支援プランを立てた場合には、さらに20万円が助成されるという両立支援助成金の制度を設けています。

駒込病院「患者サポートセンター」では、出前講座などを通じて、これらの制度を企業や産業医に周知することによって、がん患者さんが働きやすい企業環境が整備されるように努めています。

最後に、仕事を辞めずに同じ会社で働き続けることができた実例を紹介します。

■**例1**

Cさん（50代男性）は、放送局のディレクターで、仕事が生きがいでした。頸部食道がんによる狭窄で受診されましたが、「できるだけ早く仕事に復帰したい。手術で腫瘍を取り除いて、食べられるようにしてほしい。あと1年間仕事がしたい」という、はっきりした意思表示をされました。喉頭を温存（声を残す）して、開胸せず縦隔鏡で手術を行いました。術後19日で退院されたCさんは、すぐ仕事に復帰されました。

リンパ節転移が多数あったため、補助化学療法を行いましたが、10ヵ月後に再発し、徐々に気管が狭窄してきました。呼吸困難が強くなっても、話ができなくなる気管切開は希望されず、医療用麻薬を在宅医に調整してもらいながら、術後1年、自宅で亡くなる2週間前まで、オフィスに出勤して仕事をされていました。

在宅高カロリー栄養の処方や処置、医療用麻薬について、訪問看護ステーションと密に連携することで、自立した活動を保てたことが、亡くなる直前まで働き続けられた鍵だったように思います。

■例2

Dさん（50代男性）は、民間企業の部長で、進行中のプロジェクトを続けたいという希望がありました。食道がんの胸腔鏡下手術後に補助化学療法を行っていましたが、外来受診のときはいつも、体調のこと、仕事のこと、ネットで調べた医療情報などをＡ４用紙にまとめ、プリントアウトしたものを診察のはじめに渡してくれました。その後、Dさんは無事にプロジェクトを仕上げることができました。

　2年後に再発した後は、ご本人が会社と交渉し会社の理解を得て、負担のかからない別の部署に異動されました。再発治療中は、診察のはじめに渡してくれるプリントアウトとフォローアップのCT所見をもとに、ご本人が希望されるたびに、できること、できないことや治療のスケジュール、今後の見通しをできるだけ具体的に記した人事部宛ての診断書をお出ししました。再発治療は5年におよびましたが、その診断書による情報提供が、「自分らしく仕事を続けるうえで、とても役に立ちました」とおっしゃっていたことを思い出します。

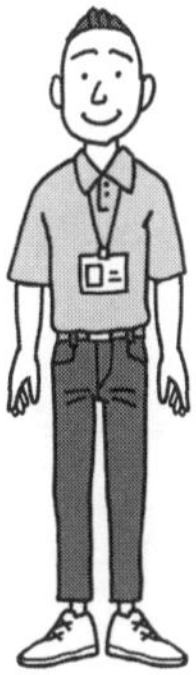

19 がん患者の不安などの精神的苦痛に対するサポート体制

精神腫瘍科部長
秋月伸哉

- がん患者さんとそのご家族は、いろいろなかたちの精神的苦痛を経験する
- 精神的苦痛には、正確な情報、ふだんに近い生活リズムの維持、信頼できる相談相手が有効
- 精神的苦痛が強く、生活や治療に支障がある場合は、精神腫瘍科のサポートが利用できる

〔1〕がんと精神的苦痛

がんによる心理的衝撃

がん体験は身体的苦痛だけでなく、精神的苦痛も伴います。たとえば、がんと診断されたとき、再発・進行を伝えられたとき、病気や治療による痛みが出てきたとき、治療のため仕事をあきらめなければならなくなったときなど、さまざまな状況や出来事が精神的苦痛のきっかけとなります。がんが治ったあとも、再発の心配や、これからの人生が思い描いていたものではなくなってしまった感覚など、精神的苦痛のきっかけは続きます。

精神的苦痛は、いろいろなかたちで現れます（**表1**）。

このような変化はつらいものですが、ずっと続くわけではありません。病状の理解が深まり治療が進むなかで、混乱しつつも時間とともに徐々に慣れていったり、楽観的な気持ちを取り戻したりすることができます。ただ、がんの診断直後は、診断、検査、治療、治療の副作用とストレスになる出来事がたて続けに起こるため、ひと段落して振り返ってみるとジェットコースターに乗っていたようだった、と表現される方もいます。

ある程度の心の反応はあって当然ですが、「体調が心配で遊びに行こうと思えない」「集中できず家事に手がつかない」「眠れない」「いつ再発するかわからないなら仕事を辞めてしまおう」といった反応が続くと、自分らしく生活することができなくなってしまうことがあります。

自分でできる心のケア

自分でできる心のケアについて、そのコツを3つ紹介します。

1．正確な情報を持つ

がんになると、病気や生活に関してわからないことがたくさん出てきます。インターネットで調べるのもよいですが、正しくない情報、自分

感情の変化	行動や考え方の変化	体の変化
イライラする 憂うつになる 楽しめなくなる 落ち着かなくなる	笑顔が減る 外出が減る 自信が持てなくなる 悪いことばかり考える 希望が持てなくなる	眠れなくなる 食欲がなくなる 息苦しく感じる 疲れやすくなる 動悸やめまいがする 頭痛や肩こりが増える

表1　精神的苦痛の現れ方

には当てはまらない情報がたくさんあり取捨選択できなくなってしまいがちです。自分の今の病状について、最も正確な情報を持っているのは、現在かかっている病院です。主治医だけでなく、看護師、相談支援センターなど病院内の相談できるスタッフを、ぜひ活用してください。

2．ふだんと行動を変えない

がんになっても、たいていの場合、行動制限は多くありません。いつもの活動をやめると病人モードになり、余計に不安になってしまいがちです。仕事や家族の役割など、続けられることは続けましょう。また、落ち込んだときには、遊びに行く、音楽を聴くなど、ふだん行っている気晴らしが役に立つこともあります。

3．悩みを聞いてもらう

いくら考えても解決しない心配もあります。信頼できる相手に悩みごとを打ち明けることが有効です。自分には思いつかない解決策があったり、解決しなくても話すことで気分が楽になったりします。知人だと話せないこともありますが、その場合は心のケアを担当する病院スタッフにご相談ください。

がんと気持ちに関する、よくある誤解

病は気から、という言葉がありますが、落ち込んでいると免疫力が下がってがんが悪くなる、と考えている方が少なくありません。動物実験や短期的な反応を見るいくつかの研究で、心理状態と

免疫機能の関連は実証されていますが、実際にがんの患者さんで病気や余命に影響があるかは別の問題です。

最近、実際のがん患者さんの精神状態とがんの経過を長期間調査した研究が複数報告されており、気持ちの持ちようとがんの発症、再発、生存期間は関係ないことが明らかになっています。ですから、がんになって落ち込んでいるときに、無理に前向きになろうとする必要はありません。また、がん患者さんに「落ち込んでいるとがんが悪くなるから、前向きにいこう！」と助言するのは、正しくないばかりか落ち込んでいる患者さんをかえって追い詰めてしまうため、やめたほうがよいでしょう。

ただ、こうした研究報告でも、絶望感や強い抑うつ状態がある場合は、がんに影響が出る可能性を指摘しています。１９９ページの**表1**のような精神的苦痛が強く続く場合は、がん患者さんへの心の支援の専門部門である精神腫瘍科の受診を検討してください。

せん妄

心理的な問題ではありませんが、がんで入院中によくある精神症状として「せん妄」があります。これは、病気による体のバランスの崩れ（肝機能障害、電解質異常、貧血、発熱、脱水など）や薬剤の影響で意識がもうろうとしたり、睡眠リズムが崩れてふだんと違う言動をしたり、幻覚が起きたりする状態のことです。

ご高齢の患者さんで大きな手術後や、体調を崩して入院した直後にかなりの頻度で発症します。急に発症するため、ご家族は非常に驚きます。精神病や認知症と勘違いされることもありますが、体調変化や薬剤による意識もうろう状態です（日常で体験することだと、高熱で頭がぼーっとしてうまく考えられない状態に近い）。原因となる体のバランスの治療や薬剤の変更、混乱症状を緩和する治療でせん妄は改善が見込めます。入院中の患者さんの言動がふだんと様子が違うと感じられたら、せん妄の可能性がありますので担当の医師、看護師にご相談ください。

［2］精神腫瘍科の利用

専門家による心のケア

がんに関わる精神的苦痛を専門にケアする部門として、精神腫瘍科があります。ここでは、精神腫瘍科で行う代表的な対応を紹介します。

1．カウンセリング

患者さんが何を心配し、どのように困っているかを最初にしっかりと聞きます。他人に気持ちを話すことは、混乱した頭の中を整理するのに役立ち、それだけで何が問題で、どうすればいいか見えてくることがあります。解決できない問題についても、話を伝えてわかってもらえたと感じることで、気持ちが楽になることがあります。

2．心理教育

がんについての誤解や知識不足で、必要以上に心配になってしまっている患者さんがいます。上手な情報収集の仕方、医師への質問の仕方、知ると安心できる情報のポイントなどを助言します。また、ふだんと違う心の状態に戸惑っている場合は、精神的苦痛の症状がどのように出ているか、何が問題で何が問題でないかを整理することで、安心して心の変化に対応できるようになる方がいます。

3．睡眠衛生指導

病気で仕事を休み生活リズムが変わったときや、健康のために早く寝ようと努力して、うまく眠れずに不眠症になったと感じる方がいます。たしかに眠ろうとしても眠れないのはつらいですが、睡眠剤を使う前に睡眠習慣の見直しや誤解の修正をします（睡眠衛生指導）。たとえば、必要以上に睡眠をとろうとしてベッドで長時間過ごさないこと、就寝時間を決めて眠ろうと意気込むのではなく、起床時間を決めることで睡眠リズムを調整する、などのコツを試します。

4．考え方や行動のクセに対応する

病気が不安でインターネットで調べる→怖い情報を見てしまい余計に不安になる、とか、病気のため外出しなくなる→することがなく病気のことを繰り返し考える→眠れなくなり余計に体調が悪く感じる、といった考え方や行動のクセによる悪循環があります。精神的苦痛がこういった悪循環により増強されている場合、悪循環のモデルに気づき、断ち切るための練習をすることが役に立ちます（認知行動療法といいます）。

5．薬物療法

カウンセリングや認知行動療法は役に立ちますが、練習が必要で、ある程度の時間がかかります。一方で、安定剤などは練習の必要が少なく比較的すぐに一定の効果が期待できるメリットがあるため、カウンセリングとあわせて使用されることがあります。安定剤というと依存症になるのではないか、という心配も多く聞かれます。骨折したとき杖をついたほうがリハビリがうまく進むのと同じように、精神的苦痛を早く改善するための〝杖〟だと考え、医師の指導のもと一時的に使用するぶんには心配の必要はありません。

精神腫瘍科は外来で受診できるだけでなく、入院中はリエゾンチーム（精神的な問題に対応する多職種チーム、〝連携〟を意味するフランス語が語源）が相談に対応します。がんと心の問題を専門とする精神腫瘍科医師、精神看護専門看護師、臨床心理士が精神腫瘍科・リエゾンチームで活動しています。精神的苦痛は患者さんだけでなくご家族にもあるため、ご家族は精神腫瘍科の家族ケア外来も利用することができます。

また、もともとある精神的な問題（たとえば、閉所恐怖症がありＭＲＩ検査が苦痛、うつ病の治療薬を内服しておりがん治療への影響が心配、認知症のため治療にサポートが必要など）のためがん治療が受けづらい場合も、精神腫瘍科にご相談いただくことができます。

Part Ⅱ

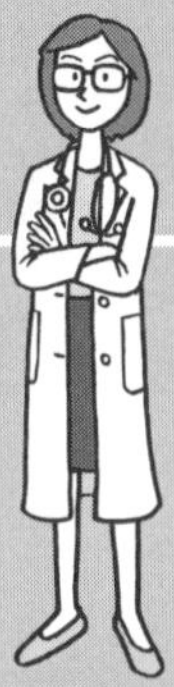

がんの種類と実際の診療

1 脳腫瘍
2 頭頸部がん（口腔がん／咽頭がん／喉頭がん／甲状腺がん）
3 食道がん
4 胃がん
5 大腸がん
6 肝臓がん
7 胆道がん
8 膵がん（膵臓がん）
9 肺がん
10 乳がん
11 婦人科がん（子宮がん／卵巣がん）
12 泌尿器がん（前立腺がん／膀胱がん／腎がん）
13 皮膚がん（悪性黒色腫／有棘細胞がん／基底細胞がん）
14 骨軟部腫瘍
15 白血病
16 悪性リンパ腫

1

脳腫瘍

脳神経外科部長
篠浦伸禎

●脳腫瘍の治療は、脳の機能を温存しながら最大限の効果を目指す時代に
●覚醒下手術は、脳機能を温存するための新たな手術法
●最新の放射線療法、遺伝子異常に基づく薬物療法なども、脳機能の温存を目的とする

死亡数、罹患率

脳腫瘍の発生頻度は、人口10万人に対し年間14・１人と報告されています。他のがんと比べるとまれな腫瘍ではありますが、日本の人口が１億２６２３万人（２０１９年度）であることを考えると、単純計算で年間１万７８００人の脳腫瘍患者が国内で発生していることになります。

脳腫瘍は、頭蓋内の細胞を起源とする原発性脳腫瘍と、他臓器のがんに起因する転移性脳腫瘍に大きく分けられます。原発性脳腫瘍の代表は、脳を構成する細胞を起源とするグリオーマという腫瘍で28・３％と最も多く、２番目に脳を包む膜の細胞を起源とする髄膜腫が24・２％で続きます。こ

の2種類で、原発性脳腫瘍の半分を占めます。転移性脳腫瘍に関しては、原発部位の最多は肺がんであり、乳がん、大腸がんが続きます。

脳腫瘍を分類するうえでもう一つ重要なのが、良性、悪性の分類です。脳の中の細胞を起源とするグリオーマは、脳内に染み込むように広がるため根絶が困難なのに対し、脳の外の細胞を起源とする髄膜腫は、脳の外から脳を圧迫するように大きくなるため全摘出が可能です。増大速度も、グリオーマは速いものは週単位で増大するのに対し、髄膜腫はゆっくりと大きくなります。グリオーマは悪性であり、髄膜腫は多くが良性ということになります。転移性脳腫瘍はすべて悪性です。

病態

脳腫瘍はなぜできるのでしょうか。ひと言で言えば、細胞が持つＤＮＡに傷が入ることによって生じると考えられています。脳腫瘍も他のがんと同じく、もともとは私たちの体を構成する正常な細胞から発生します。グリオーマは、脳を構成する神経細胞を支えたり栄養を与えたりする役割を持つ星状膠細胞などが起源と考えられています。髄膜腫は脳を包む髄膜細胞が起源と考えられます。その他、１００種類以上ある脳腫瘍も、それぞれ異なる細胞が起源となって腫瘍化したものです。

各組織を構成する正常な細胞は、常に新しい細胞と入れ替わって組織を維持しており、その際に細胞分裂が行われます。細胞分裂の際、各細胞が持つＤＮＡをコピーして新しい細胞に受け渡しますが、一定の頻度でコピーミスが起こります。ほとんどのコピーミスは問題にはなりませんが、たまたま腫瘍の発生に重要な意味を持つ遺伝子にコピーミスが起こると、腫瘍化すると考えられています。腫瘍発生に関わる遺伝子の多くは、正常な細胞では細胞の増殖を制御する役割を担っており、これに異常をきたすことで無秩序な増殖が起こり、腫瘍が形成されます。1つの遺伝子の障害ですぐに腫瘍化することはなく、複数の遺伝子の障害が積み重なることで腫瘍化は起こります。一度腫瘍化すると、分裂速度が速く、コピーミスを修復する機構も正常に働かなくなっているため、さらにDNAの異常が積み重なっていき、悪性度が増す場合があります。

症状

脳腫瘍の症状は多様ですが、腫瘍により頭蓋内の圧が上がることで生じる頭蓋内圧亢進症状と、腫瘍により傷害された脳の部位に応じて機能障害が現れる局所症状があります。頭蓋内圧亢進症状としては、頭痛、吐き気、嘔吐、意識障害などがあり、最終的には生命に関わります。局所症状としては、手足の動きに関わる領域、感覚に関わる領域に腫瘍ができると、反対側の手足に麻痺や感覚障害が起こります。右利きの方は左脳に言語中枢があることが多く、左脳の言語領域に腫瘍ができると、発語や言語理解が難しくなります。また、後頭葉に腫瘍があると、視野障害をきたします。右前頭葉などの症状が出にくい部位の腫瘍では、かなり大きくなってから発見されることもあります。その他の症状としては、痙攣発作から発症することがあります。

以上のように、腫瘍ができる場所により症状はさまざまです。いずれも脳腫瘍特有の症状ではなく、脳卒中の症状と共通するものもありますが、大きな違いは症状出現のスピードです。脳卒中では、ある時点を境に急に症状が出現するのに対し、脳腫瘍では徐々に悪くなる経過をたどります。

診断

脳腫瘍の診断は、頭部ＣＴや頭部ＭＲＩで行います。造影剤を使うと、より正確に腫瘍を捉えることができます。こうした画像所見で、脳腫瘍の種類をある程度推察することが可能です。次の段階として、治療方針を決めるためには、どのような脳腫瘍かを正確に把握することが重要です。それには腫瘍を摘出して顕微鏡で調べる病理診断が必要で、その際、細胞の形態を見るだけでなく、どのようなタンパク質を発現しているかを免疫染色という方法で確認します。

さらに近年では遺伝子解析が急速に進んでおり、腫瘍に特徴的な遺伝子異常を確認することで、これまで以上に正確な診断が可能になっています。最新のＷＨＯ脳腫瘍分類では、脳腫瘍の診断に遺伝子異常の情報が取り入れられています。正確な診断は、その腫瘍に最も適した治療を選択するために極めて重要です（２１０ページの**図1**）。さらに、同じ脳腫瘍の診断名でも、患者さんごとにそれぞれ遺伝子異常が異なるため、今後は各個人の腫瘍が持つ遺伝子異常に合わせて治療を選択することが多くなってくるでしょう。

治療

　脳腫瘍の治療の基本は、手術による摘出です。脳腫瘍の手術は、昔と比べて大きく変わってきています。以前のように脳の機能を犠牲にしながら大きく腫瘍を摘出する時代から、脳機能を温存しながら腫瘍を可能な限り多く摘出し、術後の放射線療法や薬物療法と組み合わせて、患者さんのＱＯＬ（生活の質）と治療効果をともに最大限にすることを目指す時代になっていま

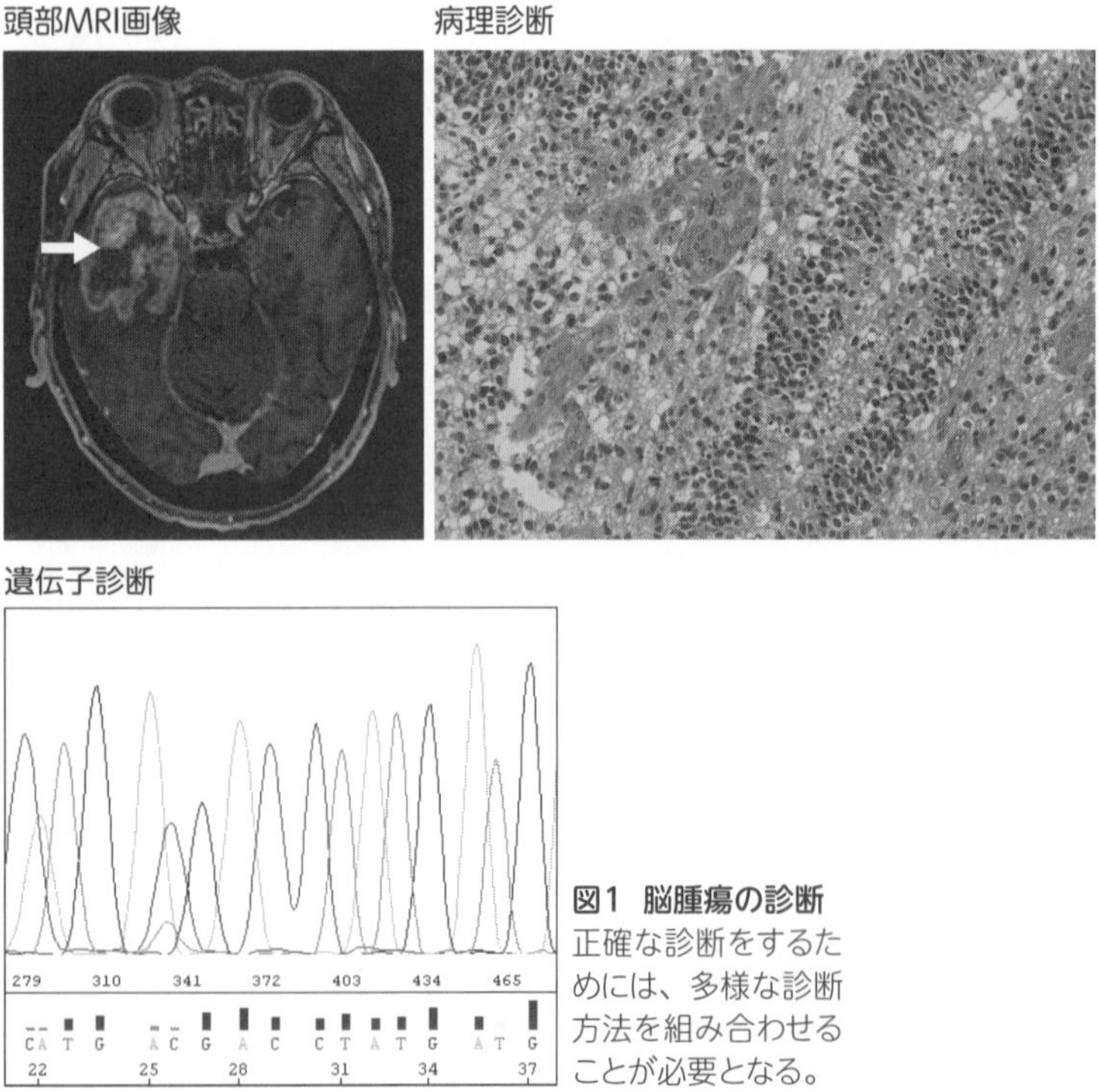

図1　脳腫瘍の診断
正確な診断をするためには、多様な診断方法を組み合わせることが必要となる。

す。私たちも機能温存を前提とした脳腫瘍治療を行っており、機能温存を前提とした手術、機能温存を図った放射線療法、薬物療法の個別化による機能温存、という3つを軸にしています。

機能温存のための覚醒下手術

覚醒下手術とは、脳機能を温存しながら脳腫瘍を摘出することを目的とした手術方法です。手術中に麻酔から一時的に覚醒させ、機能を実際に確認しながら腫瘍摘出を進めることで、機能温存を図ります。脳は、領域によって担う機能が異なります。これを脳の機能局在といいます。主な領域として、反対側の手足を動かす一次運動野、反対側の体の感覚を認識する一次感覚野、言語をしゃべるための運動性言語野、聞いた言葉を理解するための感覚性言語野などがあります。これらの領域は、大まかには共通の場所が決まっており、教科書などではきれいに色が塗られて示されたりしていますが、実際にはその境界ははっきりしたものではありません。特に言語野には個人差があり、利き腕によって左右が異なっていたり、領域の広がりが異なっていたりします。

また、高次脳機能においては、脳のどの場所に位置するのかわかっていないものも多くあります。手術中に全身麻酔で寝ていると、これらの機能が腫瘍の摘出中に障害されてもわからないという問題があります。特に言語機能に関しては、全身麻酔中に機能が障害されていないか確認する方法がありません。運動機能や感覚機能については、電気刺激を用いたモニタリング方法がありますが、その場合も精度は100％ではありません。そこで、覚醒下手術では、腫瘍摘出中に目が覚めた状態で患者さんに会話や手足の運動などを行っていただき、これらの機能が保たれていることを確認しながら腫瘍を摘出します。

重点的に評価する機能は、腫瘍の場所によって異なります。最も腫瘍に近く障害されやすい機能を重点的にチェックします。評価する項目は、個人によっても異なります。たとえば音楽家の患者さんなどは、楽器を演奏する機能が脳のどこに分布しているかわからないので、実際に手術中に楽器を演奏してもらいながら腫瘍を摘出した事例もあります。

そのほか、術者が操作している脳の位置情報を、コンピューターを用いてリアルタイムで表示するニューロナビゲーションシステムや、MRIの特殊な撮影法を用いて腫瘍の近くの神経線維を描出するトラクトグラフィーなど、近年のテクノロジーの進歩に伴い発達した手術支援機器を用いて、より安全に手術を行えるようになってきています。

機能温存を図った放射線療法

手術に限らず、放射線療法も機能温存が重要です。周囲の正常な脳への放射線量を減らすことで、認知機能などの機能の温存を図ります。具体的には、周囲の正常な脳へかかる放射線量を可能な限り減らし、腫瘍にかかる放射線量を可能な限り高くするよう、強度変調放射線治療（IMRT）や定位放射線治療（サイバーナイフ、ガンマナイフ）を行います。放射線療法は、手術と組み合わせて行うだけでなく、単独で行う場合もあります。

薬物療法の個別化による機能温存

近年の遺伝子解析の急速な進歩により、腫瘍をその遺伝子異常のパターンによって分類し、腫瘍の性質と臨床経過をより正確に推測できるようになってきています。また、遺伝子異常のパターンにより、各個人それぞれの腫瘍に合わせた、より効果的な治療を選択できるようになってきました。今までは、同じ診断名の腫瘍に対して一律に同じ薬物療法を選択していましたが、今後はそれぞれの腫瘍が持つ遺伝子異常に応じて薬剤を選択していく時代になります。結果として、腫瘍に対する効果は最大限になり、副作用は最小限に抑えられ、機能温存につながると考えられます。

MEMO
がんの進化論

生物の進化を振り返ると、5億4000万年前頃、カンブリア爆発と呼ばれる多種多様な生物が爆発的に誕生した時期があり、その後の生存競争を経ることで生存に有利な生物種が選択的に生き残り、さらにより生存に有利な変化を遂げることで進化してきました。

このような進化の歴史が、がんの中でも繰り広げられています。腫瘍化した細胞は、遺伝子が不安定なため分裂のたびに遺伝子異常が蓄積され、多種多様な遺伝子異常を持つ腫瘍細胞が生まれます。その後、腫瘍内で生存競争が繰り広げられ、より増殖能が高く生存に強い腫瘍細胞が生き残り、増殖に不利な細胞は淘汰されます。ただし生き残るのは1種類ではなく、生存競争を勝ち抜いた多くの種類の細胞が腫瘍内に混在します。

この多様性が、腫瘍の治療を難しくする大きな要因です。ある腫瘍に効果のある抗がん剤を投与して効果が得られても、その抗がん剤が効かないグループが生き残り、腫瘍内での次の覇権を握って腫瘍を再発させます。

過去に地球上で覇権を握っていた恐竜が何らかの原因で絶滅に追いやられた際、それに耐えうる生物種が生き残り、次の覇権を握ってきた地球の歴史と重なるものがあります。生物の進化の歴史で重要であった多様性は、がんの生存にも重要であり、かつ治療を難しくする原因でもあるのです。

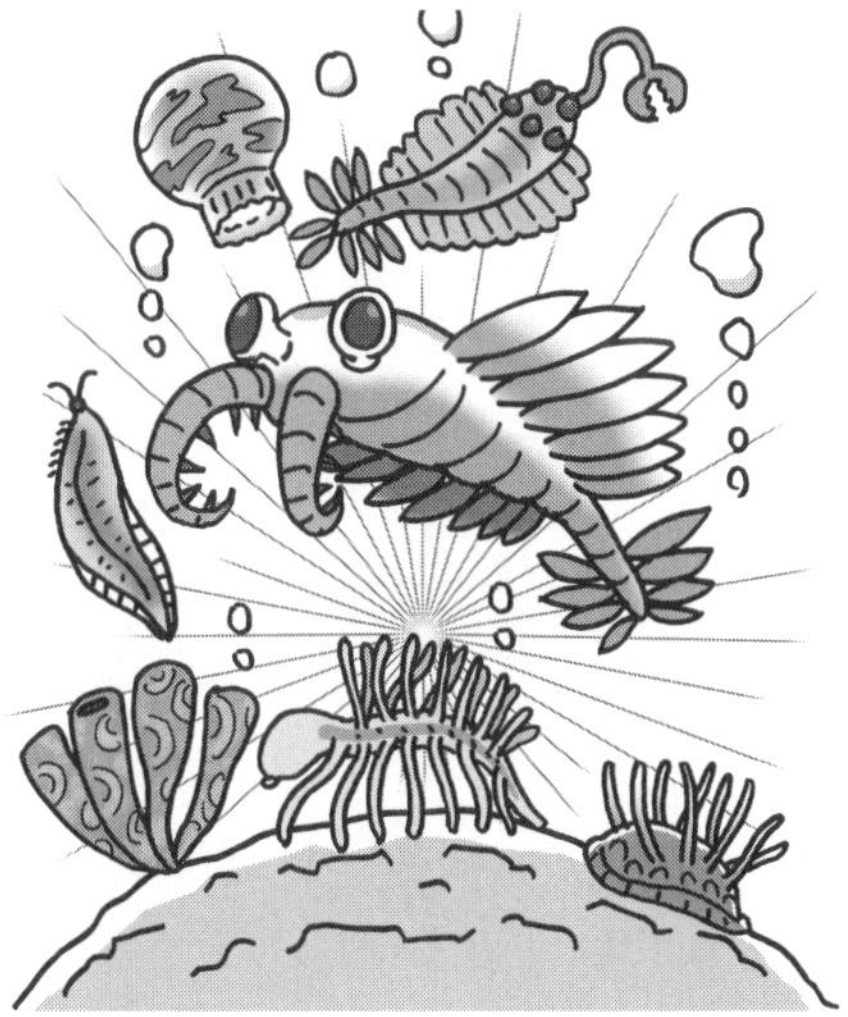

2 頭頸部がん（口腔がん／咽頭がん／喉頭がん／甲状腺がん）

耳鼻咽喉科・頭頸部腫瘍外科部長
杉本太郎

- 頭頸部にはさまざまな部位があり、がんの病因や治療法もそれぞれ異なる
- 頭頸部がんはすべてのがんの約５％を占め、なかでも咽頭がんと喉頭がんは増加傾向にある
- 内視鏡の進歩により、咽頭がんおよび喉頭がんの早期発見と、のどの機能を残す切除が可能に

死亡数、罹患率

頭頸部がんは、鎖骨より上の頭部および頸部に発生するがんの総称です。ただし、脳や眼球のがんは除きます。甲状腺がんは頭頸部がんに含まれますが、他の頭頸部がんとは大きく病態が異なるため、区別して説明します。

国立がん研究センターのがん情報サービスでは、地域がん登録全国合計によるがん罹患データと、人口動態統計によるがん死亡データを毎年提示しています（https://ganjoho.jp/reg_stat/statistics/stat/summary.html）。これらをまとめたのが**図1**です。

この統計や各種のがん登録データから、日本における頭頸部がんは甲状腺がんを含めて全悪性腫瘍の約5％を占め、その年間罹患率は甲状腺がんを除くと人口10万人あたり22人程度、甲状腺がんを加えると人口10万人あたり33人程度と考えられます。ただし、その割合は男女で大きく異なります。

部位別の年間罹患率は、口腔がん・咽頭がんでは人口10万人あたり14・8人（男性が女性の約2・

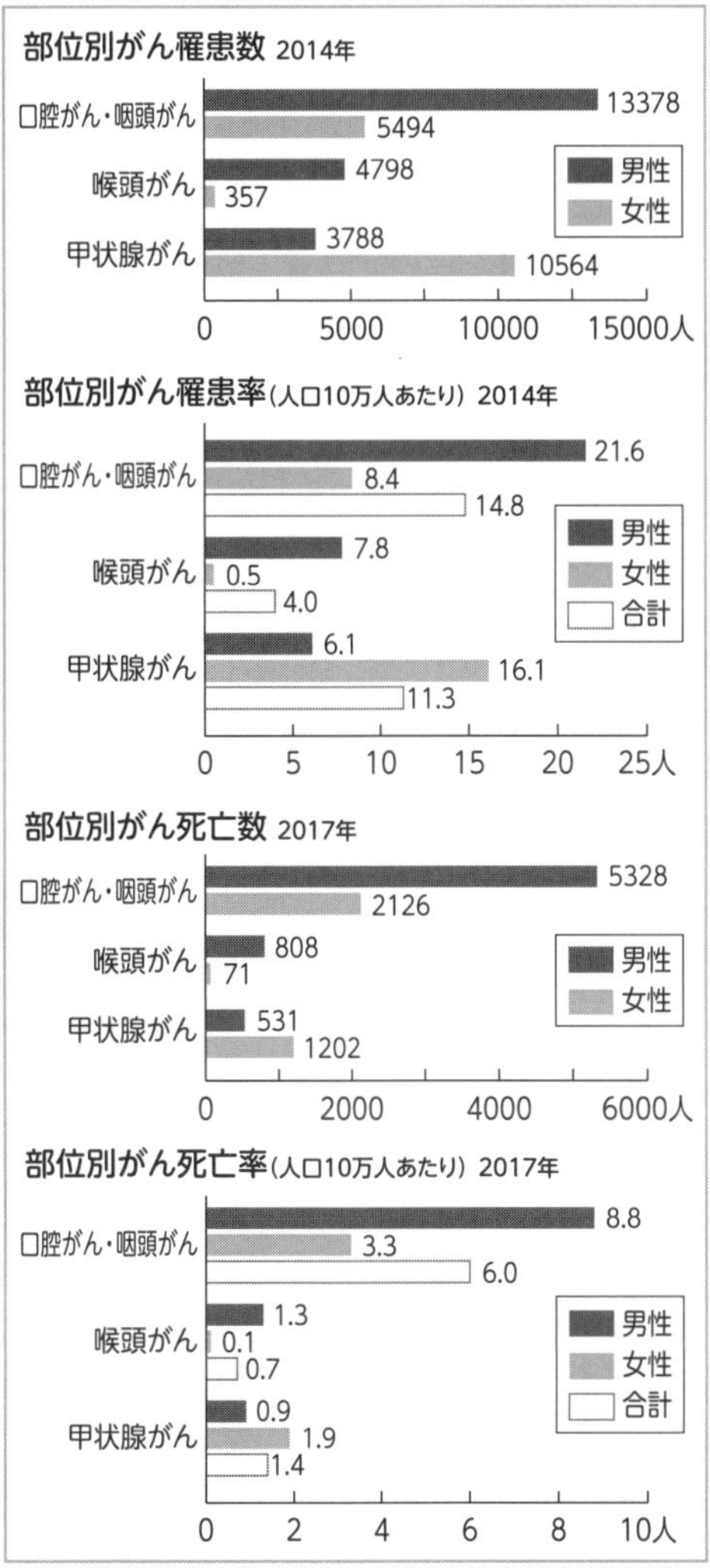

図1　頭頸部がんの部位別罹患数・罹患率と死亡数・死亡率

罹患数・罹患率（地域がん登録全国合計によるがん罹患データから）
死亡数・死亡率（人口動態統計によるがん死亡データから）

6倍）、喉頭がんでは人口10万人あたり4・0人（男性が女性の15・6倍）、甲状腺がんでは人口10万人あたり11・3人（女性が男性の2・6倍）となっています。

一方、部位別の年間死亡率は、口腔がん・咽頭がんでは人口10万人あたり6・0人（男性が女性の約2・7倍）、喉頭がんでは人口10万人あたり0・7人（男性が女性の13倍）、甲状腺がんでは人口10万人あたり1・4人（女性が男性の2・1倍）となっています。甲状腺がんは、他の頭頸部がんと比べて、罹患率の割に死亡率の低いがんであることがわかります。

危険因子と予防

頭頸部がんの主な危険因子は喫煙と飲酒です。国際がん研究機関（ＩＡＲＣ）の因果関係評価においても、喫煙と飲酒は口腔がん・咽頭がん、喉頭がんに対して発がん性ありと判定されています。また、世界がん研究基金と米国がん研究機構による「食物・栄養・身体活動とがん予防」によると、果物、でんぷんを含まない野菜、カロテノイドを含む食品が、口腔がん・咽頭がん、喉頭がんのリスクを低下させることが「ほぼ確実なもの」として挙げられています。

２０１１年の福島第一原子力発電所事故と甲状腺がんの関連については現在も調査が続けられていますが、１９８６年のチェルノブイリ原子力発電所事故の調査からは、放射性ヨウ素が小児や青年の甲状腺がんのリスクを上げることが明らかになっています。

日常生活でできる頭頸部がんの予防法としては、たばこは吸わない、他人のたばこの煙をできるだけ避ける、お酒はできるだけ飲まない、食事はバランス良くとり、野菜や果物不足にならないようにする、といった対応が挙げられます。特に、アルコールに弱い人は2型アルデヒド脱水素酵素（ＡＬＤＨ２）の働きが弱いため飲酒で顔がすぐ赤くなりますが、そういった人が定期的に飲酒したり、アルコールに強くても定期的に大量に飲酒する場合は、食道がんとともに咽頭がん、特に下咽頭がんが多く発症することが知られており、注意が必要です。

また、近年、上部消化管内視鏡検査で症状のない早期の咽頭がんが発見されるケースが多くなっており、健康診断や人間ドックなどで上部消化管内視鏡検査を行うことも早期発見の一つの手段です。

部位別の頭頸部がんについて

ここからは、頭頸部がんを部位によって、口腔がん、上咽頭がん、中咽頭がん、下咽頭がん、喉頭がん、甲状腺がんに分け、それぞれの、病態と症状、診断、病期分類、治療、予後について説明していきます。診断、病期分類は、甲状腺がん以外はほぼ同じなので、口腔がんと甲状腺がんのみ記載してあります。各部位の位置は、２２０ページの**図2**に示しました。

なお、病期分類は0期からⅣC期まであり、Ｔ分類（原発巣〈最初にがんが発生した部分にある病巣〉の進展具合／Ｔｉｓ～Ｔ４ｂ）、Ｎ分類（リンパ節転移の進展具合／Ｎ０～Ｎ３ｂ）、Ｍ分類（遠隔転移の有無

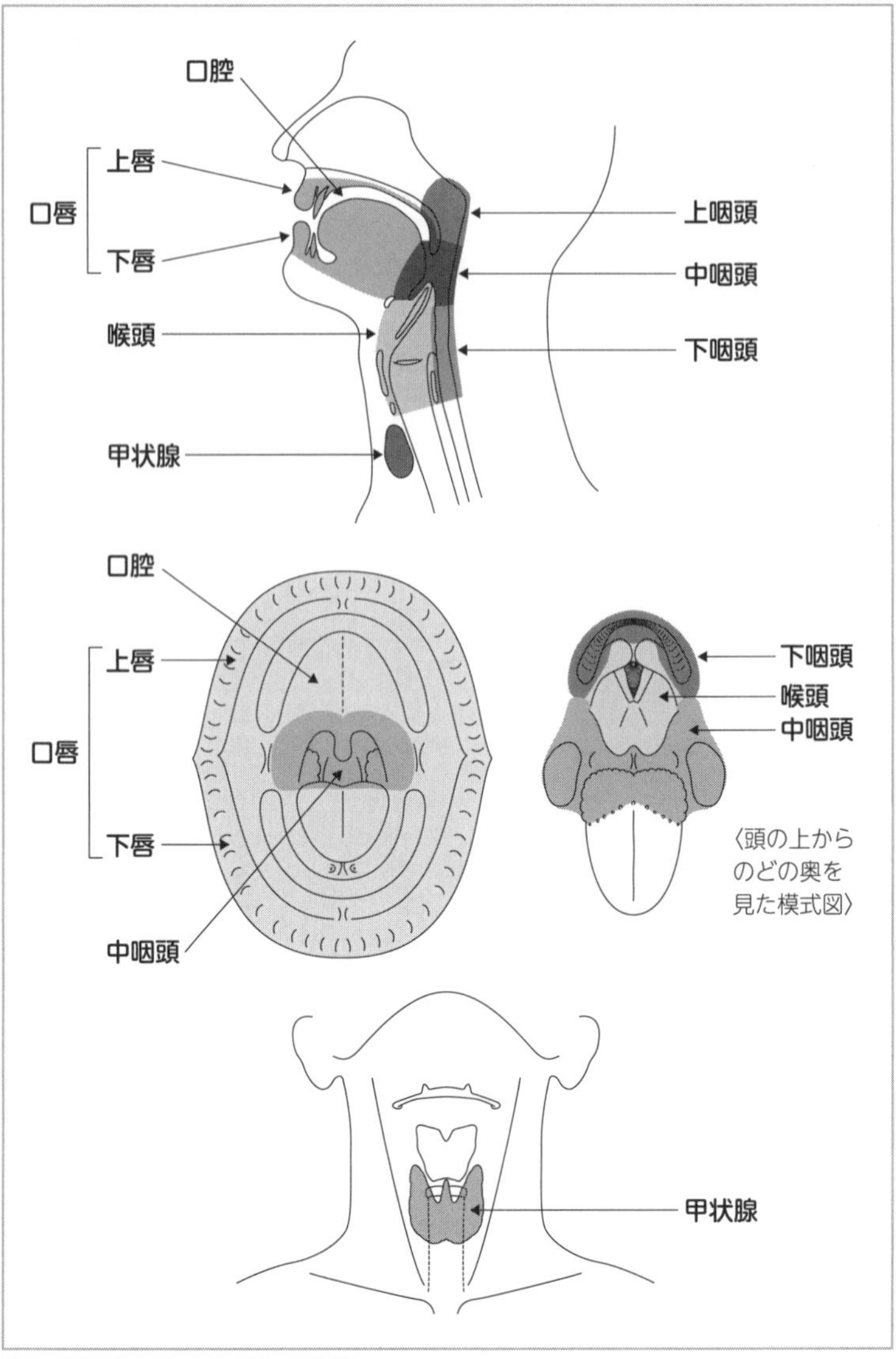

図2 頭頸部にある各部位の位置

／M０～M１）の総合評価で決定します。一般に病期は予後（生存率）と相関し、数字が小さいほど、数字が同じ場合はアルファベットがAに近いほど予後が良く、長く生きられる確率が高くなります。つまり、０期の場合はほとんど治りますが、ⅣC期の予後は厳しい、ということです。

〔1〕口腔がん

①病態と症状

突出した歯牙の刺激が原因になるなどといわれていますが、口腔がんの病因はよくわかっていません。

口腔がんは、甲状腺がんを除く頭頸部がんのうち約30％を占め、最も頻度の高いがんです。60～70代に多く発症しますが、若年者にもみられ、罹患率は男性が女性の約１・８倍です。口腔がんの約半数は舌に、次いで下唇、上唇、頬粘膜、口腔底にそれぞれ１割くらいずつ発症します。

頭頸部癌取扱い規約上は、厳密にいうと口唇がんは口腔がんとは別のがんになりますが、ここでは一括して「口腔がん」と記載します。

難治性の口内炎、口腔からの出血、口内痛、頸部リンパ節腫脹などの症状がある場合は、口腔がんの可能性があります。指でさわると、通常の口内炎ではしこりを感じませんが、口腔がんでは口内炎（潰瘍）の奥に硬いしこりを感じます。

初診時に頸部リンパ節転移のある割合は約30％です。しかし、そのときにはなくても、原発巣のみを治療した後に頸部リンパ節転移が出現することも多く、その制御がしばしば問題となります。

②診断

口腔内の視診と触診、頸部の触診を行った後、ＣＴ、ＭＲＩなどの画像診断で原発巣の状態や、頸部リンパ節転移、肺などへの遠隔転移の有無を確認し、口腔内のしこりから生検して病理組織検査を行い確定診断となります。生検を兼ねて切除術を行うこともあります（切除生検）。

③病期分類

原発巣のがんの大きさが大きくなるほど、深達度（表面からどれだけ奥にがんが入っているか）が深くなるほど、あるいは周囲組織への浸潤が広いほど、また、頸部リンパ節転移の数が多いほど、あるいは大きさが大きいほど、さらに節外浸潤（リンパ節に転移したがんがリンパ節の被膜の外に浸潤すること）がある方が、病期は悪くなります。他臓器への遠隔転移がある場合は、ⅣＣ期と最も悪い病期になります。

④治療

一般に口腔がんは、咽頭がん、喉頭がんに比べて抗がん剤や放射線療法が効きづらいとされており、治療の主体は手術療法になります。早期がんでは部分切除術、進行がんでは再建手術を伴う切除術を行いますが、音声機能や嚥下《えんげ》機能が低下したり、食事摂取の再開までに時間がかかったりし、リハビリテーションが必要となります。早期がんでは密封小線源治療というがんの原発巣に放射線同位元素を含んだ針を刺入する治療が行われることもあります（駒込病院では施行していません）。

頸部リンパ節転移は、頸部郭清術という転移リンパ節を含む脂肪組織を切除する手術で治療します。口腔がんは術前に頸部リンパ節転移がなくても、原発巣治療後に後発頸部リンパ節転移の出現する確率が高いため、原発巣の手術と一緒に予防的に頸部郭清術を行うこともあります。

⑤予後

代表的な舌がんの場合、その5年相対生存率は、Ⅰ期で90～95％、Ⅱ期で80％前後、Ⅲ期で60～65％、Ⅳ期で45～50％とされています。

［2］上咽頭がん

①病態と症状

ＥＢ（Epstein Barr）ウイルスが発がんに関与することが知られており、中国東南部、台湾、香港など、東南アジアに多く発症します。日本では、甲状腺がんを除く頭頸部がんのうち約3％と比較的まれながんです。60代に多く発症しますが、40～80代まで幅広い年齢で認められます。罹患率は男性が女性の約3倍です。

鼻出血、難聴（がんの浸潤で生じる滲出性中耳炎による）、複視（がんの浸潤で生じる外転神経麻痺による）、頸部リンパ節腫脹などがある場合は、上咽頭がんの可能性があります。鼻から内視鏡を挿入して診察しないと見つかりづらいがんで、進行してから発見される場合が多く、初診時、頸部リンパ節転移が80〜90％に、遠隔転移が約10％に認められます。

②治療

切除が難しい部位のがんであるため、初期治療は手術ではなく、放射線療法が主体となります。Ⅰ期と高齢者や全身状態が不良な方は放射線療法単独で、それ以外はすべて化学放射線療法（抗がん剤を併用した放射線療法）で治療します。残存、再発した原発巣と頸部リンパ節転移に対しては手術を行う場合もあります。

③予後

5年相対生存率は、Ⅰ期で約90％、Ⅱ期で60〜80％、Ⅲ期で60〜80％、Ⅳ期で40〜50％とされています。他の頭頸部がんより、遠隔転移が問題になることが多いがんです。

〔3〕中咽頭がん

①病態と症状

以前は飲酒や喫煙などが病因とされていましたが、近年はＨＰＶ（ヒトパピローマウイルス）も発がんに大きく関与することがわかってきました。まず欧米でそれが明らかとなり、日本でもその割合が徐々に増加しており、近年では中咽頭がん全体の50〜70％はＨＰＶ関連がん（ＨＰＶが原因のがん）

です。HPV関連がんでは原発巣が扁桃腺の内部にあり少しずつ増大するため、早期には発見しづらく、頸部リンパ節転移が先に症状として発症し、当初は原発不明がんと診断される場合があります。

甲状腺がんを除く頭頸部がんのうち約15％の頻度で発症しますが、その頻度は年々少しずつ増加しています。60～70代に多く発症し、罹患率は男性が女性の約5倍です。半数は口蓋扁桃に発症し、初診時、60～70％に頸部リンパ節転移が、約3％に遠隔転移が認められます。咽頭痛、のどの違和感やつかえ感、頸部リンパ節腫脹などがある場合は、中咽頭がんの可能性があります。

②治療

早期がんでは手術あるいは放射線療法が、進行がんでは化学放射線療法あるいは再建を伴う切除術が一般的な治療法となります。非常に局所進行したがんでは、喉頭摘出を伴う拡大切除術が必要となり、音声機能を喪失することもあります。近年は原発巣が小さいものには経口的切除術（頸部を切らずに口から切除する術式）が多く行われるようになり、進行がんには化学放射線療法を行うことが多くなっています。放射線療法後の残存、再発した原発巣と頸部リンパ節転移に対して手術を行う場合もありますが、瘻孔《ろうこう》（頸部の皮膚と咽頭の間に穴があくこと）など術後の合併症が多くなり注意が必要です。

③予後

中咽頭がん全体としては、5年相対生存率は、Ⅰ期で80～85％、Ⅱ期で75～80％、Ⅲ期で70～80

%、Ⅳ期で65〜70%とされています。また、HPV関連の中咽頭がんは非関連のがんに比べて予後が良いことが知られています。

〔4〕下咽頭がん

①病態と症状

飲酒と喫煙が発がんに関与することが知られており、特にアルコールで顔が赤くなる人が長期に飲酒を継続している場合や、赤くならなくても習慣的にアルコールを多飲する人は、下咽頭がんの発症リスクが高いといわれています。下咽頭がんの25〜35%に食道がんが合併するとされ、治療開始前の上部消化管内視鏡検査は必須です。甲状腺がんを除く頭頸部がんのうち約20%の頻度で発症しますが、その頻度は年々少しずつ増加しています。

原発巣が内視鏡でも見えにくいのどの深部にあるため、中咽頭がんと同様に当初は原発不明がんと診断されることがあります。60〜70代に多く発症し、罹患率は男性が女性の約10倍です。初診時、約60%に頸部リンパ節転移が、約5%に遠隔転移が認められます。

②治療

早期がんでは手術あるいは放射線療法が、進行がんでは化学放射線療法あるいは再建を伴う拡大切除術が、一般的な治療法となります。局所進行がんでは下咽頭だけでなく喉頭も摘出して、遊離空腸移植（空腸の一部を動脈・静脈とともに移植し、欠損した咽頭を作り直す）などの再建手術が必要になり、音声機能の喪失が大きな問題となります。

中咽頭がん同様、近年は原発巣が小さいものには経口的切除術が多く行われるようになり、進行がんには化学放射線療法を行うことが多くなっています。放射線療法後の残存、再発した原発巣と頸部リンパ節転移に対して手術を行う場合もありますが、瘻孔など術後の合併症が多くなり注意が必要です。

また、この10年ほどの間に、内視鏡の進歩により、下咽頭がんを中心に早期で発見される咽頭がん・喉頭がんが増加しており、内視鏡下の経口的切除術を行う施設が少しずつ増加しています。駒込病院は国内でも有数の早期咽頭がん・喉頭がんに対する経口的切除術を数多く行ってきた施設で、音声機能や嚥下機能を温存しながら、がんを治癒した症例を数多く経験しています。

③予後

5年相対生存率は、I期で70～90％、II期で70～80％、III期で70～75％、IV期で約50％とされています。

［5］喉頭がん

①病態と症状

喫煙と飲酒、特に喫煙が発がんに関与することが知られています。甲状腺がんを除く頭頸部がんのうち約20％の頻度で発症しますが、その頻度は年々少しずつ増加しています。喉頭がんは全体として頭頸部がんの中で予後の良いがんとされており、その中でも声帯のがん（声門がん）は最も予後の良いがんです。声門がんは発症すると声のかすれなどの症状が出て早期に発見されやすく、これに対して声帯の上にできるがん（声門上がん）と声帯の下にできるがん（声門下がん）は声のかすれなどの症状が出にくいため発見が遅れ、リンパ節に転移してから診断される傾向にあります。

60～70代に多く発症し、罹患率は男性が女性の約15倍と男性に非常に多いがんです。喉頭がんのうち声門がんが60～70％と最も多く、声門上がんは30％程度、声門下がんは2％程度とごくわずかです。初診時に頸部リンパ節転移している割合は、声門がんでは10％未満と頭頸部がんの中で最も少なく、一方、声門上がんでは約半数にリンパ節転移が認められます。声のかすれ、咽頭痛、のどの違和感や閉塞感《へいそく》、血痰《けったん》などがある場合は、喉頭がんの可能性があります。

②治療

早期がんでは手術あるいは放射線療法が、進行がんでは化学放射線療法あるいは喉頭摘出を伴う切除術が、一般的な治療法となります。早期声門がんの手術では、炭酸ガスレーザーを使った経口的切除術が行われます。進行がんの手術では喉頭摘出により音声機能を喪失することが大きな問題ですが、食道発声（空気を飲み込んでゲップをしながら食道を震わせて声を出す）で会話が可能となる場合があります。近年はボイスプロステーシス（食道発声をしやすくする器具）を気管と食道の間に埋め込んで、食道発声を簡単に獲得する選択肢も出てきました。

放射線療法後の残存、再発した原発巣と頸部リンパ節転移に対して手術を行う場合もありますが、瘻孔など術後の合併症が多くなり注意が必要です。

③予後

声門、声門上、声門下といった位置の違いによって多少異なるのですが、喉頭がん全体としては、5年相対生存率は、Ⅰ期で85〜90％、Ⅱ期で75〜85％、Ⅲ期で70〜75％、Ⅳ期で60〜70％とされています。

［6］甲状腺がん

①病態と症状

甲状腺がんは、のど仏のすぐ下にある内分泌組織である甲状腺にできるがんです。若年者では放射性ヨウ素への曝露《ばくろ》が病因といわれ、また遺伝的な要因で発症するものもありますが、全体として病因は明らかになっていません。その頻度はすべてのがんの1・7％程度です。10代から80代まで幅広い年齢に発症し、罹患率は女性が男性の約3倍と女性に多いがんで、男性や高齢者に多い中・下咽頭がん、喉頭がんとは大きく異なっています。

病理組織別には甲状腺がんの90％以上が乳頭がんで、ほかに濾胞《ろほう》がん（約5％）、髄様《ずいよう》がん（1〜2％）、未分化がん（1〜2％）があります。前頸部のしこり、頸部のリンパ節腫脹を認めた場合は、甲状腺がんの可能性があります。骨や肺への転移が先に見つかった後、甲状腺がんが診断される場合もあります。

②診断

頸部の触診を行った後、超音波検査、CT、MRIなどの画像診断でがんの原発巣の状態や、頸部リンパ節転移、肺などへの遠隔転移の有無を確認し、頸部のしこりに細い針を穿刺《せんし》して組織の一部を採取し診断します。がんの浸潤により反回神経（声帯を動かす神経）の麻痺をきたすことがあり、治療前に内視鏡で声帯の動きをチェックします。

③病期分類

原発巣のがんが大きいほど、周囲組織への浸潤が広いほど、あるいは声帯麻痺がある場合、また、頸部リンパ節転移が頸部の中心だけでなく側方に広がっているほど、さらに遠隔転移がある場合、病期は悪くなります。甲状腺がんの種類（病理組織）によっても病期は異なります。通常は遠隔転移があるとⅣC期と最も悪い病期になりますが、55歳未満の乳頭がんと濾胞がんでは、遠隔転移がない場合はすべてⅠ期、遠隔転移があってもすべてⅡ期となります。

④治療

治療の主体は手術療法です。原発巣の切除と頸部リンパ節転移がある場合は頸部郭清術を行います。早期がんでは甲状腺を病変のある側だけ切除し、進行がんでは甲状腺を全摘出します。原発巣が小さくても遠隔転移を起こす症例があることが知られていますが、遠隔転移が多発していても、甲状腺全摘出術後に放射性ヨード内用療法（放射性ヨードを飲む治療法）を行って治療することもあります。近年では甲状腺がんの分子標的薬が開発され、再発や転移を繰り返す症例や未分化がんにも使用されています。

⑤予後

代表的な乳頭がんの場合、10年相対生存率は約95％とされています。55歳未満の乳頭がんや濾胞がんは予後が良いことが知られています。一方、未分化がんは1年生存率が約15％と、頭頸部がんの中で最も予後が不良です。

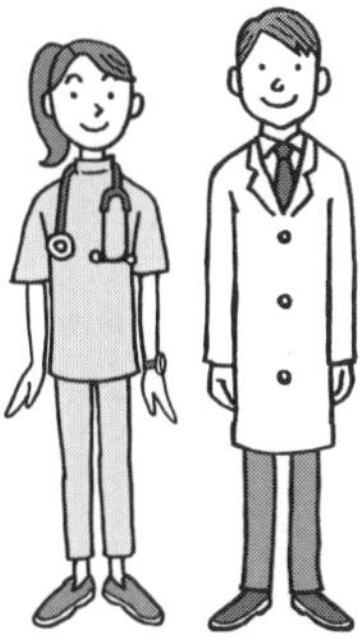

3

食道がん

食道外科医長
三浦昭順

- 食道がんは男性に多く、50歳を超えるあたりから増加する
- 危険因子にアルコールがあり、顔が赤くなる飲酒家は発がんリスクが高い
- 進行がんの予後は厳しく、早期発見、早期治療が重要なポイント

死亡数、罹患率

食道がんと新たに診断される人数は、国立がん研究センターがん情報サービスによると、一年間に2万2710人で、人口10万人あたり男性が31・0人、女性が5・6人と男性に多い傾向があります。部位別で見ても、男性の場合、胃がん、肺がん、大腸がん、前立腺がん、肝臓がんに次ぐ6位です。また、生涯で食道がんにより死亡する確率は、男性が1％で94人に1人、女性は0・2％で494人に1人、年齢としては50代から増加し始めます。

また、治療を行ってから5年後にどのくらい生存しているかを示す5年相対生存率は、男性36・

2％、女性42・1％で、高い数字とはいえません。

危険因子と予防

食道がんの主要な危険因子として、アルコールが挙げられます。アルコールはアルコール脱水素酵素（ＡＤＨ）の作用でアセトアルデヒドに変わり、さらにアルデヒド脱水素酵素（ＡＬＤＨ）の作用で酢酸に変わります。これらの酵素の働きの強さは遺伝で決まっていて、日本人の約40％にみられる2型アルデヒド脱水素酵素（ＡＬＤＨ２）の働きが弱い人は、アセトアルデヒドの分解が遅いため飲酒で顔が赤くなります。

また、日本人の約7％にみられる1Ｂ型アルコール脱水素酵素（ＡＤＨ１Ｂ）の働きが特に弱い人は、アルコールの分解が遅いためアルコールが体内に残り、最終的にアルコール依存症になります。この2つの酵素の働きが弱い人が、お酒になれて飲酒家になると食道の発がんリスクが特に高くなります。そのほか、喫煙や熱い食事、辛い食事などが食道がんの危険因子になることが知られています。

病態と症状

食道は咽頭と胃をつなぐ、頸部から腹部にかけての厚さ4㎜、全長25㎝の管腔臓器で、食道の内側を覆う粘膜から発生する悪性腫瘍を食道がんと呼びます。粘膜内にとどまっているがんを早期がん、その下の粘膜下層までおよんでいるがんを表在がん、それより深く進行しているがんを進行がんと定義しています。日本人の食道がんの約半数が、食道のほぼ中央部から発生しています。

初期には、がんが粘膜や粘膜下層にとどまっているため、自覚症状はほとんどありませんが、病状の進行に伴い食道がしみる感じ、食べ物のつかえ感、飲み込みづらさ、胸痛などの症状が現れます。また、リンパ節転移などにより声のかすれなどが現れることもあります。

診断

①内視鏡検査

早期診断のためにはとても重要な検査で、食道がんの質的診断はもちろん、病変の食道壁へおよんでいる深さ（深達度）も診断します（**図1**）。診断能力を上げるために、通常の検査に加え、特殊光を用いた検査（ＮＢＩ）や染色法（ヨード染色・トルイジンブルー染色）などを組み合わせて行います。また、がんの表面を顕微鏡のように拡大して観察できる拡大内視鏡を用いて、表面の血管の走行を観察することや、これらを組み合わせることで、病変の範囲と深達度の正確な診断が可能となります。さらに、超音波内視鏡検査（EUS）なども、深達度を診断するうえで有効です。

②上部消化管造影検査（バリウム食道透視検査）

一般に、検診で行われることが多い検査で、バリウムの付き方により、食道や胃の粘膜に病変がないか調べます。精密検査では、食道がんの位置や範囲だけではなく、食道の形態や壁の変化、バリウムの流れ方などを観察することで深達度を診断します。

ただし、早期がん・表在がんは食道壁の変化がほとんどないため、検診では異常なしと診断されることも少なくありません。そのため、早期がん・表在がんの診断においては、内視鏡検査のほうが診断能力は高いといえま

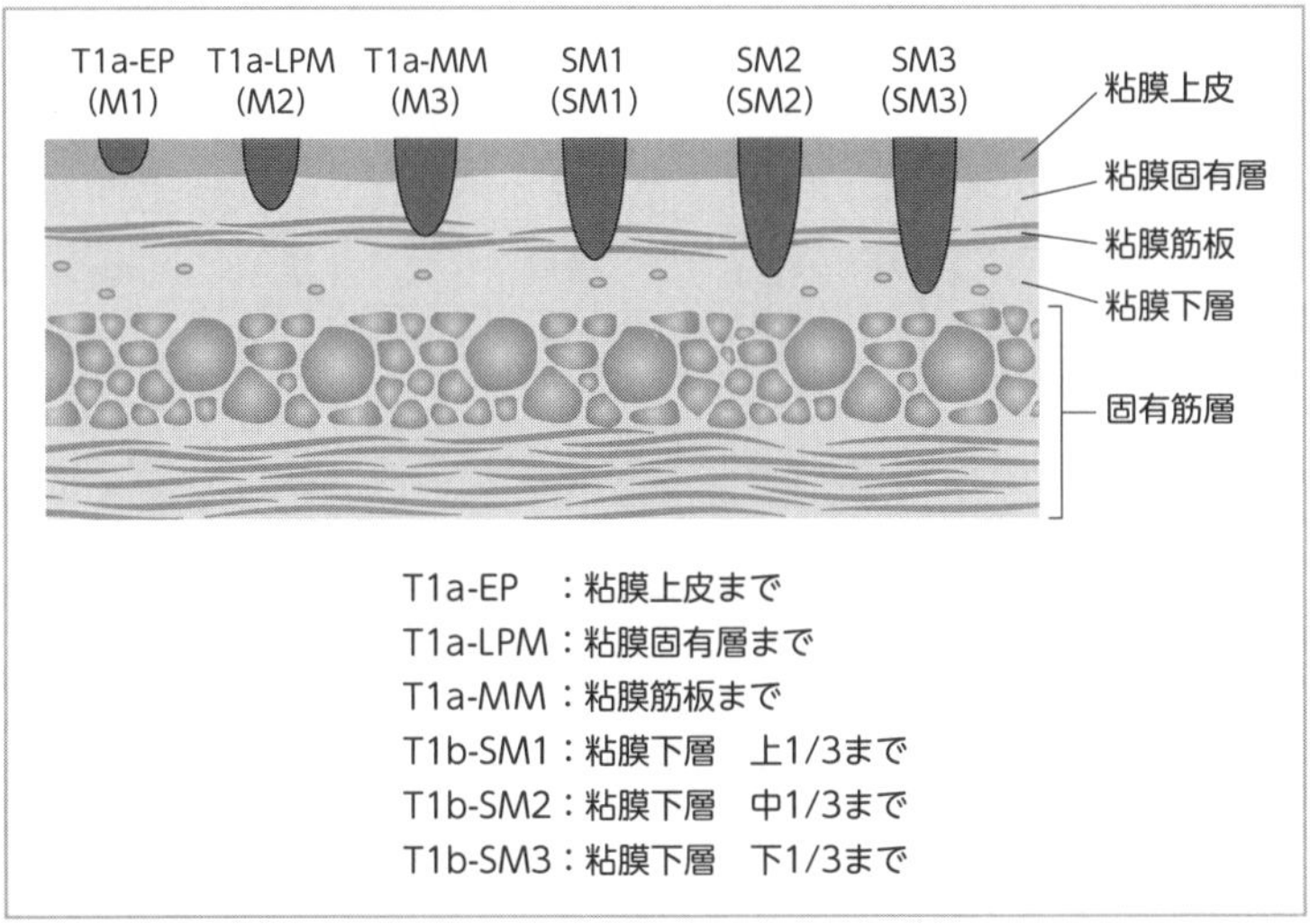

図1　食道表在がん深達度分類

日本食道学会編『臨床・病理 食道癌取扱い規約 第11版』金原出版、2015年10月発行より抜粋

す。

③CT

CTでは、食道周囲のリンパ節や全身臓器へのがんの転移などを検査します。特に食道がんは、初期の段階でもリンパ節への転移がよくあるため、病期（ステージ）を決定するうえで重要な検査となります。また、他の消化管には漿《しょう》膜《まく》という消化管の外側に消化管をまもる膜が存在しますが、食道にはこの膜がないため、周囲臓器（気管、大動脈など）へ浸潤しやすく、CTはこれらの診断にとても有効です。そのほか、MRI検査、PETなどを併用することで、より正確な診断が可能となります。

病期分類・ステージング

食道がんの病期（ステージ）は、がんが浸潤

		転移					
		N0	N1	N2	N3	N4	M1
深達度	T0, T1a	0	Ⅰ				
	T1b	Ⅰ	Ⅱ				
	T2				Ⅲ	Ⅳa	Ⅳb
	T3						
	T4	Ⅲ					

●T因子　がんの深達度
T1：粘膜まで　T2：粘膜下層まで　T3：固有筋層まで　T4：それを越える場合
●N因子　リンパ節転移の程度
転移しやすいリンパ節より1～4に振り分けられる。
ただし、食道がんの部位によりその番号は変化する。
N0は、リンパ節転移なし。
●M因子　遠隔転移の有無
M0：遠隔転移なし　M1：遠隔転移あり

表1　進行度分類　『臨床・病理 食道癌取扱い規約 第11版』より抜粋

している食道壁の深達度（T因子）、リンパ節転移の程度（N因子）、他臓器への転移（遠隔転移）の有無（M因子）により決定されます（**表1**）。

治療

「食道がん診療ガイドライン」に掲載されている食道がん治療アルゴリズムが、治療方針の基本となります。そのうえで、患者さんの体力の問題や希望の治療法などを考慮し、治療方針を決定していきます。駒込病院では、食道外科医、内視鏡科医、放射線科診断医、治療医、腫瘍内科医などの各種専門医と、さらに看護師、専門看護師や薬剤師、リハビリ医なども参加するキャンサーボードと呼ばれる会議（カンファレンス）を行い、治療方針を最終決定します。

①内視鏡治療

内視鏡治療には、内視鏡的粘膜切除術（ＥＭＲ）と内視鏡的粘膜下層剥離《はくり》術（ＥＳＤ）の２つの手技があります（１０４〜１０５ページの図を参照）。いずれもがんの下に液体を注入し、がんを液体で持ち上げた状態にした後、特殊な道具を用いて病変を切除します。小さい病変にはＥＭＲ、大きい病変にはＥＳＤが選択されます。いずれも全身麻酔は不要なことが多く、内視鏡室で鎮静剤を使いながら治療します。通常、治療後２〜３日で食事を開始、約１週間で退院となります。

内視鏡治療が可能なのは、深達度分類（235ページの**図1**）で、がんが食道の粘膜内にとどまるT1a-EP、T1a-LPMがんとなります。これは、この段階でリンパ節転移をしていることは極めてまれであるため、リンパ節の切除を行う必要がほとんどないからです。食道の粘膜と粘膜下層を分ける粘膜筋板にもがんがおよんだT1a-MMがんや、粘膜筋板を越え、粘膜下層にまでがんがおよんだT1b-SM1がん（粘膜筋板から200μmまで）では、10～30％程度の患者さんにリンパ節転移の可能性があります。そのため、内視鏡治療後に追加治療を検討する必要があります。また、深達度がそれほどでなくても、病変の範囲が広い場合には、内視鏡治療ができない場合があります。

②手術療法

内視鏡治療では取りきれない場合、食道がんの根治を目指す主要な方法は手術療法となります。胸腔内にある食道をがんと一緒に切除し、その周囲にある頸部、胸部、腹部のリンパ節も郭清（切除）します。その後、残った頸部食道と再建臓器（主に胃）を用いて再建します。頸部、胸部、腹部の手術を行うため、体へのダメージが大きく、回復までの時間もかかります。

従来から行われている開胸手術では、右胸や腹部を大きく切開して手術します。そのため、ダメージが大きいだけでなく、整容面の問題や、傷口の痛みのため〝痰が出しにくい〟〝深呼吸がしづらい〟など、呼吸に関連する合併症のリスクが高くなります。

一方、鏡視下手術は、5～10㎜の穴をあけて、そこから細い道具を挿入し、細いカメラを用いてモニターに映しながら手術を行います（**図2**）。従来の開胸手術に比べ傷が小さく整容の点で優れ、手術後の傷口の痛みも少ないため呼吸に関する合併症も軽くなります。また、鏡視下手術ではモニターに映して手術を行うため、手術をしている場所が拡大されます。そのため、狭く細かい部位には有利な手技となります。

しかし、開胸手術では、手術を行う医師が直接、がんや各臓器に触れることができますが、鏡視下手術ではこの〝触覚〟を感じることができません。食道の周囲には、大動脈や肺、気管などの重要な臓器が存在します。鏡視下手術は開胸手術と比べ、この〝触覚〟の不在が欠点となります。

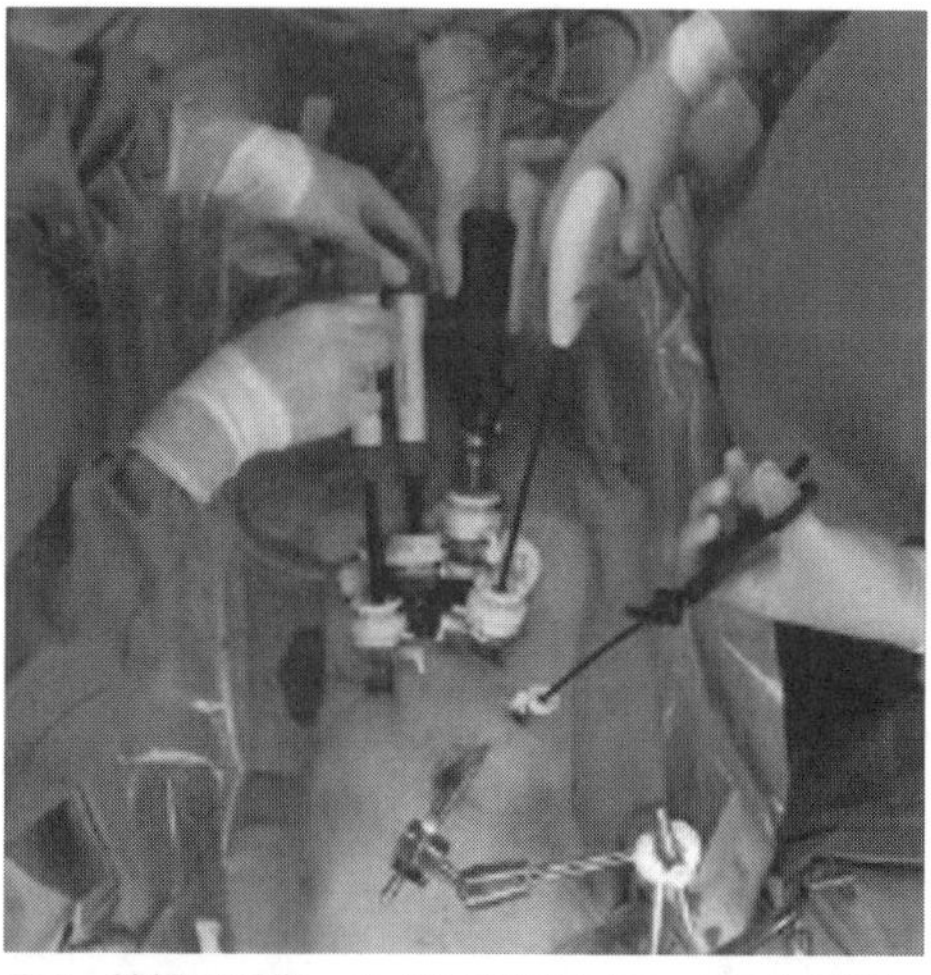

図2　鏡視下手術　小さな穴をあけて、そこから細い道具とカメラを挿入し、モニターに映しながら手術を行う。

このように開胸手術と鏡視下手術には、それぞれメリット、デメリットがあります。そのため、どちらがよいとかではなく、病期や患者さんの状態に応じて手術の方法が選択されます。

ちなみに駒込病院の鏡視下手術は、胸部に傷をつけず、頸部と腹部のみに穴をあけて食道・リンパ節を切除する縦隔鏡下手術を行っています。胸部に傷がつかないので、一般の鏡視下手術よりも、特に術後の胸の傷口の痛みが軽減し、より呼吸関連の合併症が少なくなります。

手術療法の適応は、大動脈や気管など切除できない周囲の臓器に浸潤しておらず、肺や肝臓などの遠隔臓器に転移していないがんとなります。特にステージⅡ、Ⅲの場合は、化学療法を行った後、手術を行うのが標準治療となっています。

③化学放射線療法

化学療法と放射線療法を同時に行う治療（化学放射線療法）は、放射線療法を単独で行う場合と比べ、有意に生存率を向上させることが、さまざまな臨床試験で証明されています。そのため、化学療法を行うことができる全身状態が良好なケースでは、化学放射線療法が標準治療となります。化学療法に使用される抗がん剤は、5－FUとシスプラチンが一般的です。また、放射線療法は、日本では28～30回の放射線照射が標準となっています。

この治療は、がんが他の臓器にまでおよんでおり、手術で取りきることが不可能な場合に適しています。患者さんの体力などの問題で手術ができない、あるいは患者さんが手術を希望しないケースや手術後の再発ケースなども適応となります。放射線療法は、がんの完治率の問題や、肺炎や心囊炎など副作用の問題もありますが、手術療法と違って食道を温存できるため、食事摂取などQOL（生活の質）の面で優れています。

④化学療法

化学療法に用いられる抗がん剤は、5－FU、シスプラチンの2剤を、さらにはドセタキセルをあわせた3剤を用いる方法が、現在、一般的に行われています。そのほか、食道がんに使われる抗がん剤としてネダプラチン、パクリタキセル、ティーエスワンなどがあります。また、免疫療法であるニボルマブも2020年2月21日に国内承認となりました。現在は、5－FU、シスプラチンの2剤で治療するも効果がなかった患者さんが適応となります。そのほか、ペプチドワクチンなどの免疫療法の臨床試験も最終段階まで進んでおり、今後の化学療法の進歩が期待されます。

化学療法は、手術療法の前に行う、もしくは放射線療法と同時に行うなど、手術や放射線療法の補助として行われます。これらは、完治を目指す治療です。

一方、他臓器に転移していて、がんが全身に広がっているようなケースでは、手術や放射線療法より、全身の治療ができる化学療法が適応となります。しかし、化学療法だけで生存期間を延長できるかというと、効果ははっきりしておらず、完治を目指した治療という位置づけではありません。

⑤姑息治療

食道がんの患者さんには、がんにより食道が狭くなり、〝食事がとれない〟などの症状がみられることもあります。こうした状況では、体力が落ち、手術や放射線療法などが受けられないケースも出てきます。そのようなとき、簡便に食事摂取を可能にする治療を優先して行うことがあり、これを姑息治療といいます。

食道ステント治療は、ナイチノールと呼ばれる形状記憶合金性の金属ステントを、内視鏡を使用して狭窄部《きょうさく》に挿入、ステントを開いて狭窄を解除する方法です（**図3**）。この治療は患者さんのダメージが少なく、状態の芳しくない患者さんでも治療が可能です。駒込病院では、この治療を行った患者さんの約80%が固形物を摂取できるようになりました。

問題点としては、化学放射線療法前後でのステント治療は、致命的な合併症が起こる可能性が非常に高く、「食道がん診療ガイドライン」でも、化学放射線療法前後のステント治療は推奨していません。化学放射線療法は切除不能な食道がんに対する唯一の治療法であり、このような状況下では、化学放射線療法を優先すべきか、食道狭窄を解除し、食事摂取を可能にするステント治療を選択するか、慎重に検討していく必要があります。

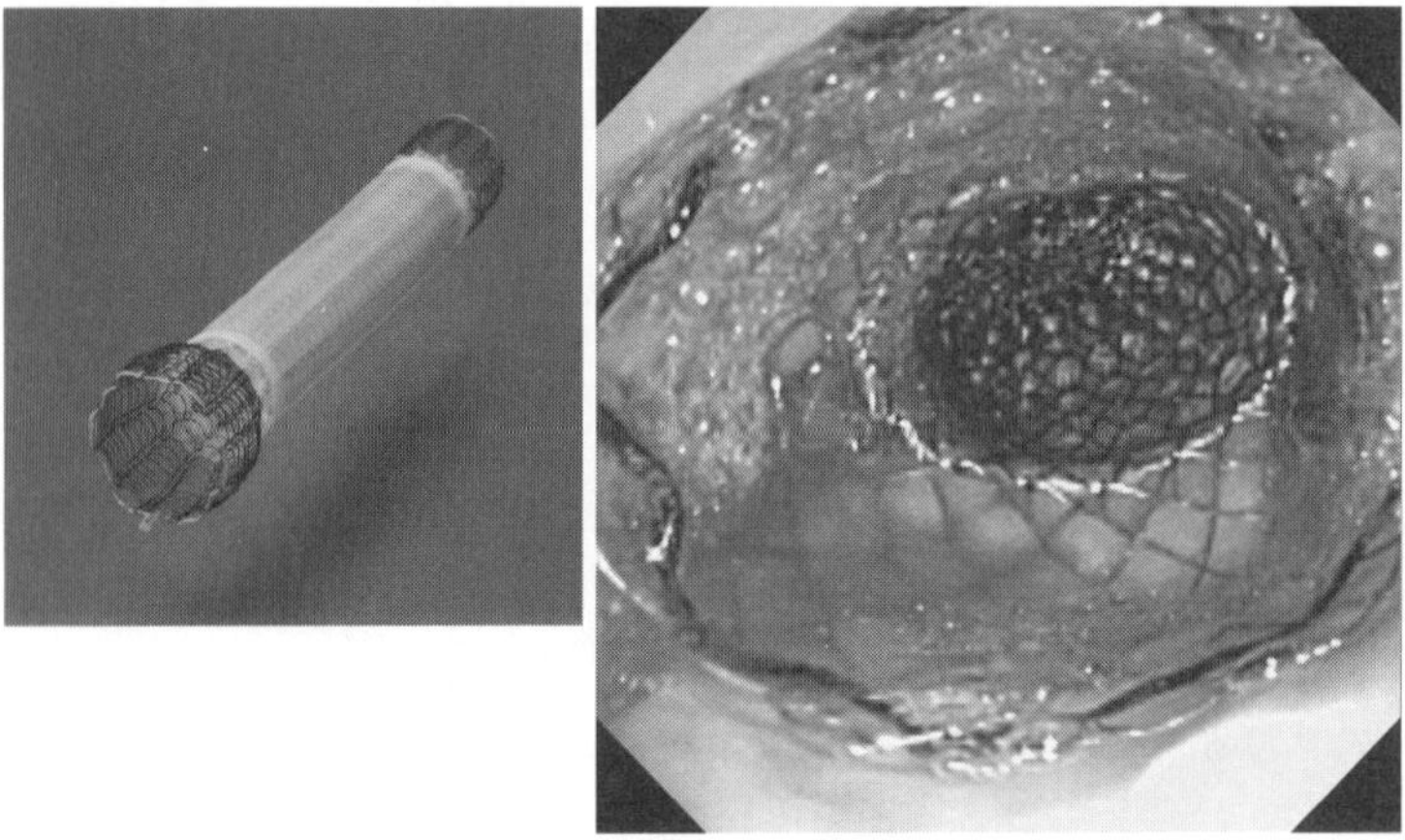

図3　食道ステント治療に使用される金属ステント（左）とステント留置後（右）

経過と予後

臨床病期（ステージ）別による5年生存率は、全国がんセンター協議会の生存率共同調査（2019年11月現在。※対象データは、診断年：2005〜2009年の最新5年間とした）によると、全体で39・9%、各病期別でみるとⅠ期：77・6%、Ⅱ期：50・1%、Ⅲ期：26・1%、Ⅳ期：12・0%となっており、早期がんで見つかった場合の予後は良好ですが、進行がんになると非常に厳しい状況になっています。早期発見、早期治療が重要なポイントであることがおわかりいただけると思います。

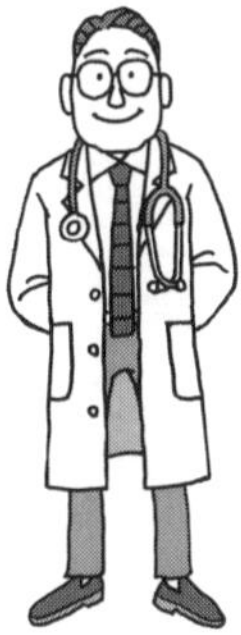

4 胃がん

胃外科部長
長 晴彦

- わが国の胃がん罹患率は依然として高いが、死亡率は低下している
- 胃がんの発生には環境要因が影響する
- 小さな傷ですむ腹腔鏡手術やロボット支援手術が普及しつつある

死亡数、罹患率

全国がん登録によると、2016年のわが国の胃がん罹患数は、男性は9万2691人で部位別1位、女性は4万1959人で乳がん、大腸がんに次いで3位、男女総計では13万4650人で大腸がんに次いで2位でした。年次推移では、2014年、2015年の罹患数男女総計は、それぞれ12万6149人、12万4194人ですから、2016年までの数年間の傾向は、ほぼ横ばいということになります。また、人口動態統計のデータによると、2016年の胃がん死亡数は4万5531人で、肺がん、大腸がんに次いで3位でした。

率で見ると、罹患率は２０１３年まで増え続け、２０１４年、２０１５年はわずかに減少しています。一方、死亡率は１９７０年代をピークに２０１７年まで減り続けています。胃がんにかかる人の数はようやく頭打ちになってきたところですが、胃がんで亡くなる人の割合は少なくなってきている、というのが現状といえます。

危険因子と予防

胃がんの発生は地域差、人種間差があることから、環境要因が指摘されています。これまでにわかっている代表的な要因として、ヘリコバクター・ピロリ菌の感染、喫煙、食塩・高塩分食品の摂取があります。不衛生な食品の摂取や、長期保存のために食塩を使用する食文化などが、地域差や人種間差を生じさせる原因と考えられます。環境要因以外では、遺伝的素因（家族性胃がん）も非常にまれですが、報告されています。

胃がんの予防には、まず衛生的な環境整備が重要で、水道や冷蔵庫の普及はリスク低下に大いに貢献しました。また、野菜や果物の摂取は胃がん発生リスクを30～40％低下させると報告されています。肥満も危険因子であることから、バランスの良い食事など適正な生活習慣は、胃がん発生のリスクを低下させると考えられます。

病態と症状

胃壁は粘膜、粘膜下組織、固有筋層、漿膜層の4層構造で、胃がんは最も内側の粘膜の細胞から発生します。がん細胞が増殖していくと、より深い層まで広がっていきます。がん細胞が到達した範囲が深ければ深いほど、血管やリンパ管の中にがん細胞が入り込み、胃の外の臓器に運ばれていく確率が高くなります。血液の流れに乗って肝臓などの臓器に運ばれ、そこで増殖することを「血行性転移」といいます。同様に、リンパ管を介した転移を「リンパ行性転移」といいます。それ以外に、増殖したがん細胞が漿膜を越えると、お腹の臓器の表面を覆う腹膜にパラパラとこぼれ落ちます。そのような転移を「腹膜播種《はしゅ》」といい、胃がんで起きやすい転移形式の一つです（**図1**）。

早期の胃がんの多くは自覚症状を伴わず、健診

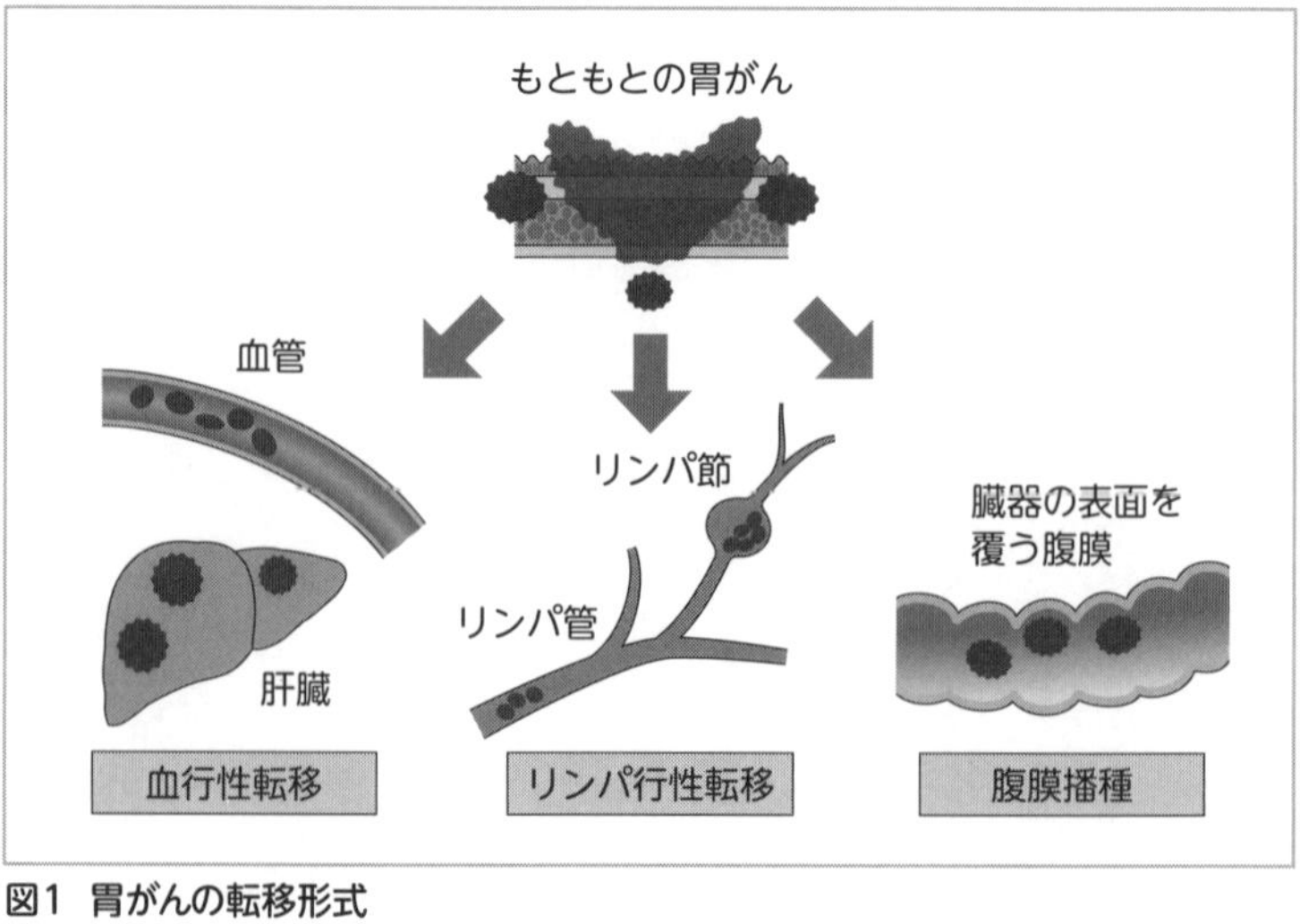

図1　胃がんの転移形式

などで見つかることがほとんどです。代表的な症状は、上腹部痛、吐き気、胸やけ、食欲不振などがありますが、どれも胃がんだけに特有な症状ではありません。がんの盛り上がった表面やくぼんだ潰瘍の部分から出血すると、吐血や黒色便、貧血によるふらつきなどの症状を伴うことがあります。また、進行したがんが通過障害を起こすと、食事を飲み込みづらく感じたり、嘔吐したりすることがあります。

診断

診断は、胃がんかどうかの診断（確定診断）と、がんがどの程度進んでいるかの診断（進行度診断）に分かれます。

確定診断は、内視鏡検査で行います。内視鏡で胃の中全体をよく観察し、異常な盛り上がりやくぼみなどの胃がんに特徴的な所見がないか調べます。がんが疑われるときは、その部分をつまんで採取し、顕微鏡検査（病理組織診断）でがん細胞の有無を確認します。また、内視鏡で見た形（肉眼型）により、どの程度の深さまでがんが広がっているかを推測することができます。

進行度診断では、主に画像により転移の有無を調べます。最もよく用いられるのがＣＴ検査です。X線を使って体の内部を撮影する検査で、腫れたリンパ節や、他の臓器に転移を疑うしこりがないかどうかをチェックします。そのほか、磁気を使ったＭＲＩ検査や、超音波検査なども必要に応じて行われます。胃がんで多い腹膜播種は、画像ではとらえられないことが多いため、腹腔鏡と呼ばれるお腹の中を直接観察する内視鏡で小さな転移がないかどうかを調べることもあります。

病期分類・ステージング

進行度をいくつかの段階（病期分類）に分けて評価することをステージングといいます。

わが国では胃がんの進行度は「胃癌取扱い規約」で決められており、がんの深さ（T）、リンパ節転移個数（N）、胃から離れた臓器への転移（M）の3因子により分類されます。この分類は、国際的なTNM分類に準拠したものです。画像診断などに

	リンパ節転移	
	なし(N0)	あり(N+)
がんの深さが固有筋層まで(T1、T2)	Ⅰ	ⅡA
がんの深さが漿膜下層か漿膜露出(T3、T4a)	ⅡB	Ⅲ
がんが他臓器に浸潤(T4b)	ⅣA	
遠隔転移あり(M1)	ⅣB	

表1 胃がんの臨床進行度分類
日本胃癌学会編『胃癌取扱い規約 第15版』金原出版、2017年10月発行より作成

がんの深さ(T)	リンパ節転移個数(N)					遠隔転移あり(M1)
	なし(N0)	1〜2個(N1)	3〜6個(N2)	7〜15個(N3a)	16個以上(N3b)	
粘膜、粘膜下組織(T1)	ⅠA	ⅠB	ⅡA	ⅡB	ⅢB	Ⅳ(T/Nにかかわらず)
固有筋層(T2)	ⅠB	ⅡA	ⅡB	ⅢA	ⅢB	
漿膜下層(T3)	ⅡA	ⅡB	ⅢA	ⅢB	ⅢC	
漿膜露出(T4a)	ⅡB	ⅢA	ⅢA	ⅢB	ⅢC	
他臓器浸潤(T4b)	ⅢA	ⅢB	ⅢB	ⅢC	ⅢC	

表2 胃がんの病理進行度分類 『胃癌取扱い規約 第15版』より作成

よる分類を臨床進行度分類（**表1**）、胃切除後の病理所見による分類を病理進行度分類（**表2**）といいます。病期（ステージ）は、ⅠA期からⅣ期までに分類されています。進行度診断では臨床進行度分類を用いて治療方針を決定し、手術後は病理進行度分類を用いて予後を予測したり、後の治療法を決めていきます。

治療

主な胃がんの治療に、内視鏡治療、手術療法、薬物療法があります。がんの進行度に応じて、推奨される治療法（**図2**）が「胃癌治療ガイドライン」に明記されていますので、患者さんがどの治療法を選択するかは、ガイドラインを基準に患者さん個々の

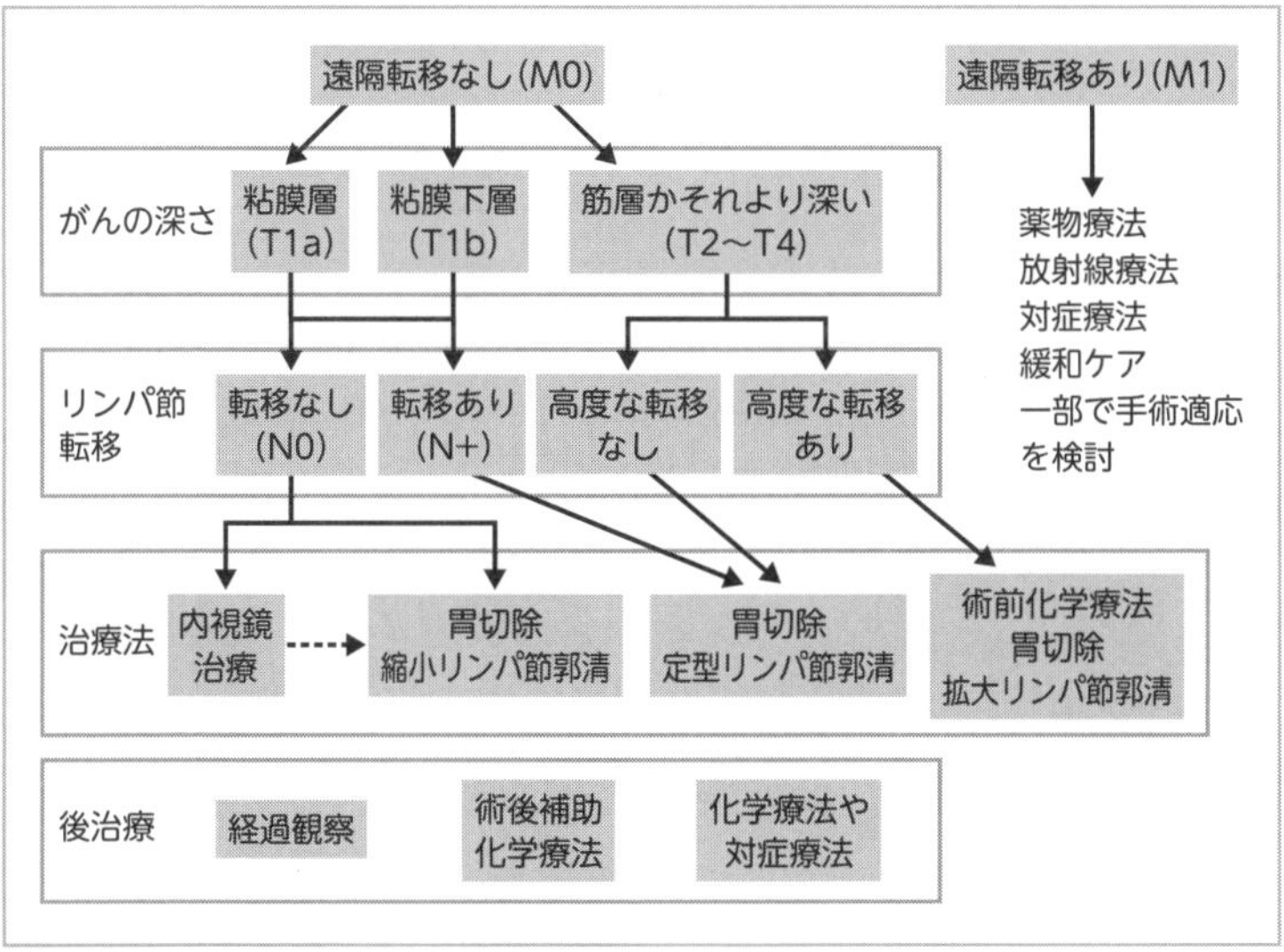

図2　日常診療で推奨される治療法の選択
日本胃癌学会編『胃癌治療ガイドライン医師用 2018年1月改訂 第5版』より改変・作成

背景（年齢や全身状態、すでに治療中の病気など）を加味して決めるのが一般的です。

　内視鏡治療は、内視鏡を用いて胃がんの部分を切除する治療法で、臨床病期ステージⅠのうちリンパ節転移の危険性が１％未満と推定される病変が対象となります。

　手術療法では、がんの部分だけでなく、原発巣から近くのリンパ節（領域リンパ節）も同時に取り除きます。個々のリンパ節に転移があるかどうかは目で見てもわからないため、手術では領域リンパ節を残さず取り除きます。これをリンパ節郭清といいます。領域リンパ節は場所によって1番、2番、というように番号が付けられていて、どの番号のリンパ節を取り除くかは術式によってあらかじめ決められています。多くの領域リンパ節は胃に血液を送る動脈の周りにあるため、郭清時は動脈の根元を縛って一括で取ることがあり、その影響で胃の切除範囲はがんの部分だけでなく、比較的大きくなります。胃の入り口（噴門《ふんもん》）と出口（幽門《ゆうもん》）の両方を含んだすべての胃を取り除く胃全摘術、

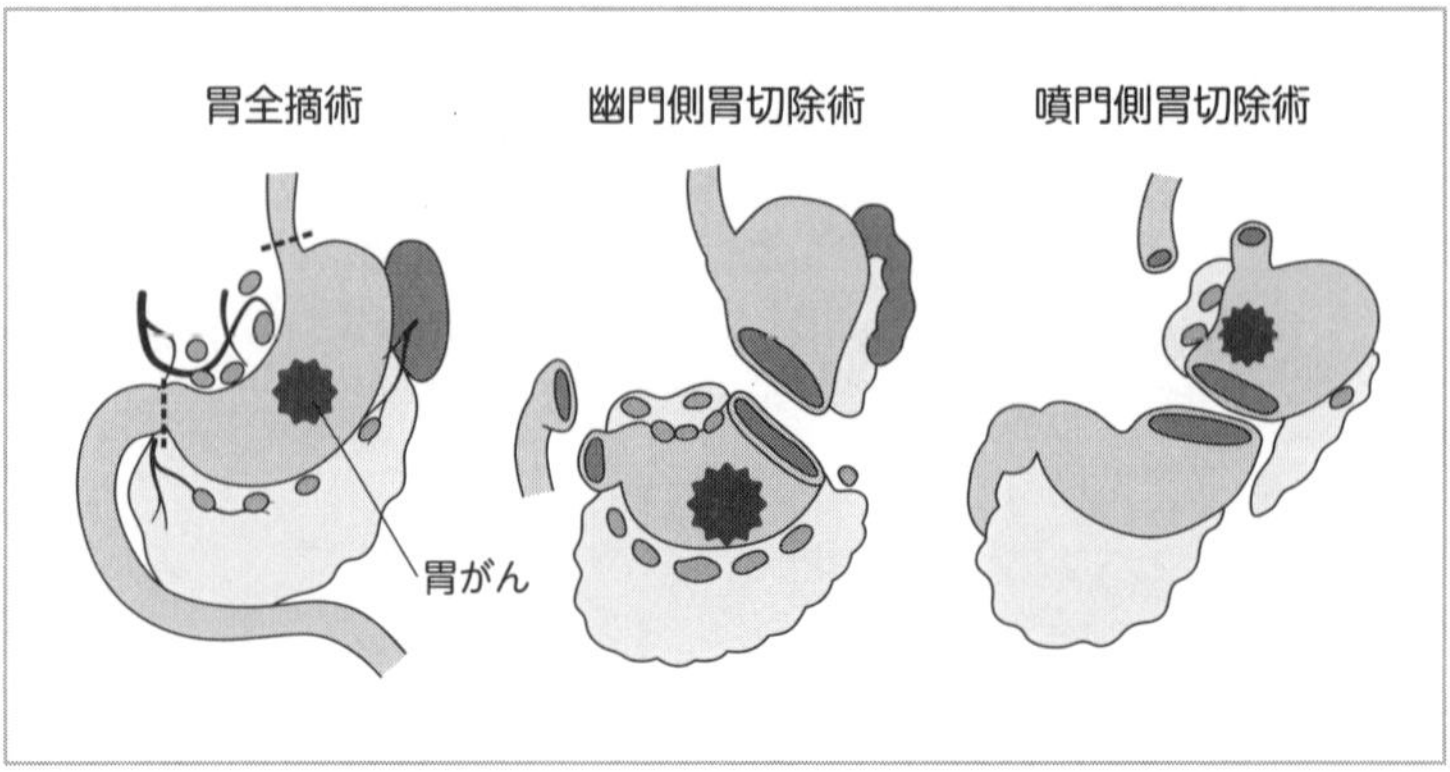

図3　胃の代表的な切除術式

幽門を含んだ胃の3分の2以上を取り除く幽門側胃切除術、噴門を含んだ胃を部分的に取り除く噴門側胃切除術などがあります（**図3**）。

手術の適応となるのは、内視鏡治療の適応とならないステージⅠ、ステージⅡ・Ⅲです。ステージⅡ・Ⅲでは術後に抗がん剤を投与する術後補助化学療法、ステージⅢでは術前に抗がん剤を投与する術前補助化学療法など、手術と抗がん剤治療を組み合わせた治療が行われることもあります。ステージⅣは、制御困難な出血や狭窄《きょうさく》（狭くなって通過障害を起こした状態）がなければ原則的に手術適応となりませんが、抗がん剤がよく効いて手術が可能になった場合などに例外的に行われることがあります。

手術は体に大きな負担がかかるため、できるだけ小さな傷で手術ができる方法が開発され、行われるようになってきました。腹腔鏡手術や、腹腔鏡手術をさらに進化させたロボット支援手術などが胃がんの手術でも保険適用となっています。

薬物療法では、抗がん剤、分子標的薬、免疫チェックポイント阻害薬が使われます。胃がんで用いられる主な抗がん剤には、5-FU、S-1、カペシタビン、シスプラチン、オキサリプラチン、ロイコボリン、パクリタキセル、ドセタキセル、イリノテカンなどがあります。また、胃がんで保険適用となっている代表的な分子標的薬は、HER2と呼ばれるタンパク質を標的にしたトラスツズマブ、血管内皮増殖因子受容体2（VEGFR-2）の活性化を阻害するラムシルマブの2剤があります。免疫チェックポイント阻害薬は、がん細胞が免疫細胞から逃れようとする仕組みを抑える薬剤で、ニボルマブなどが保険適用となっています。

経過と予後

手術で切除した胃とリンパ節は、顕微鏡診断を行う部署（病理診断部）にて最終診断を行います。これにより、実際にがんがどの深さに達していたのか、リンパ節にどの程度転移があったのかが判明し、真の進行度がわかります。術後の予後は、この病理進行度によって異なります。駒込病院で手術を受けた患者さんの、病理進行度別生存曲線を示します（**図4**）。曲線が下にシフトしているものほど、経過観察中に死亡した人数が多いことを表しています。死亡の原因は複数ありますが、ほとんどは胃がんが再発することによる原病死です。進行度Ⅰ期の5年生存率は、90％以上です。内視鏡治療を受けた進行度Ⅰ期の人のデータは含まれていませんので、Ⅰ期全体ではさらに良好です。一方、Ⅳ期の5年生存率は20％を下回っています。進行度が進むほど、生存率が低いことがおわかりいただけると思います。

胃がんが再発する時期は、術後1～2年目までが最も多く、その後は低くなっていきます。5年以降に再発することは非常にまれなため、手術後は5年間の通院と定期検査をお願いしています。定期検査では採血や画像診断で再発のチェックをします。5年目の検査で再発がなければ完治したと考え、定期通院は終了するのが一般的です。通院終了後は状況に応じて、地域の医院へ引き継いだり、検診を受けていただいたりすることをお勧めしています。

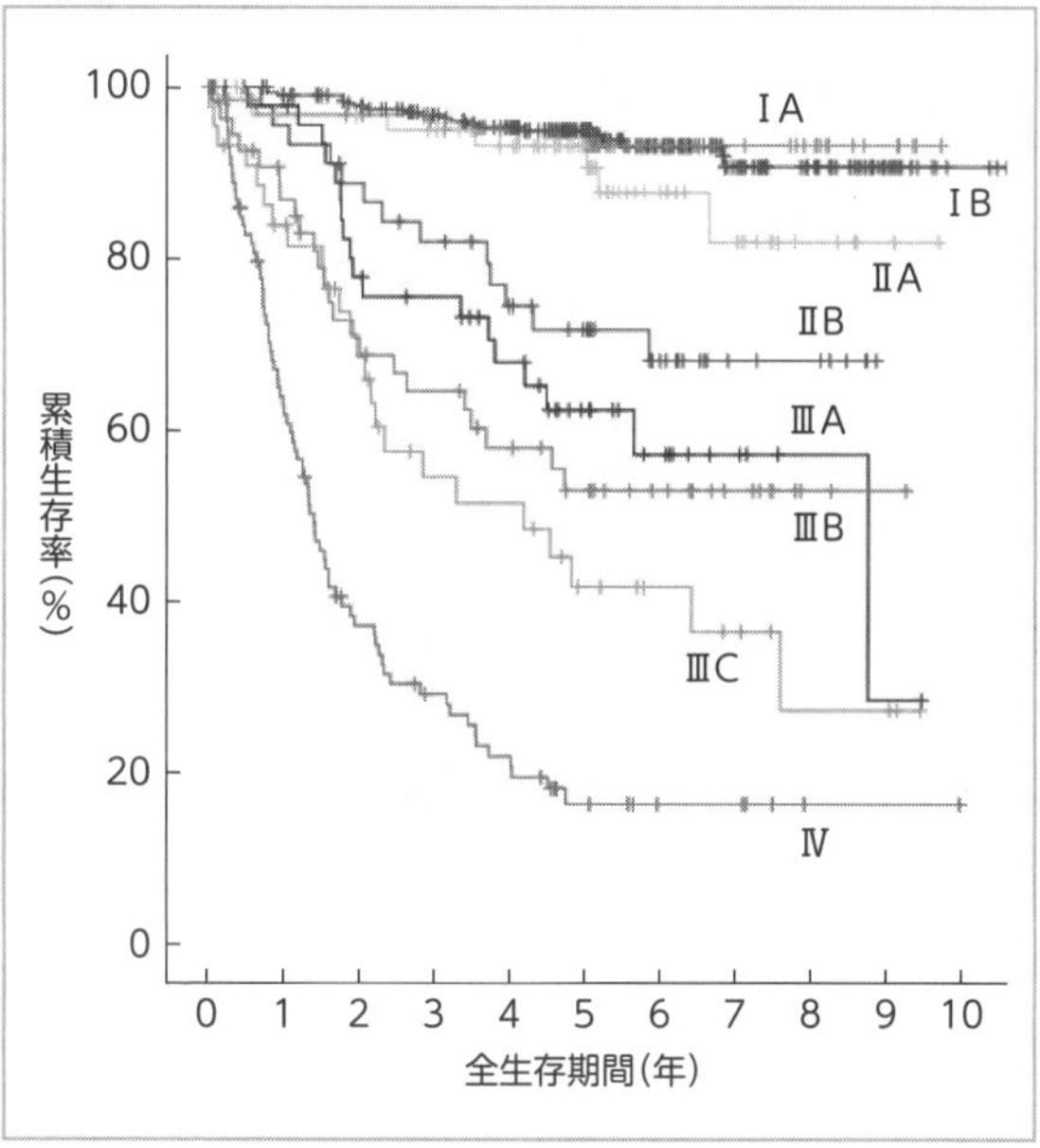

図4 胃がん手術後の病理進行度別生存曲線
2007～2011年に駒込病院で手術を受けた患者さんを対象としたデータ

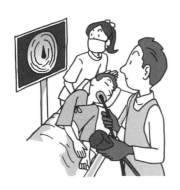

5 大腸がん

大腸外科医長
中野大輔

- 大腸がんは、がんの中で罹患数が第1位
- 飲酒・肥満・運動不足が、大腸がんの危険因子
- ダメージの比較的少ない腹腔鏡手術やロボット支援手術が可能に

死亡数、罹患率

日本で新たに大腸がんと診断される患者さんの数（罹患数）は年間約13万人といわれ、高齢化や食生活の欧米化により徐々に増加しています。男女別罹患数では、男性が3位、女性が2位で、男女合計すると日本人に最も多いがんとなっています。

死亡数は年間約5万人で、臓器別で見ると肺がんに次いで2位、男女別では男性で3位、女性で1位となっています。大腸がんは日本人にとって、最も身近ながんの一つといえます。

危険因子と予防

大腸がんの罹患数増加の要因として、食事・生活習慣が大きな影響を与えているのは間違いありません。その中でも、大腸がんの危険因子として、最も確実と考えられているのが飲酒、次いで肥満、運動不足が挙げられます。

予防は危険因子の裏返しで、節度をもった飲酒、食物繊維の摂取、適度な運動による肥満の予防が、大腸がん予防のポイントとなります。

病態と症状

大腸がんは早期の段階では自覚症状がないことがほとんどですが、大腸の部位によっては、かなり進行した状態でも症状のないことがあります。一般的には、大腸の上流（右側大腸：盲腸、上行《じょうこう》結腸、横行《おうこう》結腸）になるほど症状が出にくいといわれています。

進行した大腸がんでは、腸管の内側に突出した腫瘍が、中を通る便と接触し出血します（便潜血、血便、下血、貧血）。さらに進行し、腸管が狭くなれば便が細くなったり下痢と便秘を繰り返し、最後には腸閉塞に至ります。右側大腸では中を通る便が液体から泥状であるため、直腸がんやS状結腸がんに比べると症状が現れにくい傾向があります。

診断

大腸がん検診で便潜血検査（便の中に混ざっている見えないわずかな血液を検出する検査）が陽性の場合や、先に述べたような大腸がんを疑う症状（血便、貧血など）がある場合は、大腸内視鏡検査を行います。大腸内視鏡検査では肛門《こうもん》から内視鏡を入れて大腸の中を詳しく観察し、がんを疑う病変が見つかれば鉗子《かんし》という道具を用いてその病変の組織の一部を採取（生検）し、顕微鏡で組織を調べます（病理診断）。採取した組織でがん細胞が確認されれば、大腸がんの確定診断となります。

また、がんの形態や大きさ、色調や硬さからがんの進行度合い（早期がん・進行がん）を推定し、治療方針の決定に役立てます。

病期分類・ステージング

大腸がんの診断が確定したら、ＣＴ検査や腫瘍マーカー（血液検査）を行い、大腸がんの広がり（リンパ節や肝臓・肺など他臓器への転移）を調べます。これらの検査は、後で述べる大腸がんの進行度合いである病期（ステージ）分類に必要で、適切な治療方針を決定するのに大変重要です。がんの病期診断と同時に心電図や呼吸機能検査を行い、全身状態をチェックして治療に耐えられるかどうかを判断します（**図1**）。

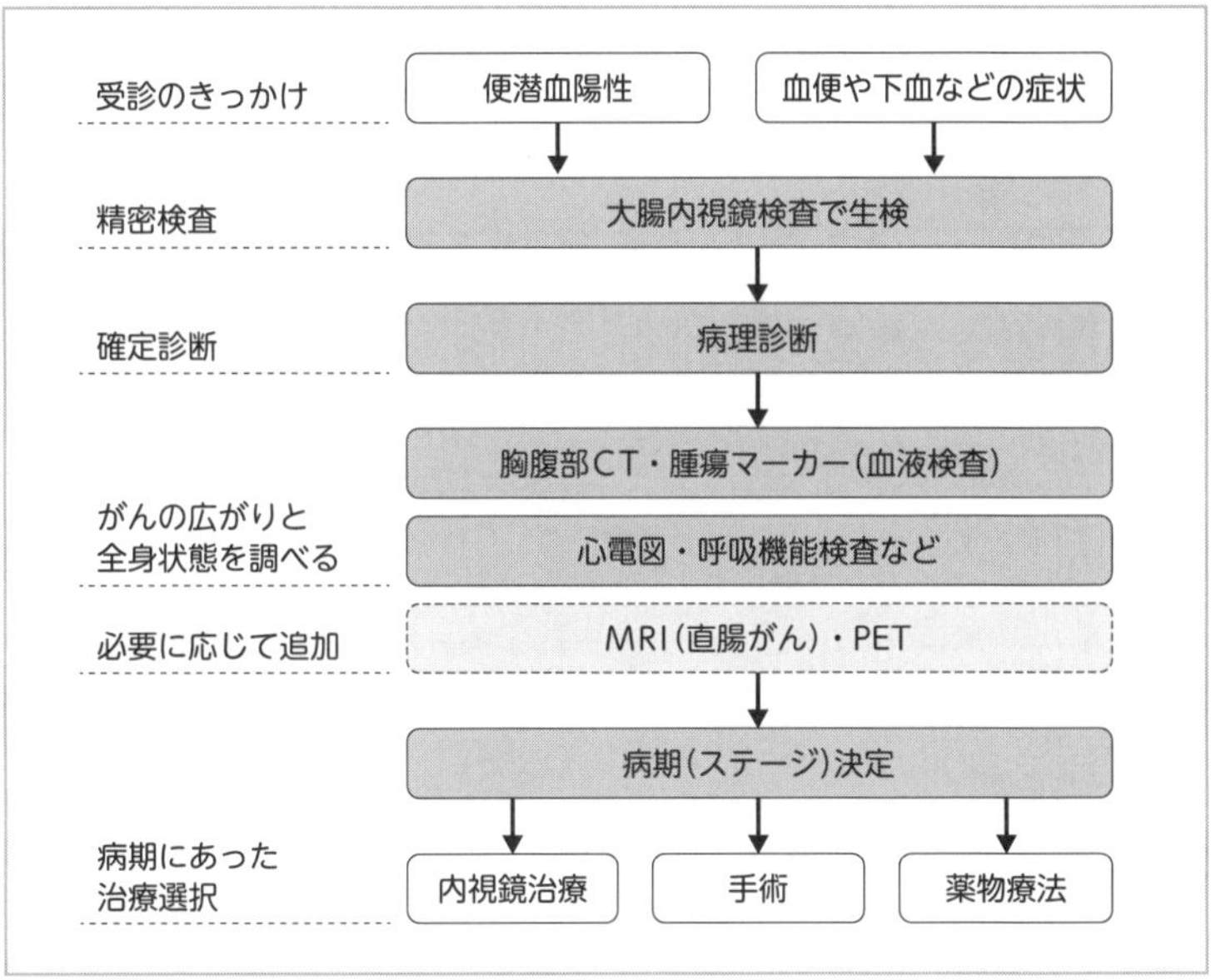

図1　大腸がんの診断から治療方針決定までの流れ

がんが壁の中に浸潤している程度（深さ）を表すのに、深達度という言葉を使います。がんは腸管の一番内側の粘膜層（M）から発生し、進行するにつれて粘膜下層（T1b：SM）→固有筋層（T2：MP）→漿膜下層（T3：SS）→漿膜外（T4a：SE）→他臓器（T4b：SI）へと染み込んで（浸潤して）いきます（258ページの**図2**）。深達度は、がんのステージを決定する重要な要素であるため、手術前に行う検査はとても重要となります。

がんが大腸の壁に浸潤するにつれて、壁の中にあるリンパ管や血管にがん細胞が入り込み、リンパ流や血流に乗ってがんが発生した場所（原発巣）から離れた部位（リンパ節や肝臓など）に飛び火しま

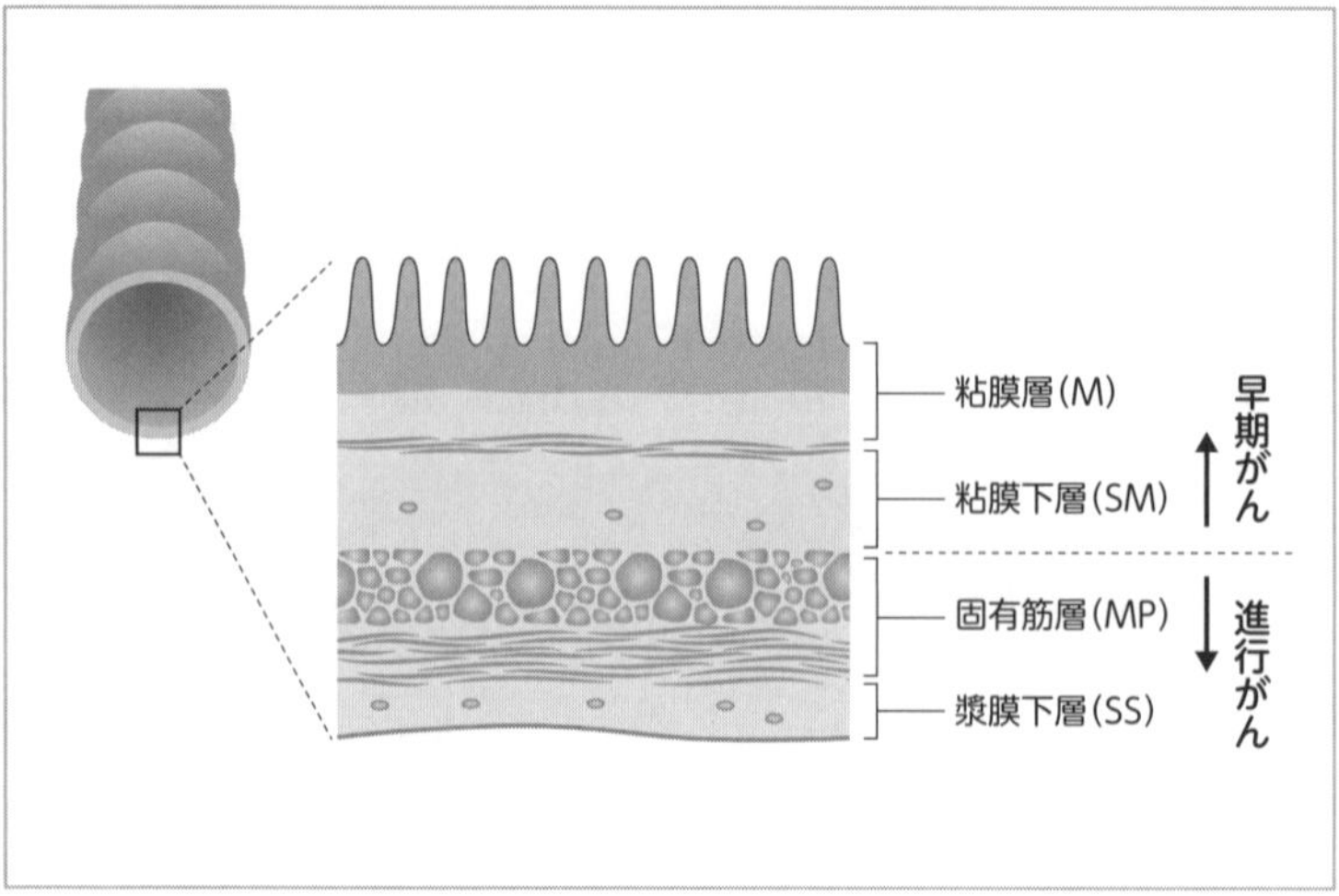
粘膜層(M)
粘膜下層(SM)
固有筋層(MP)
漿膜下層(SS)
早期がん
進行がん

図2　大腸壁の構造と大腸がんの深達度

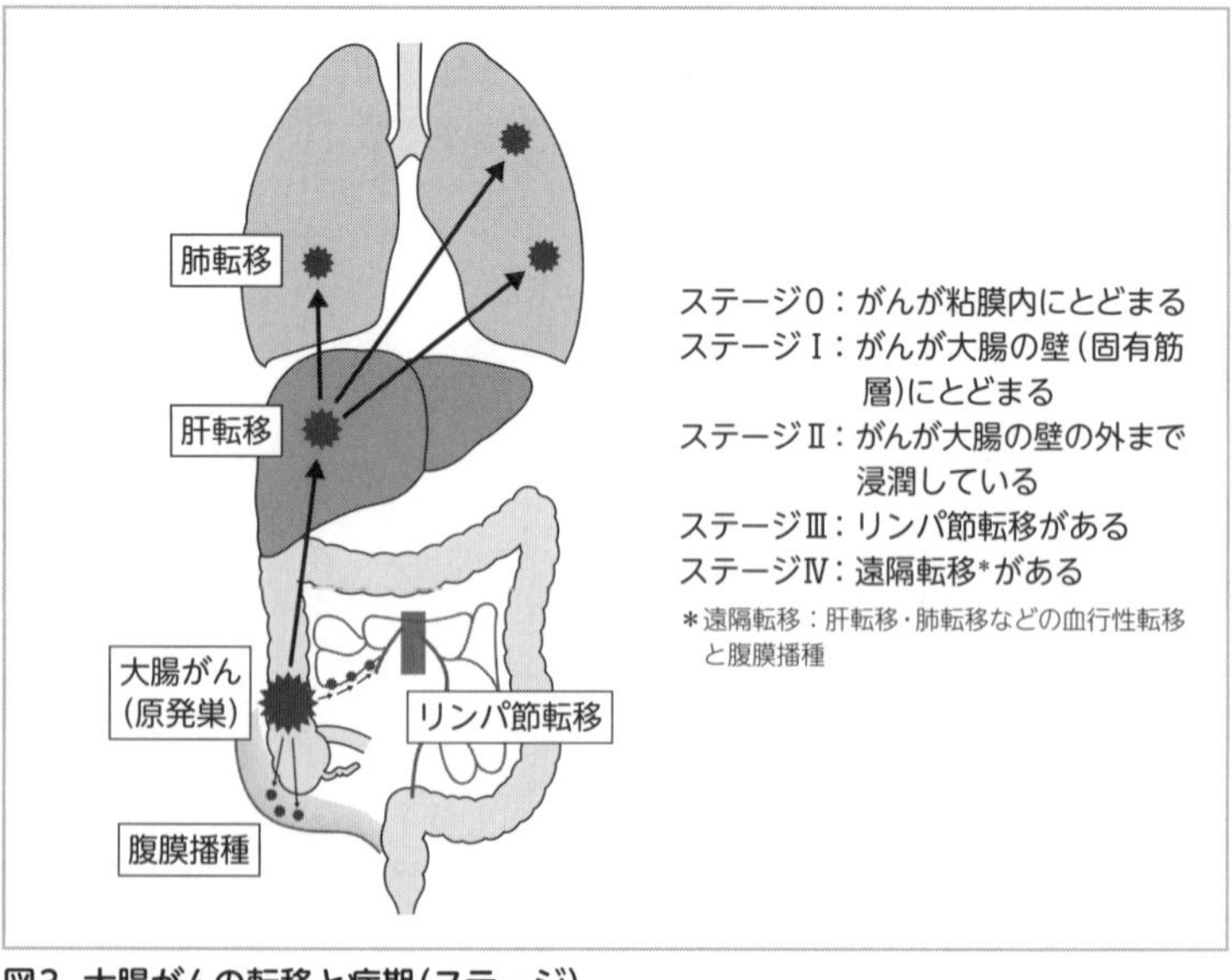
肺転移
肝転移
大腸がん
(原発巣)
リンパ節転移
腹膜播種
ステージ0：がんが粘膜内にとどまる
ステージⅠ：がんが大腸の壁（固有筋層)にとどまる
ステージⅡ：がんが大腸の壁の外まで浸潤している
ステージⅢ：リンパ節転移がある
ステージⅣ：遠隔転移*がある
＊遠隔転移：肝転移・肺転移などの血行性転移と腹膜播種

図3　大腸がんの転移と病期(ステージ)

す。これを転移といい、転移した先で大きくなった組織を転移巣といいます。転移の様式には、①リンパ行性転移、②血行性転移、③腹膜播種の3つがあります（**図3**）。

①リンパ行性転移

リンパ管に入ったがん細胞が、リンパ流に乗って原発巣の近くのリンパ節から遠くのリンパ節に順に転移していきます。転移が原発巣から近くのリンパ節（領域リンパ節）にとどまっていれば、手術による根治切除が可能なことが多いです。

②血行性転移

血管に入ったがん細胞が、血流に乗って肝臓や肺、ごくまれに骨や脳に転移します。

③腹膜播種

浸潤したがん細胞が、大腸の壁（固有筋層）を通り抜けてお腹の中（腹腔内）に散らばる（播種：種を播く）ことで生じる腹膜への転移です。腹膜播種は、がん細胞を含む液体を大量に産生し、腹水の原因となります。

治療

大腸がんの治療には内視鏡治療、手術療法、薬物療法、放射線療法などがあり、がんの進行度（ステージ）、全身状態や年齢、併存疾患（糖尿病や心血管系疾患）の有無などを考慮して、治療法を決定します。

　ステージ0〜Ⅲでは、まず、がんをすべて取りきる（切除する）ことを検討します。切除できる場合には、内視鏡的切除または手術が行われます。腫瘍の位置や大きさ、患者さんご自身の全身状態によっては切除できないケースもあり、その場合は薬物療法や放射線療法などの緩和的な治療が行われます。ステージⅣでは原発巣による症状（腸管狭窄、出血、疼痛《とうつう》など）があれば手術による原発巣切除が考慮されますが、基本的には薬物療法が中心となります（**図4**）。

①内視鏡治療

　内視鏡で大腸の内側から腫瘍を切除する治療法です。手術と違いお腹に傷がつかない利点があり、体への負担が少なく外来や短期入院で行えます。対象となるのは、がんが粘膜内にとどまっているか粘膜下層軽度浸潤（ＳＭ軽度浸潤）

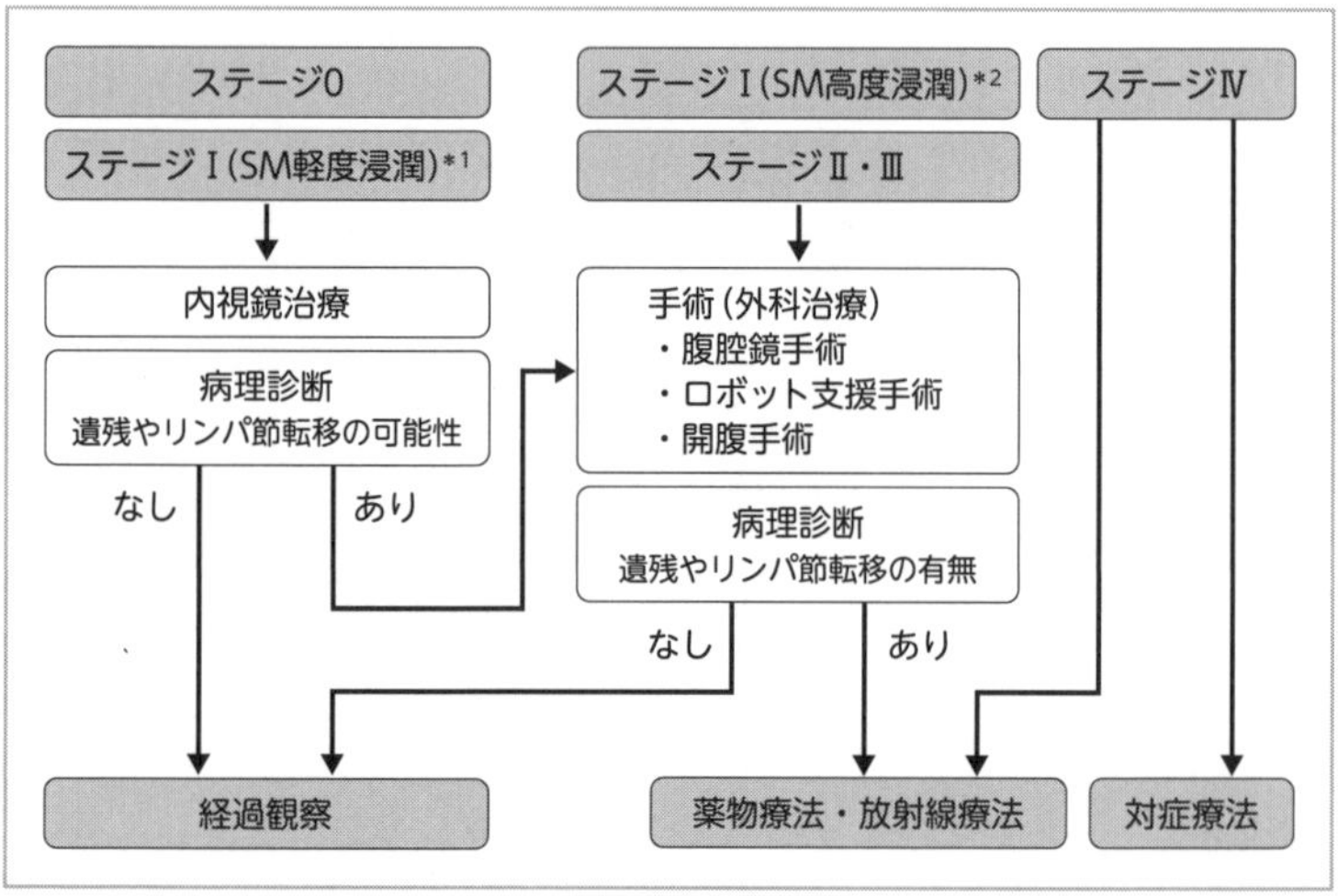

図4　大腸がんの進行度（ステージ）別、治療の流れ

＊1　SM軽度浸潤：粘膜下層に1㎜未満の浸潤　＊2　SM高度浸潤：粘膜下層に1㎜以上の浸潤

と予想され、一回で無理なく切除できる大きさのもの、になります。

術式としては、内視鏡的ポリープ切除（ポリペクトミー）、内視鏡的粘膜切除術（ＥＭＲ）、内視鏡的粘膜下層剝離術（ＥＳＤ）などの方法があり、病変の形・大きさなどで術式を選択します（ＰａｒｔⅠ「９ 内視鏡治療」を参照）。

内視鏡治療の合併症としては出血と穿孔（腸管に穴があく）があります。頻度は約０・８〜３・８％と報告されています。出血に対しては内視鏡で電気的に焼いたり、クリップで挟んだりして止血します。穿孔に対しては緊急手術を行うこともあります。

②手術（外科治療）

内視鏡治療ができないステージⅠのがんや、ステージⅡ・Ⅲ、切除可能なステージⅣのがんに対しては手術を行います。手術では発生したがんそのもの（原発巣）だけでなく、がんが広がっている可能性のある部位（原発巣周囲の腸管やリンパ節、周囲臓器など）も一緒に切除します。腸管を切除するため残った腸管をつなぎ合わせます（腸管吻合《ふんごう》）。病変が肛門に近く肛門も一緒に切除する場合には、人工肛門（ストーマ：肛門の代わりとなる便の出口）をお腹に作ります。

結腸がんの手術

結腸がんの手術では、がんのある部位から約10㎝離れた部位で腸管を離断し、がんの部位をリンパ節とひとまとめに摘出します（２６２ページの**図5**）。原発巣の部位によって切除する腸管範囲が異なり、術式には回盲部切除術、結腸右半切除術、横行結腸切除術、結腸左半切除術、下行結腸切除術、S状結腸切除術などがあります。

直腸がんの手術

直腸は骨盤の奥深くに位置しており、周囲には前立腺・膀胱《ぼうこう》・子宮・卵巣があります。また、直腸の周囲には、排尿機能や性機能を調節する神経（自律神経）が網目状に存在します。手術後の機能障害を最小限にするために、手術の際にはこれらの周囲臓器や自律神経は温存するようにします

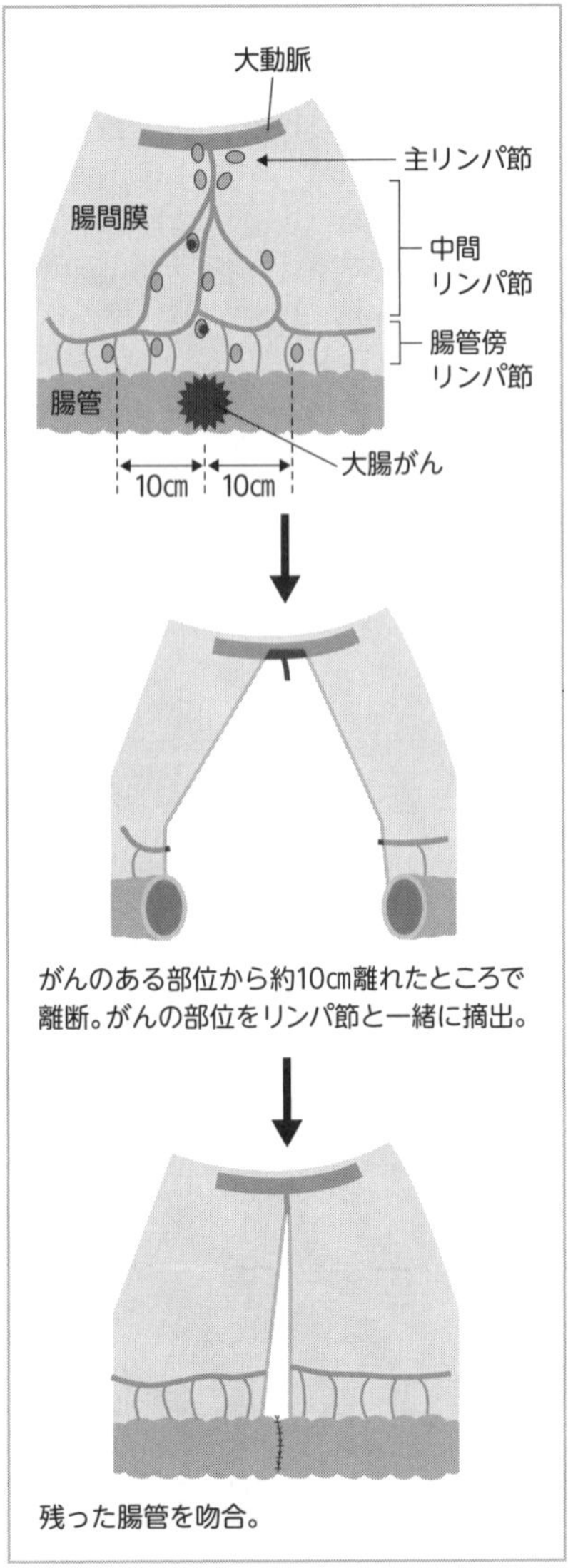
大動脈
主リンパ節
腸間膜
中間
リンパ節
腸管傍
リンパ節
腸管
大腸がん
10㎝
10㎝
がんのある部位から約10㎝離れたところで
離断。がんの部位をリンパ節と一緒に摘出。
残った腸管を吻合。

図5　結腸がんの手術の流れ

が、直腸がんの広がり度合いによってはこれらを合併切除する必要があり、手術後の機能障害（排尿障害・性機能障害・排便障害）が問題となります。

また、原発巣が肛門からどれくらいの距離にあるかによって術式が変わり、手術後の生活も変わってきます。

①前方切除術

腫瘍のある直腸をお腹側から切除して、腸管を縫い合わせる術式です。がんが肛門からおおよそ4～5㎝以上離れていれば、この術式の適応となります。縫い合わせた場所（吻合部）が比較的肛門から距離があるもの（腹膜反転部より口側）を高位前方切除術、肛門に近いもの（腹膜反転部より肛門側）を低位前方切除術といいます。低位前方切除術では残存する直腸が短くなるため、手術後に排便障害が予想されること、一時的人工肛門を作る場合があることに留意しなければなりません。

②直腸切断術

肛門に近い直腸がんでは、直腸と肛門を一緒に切除し永久人工肛門を造設します。肛門からがんが離れている場合でも、肛門機能が低下している患者さんや、寝たきりの患者さんでは、永久人工肛門となるこの術式をお勧めすることがあります。

③括約《かつやく》筋間直腸切除術（ＩＳＲ）

肛門に近い直腸がんでも、肛門括約筋（肛門を締める筋肉）を一部温存しつつがんを取り除き、永久人工肛門を回避することができる場合があります。がんの取り残しの危険性が高まるかどうか、患者さんにとって肛門を温存することが最良の選択肢かどうか、がんの進行度合いや患者さんの人生哲学を鑑みて、十分に主治医と相談して決める必要があります。

腹腔鏡手術やロボット支援手術

腹腔鏡手術は炭酸ガスでお腹をふくらませ、お腹の中を腹腔鏡（手術用の内視鏡）で覗きながら、皮膚に大きな傷をつけずに穴から手術をする術式です。開腹手術に比べ傷が小さく手術後の痛みが少ないことや、入院期間が短くなるなどの長所がある一方で、手術時間が長く、手術の難易度が上がるといわれています。駒込病院では2008年から本格的に腹腔鏡手術を

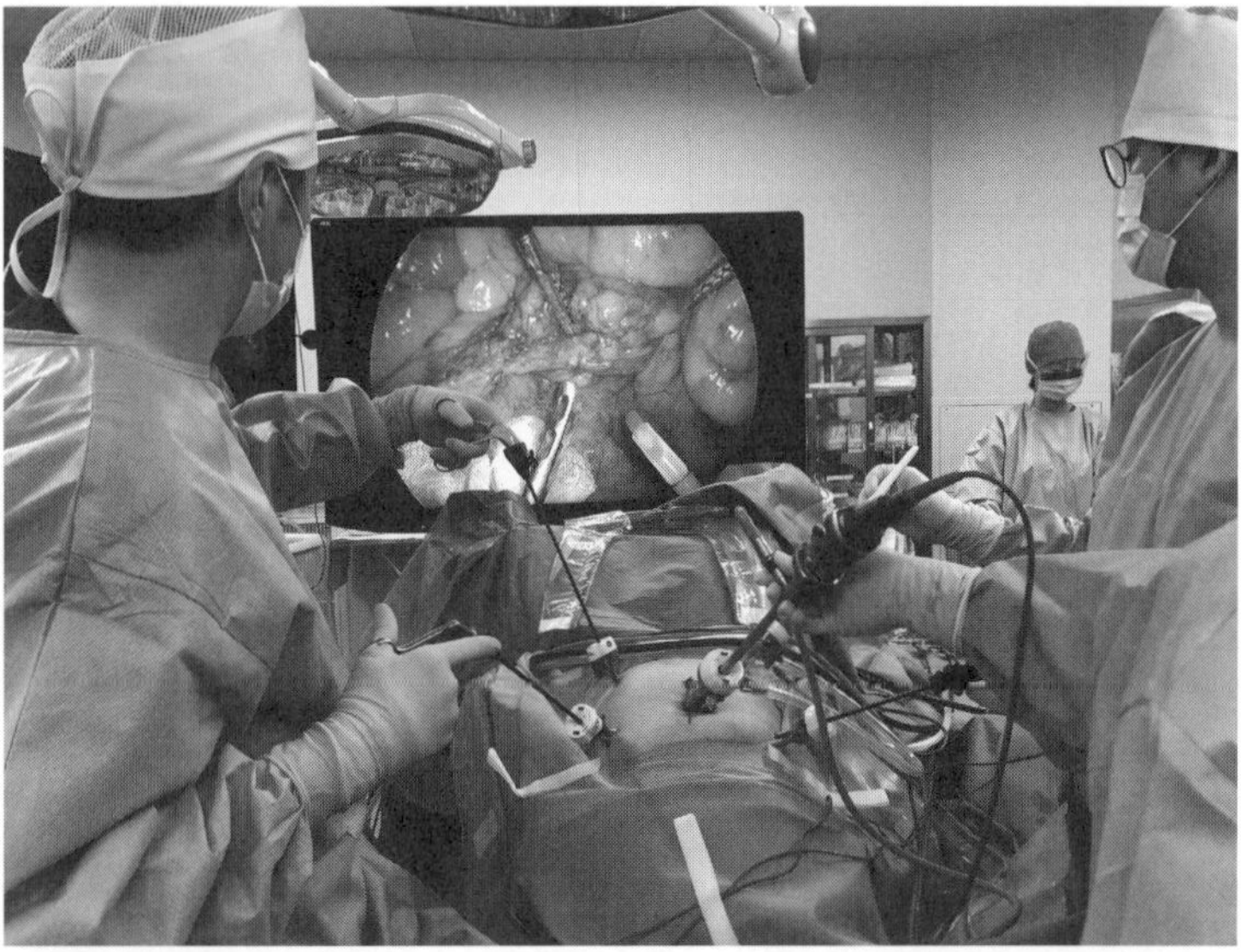

図6　腹腔鏡手術　最先端の4K内視鏡スコープと55インチ大型4Kモニターを用いた腹腔鏡下大腸切除術。肉眼を超える高精細な画像で高い根治性と機能温存を両立し、小さな傷で体への負担が少ない手術を行っている。

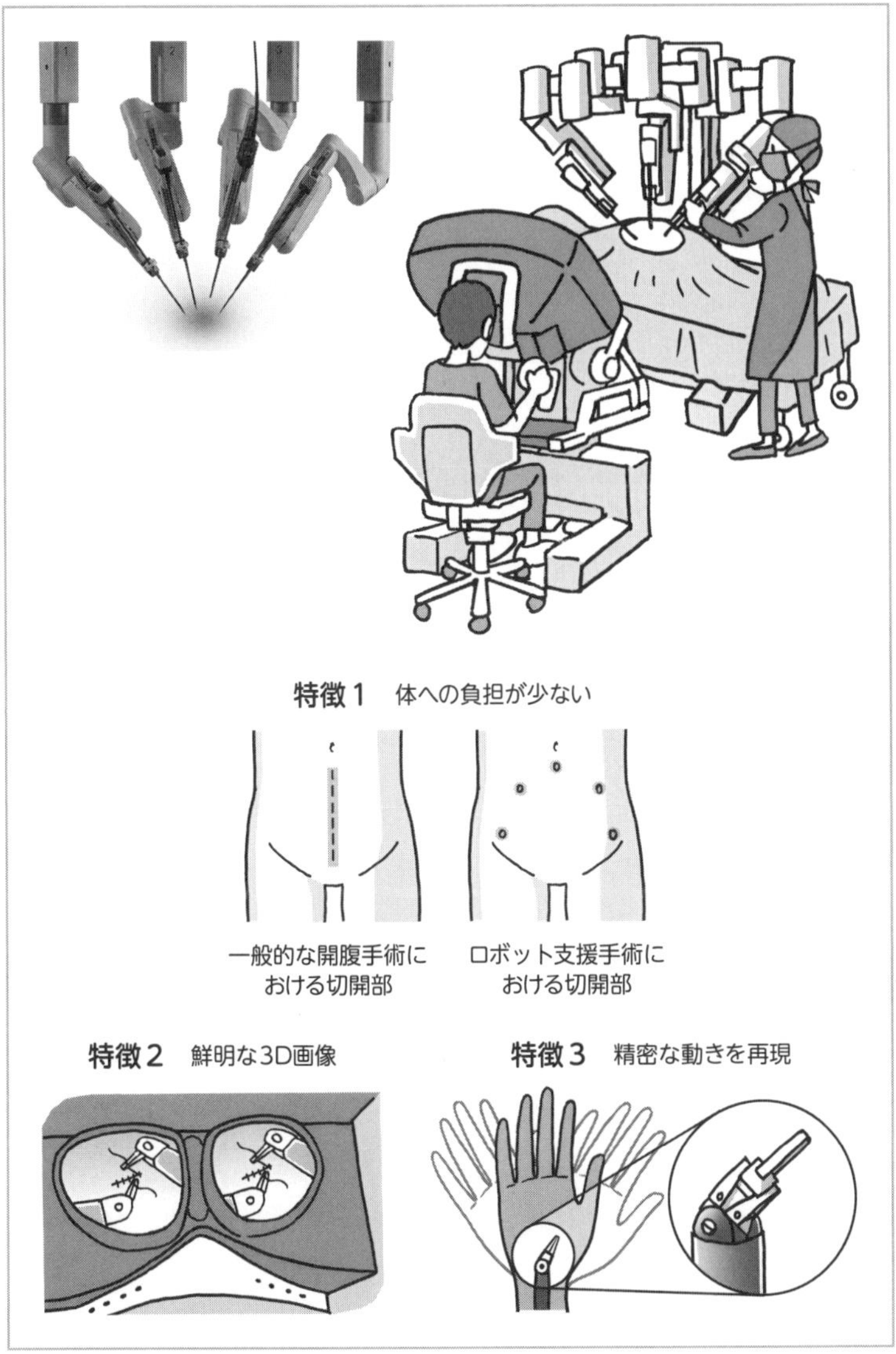
特徴 1　体への負担が少ない
一般的な開腹手術における切開部
ロボット支援手術における切開部
特徴 2　鮮明な3D画像
特徴 3　精密な動きを再現

図7　ロボット支援手術

導入し、現在まで大腸がんに対し約2000例近くの手術を行ってきました。最近では、大腸がん手術の95％程度を腹腔鏡手術で行っています（264ページの**図6**）。

ロボット支援手術は腹腔鏡手術の一つで、2018年4月に直腸がんに対して保険が適用されることになりました。これまで技術的に難しいといわれていた直腸がんに対する腹腔鏡手術の欠点を補い、狭い骨盤腔の中で精密な手術ができ、がんの根治性の向上や機能温存の面で期待されています。駒込病院では保険適用に先んじて2017年にロボット支援手術を導入し、現在までに約200例の手術を行っています（265ページの**図7**）。

術後合併症

術後合併症とは、手術後に発生した好ましくない症状や状態のことです。

①縫合不全

縫合不全は腸管のつなぎ目に不具合が生じ、吻合部からお腹の中に便が漏れ出ることをいいます。術後1～5日目に発生することが多く、症状として発熱・腹痛・ドレーンからの便汁流出などがあります。原則として再手術となり、一時的人工肛門造設術を行います。

②創感染

お腹にできた傷が細菌感染を起こすことがあり、傷が赤く腫《は》れ、膿《うみ》の流出が起こります。多くは傷を解放し、膿を出やすくすることで治癒します。

③腸閉塞

腸管の動きが悪かったり、お腹の中で腸管の癒着が原因で便やガスが出なくなり、腹部膨満《ぼうまん》や嘔気・嘔吐などの症状を呈します。食事や水分摂取を中断し点滴すること、鼻からチューブを腸まで挿入し（イレウス管）、腸の中を空っぽにすることで改善することが多いですが、癒着が原因の場合には手術が必要となる場合もあります。

④排尿障害

直腸がん手術において、自律神経の障害の結果として、尿意を感じない、排尿したくても出てこない、残尿があるなどの症状が出ることがあります。数日で自然に軽快することもありますが、内服薬や自己導尿（カテーテルという細い管を尿道から膀胱にご自身で挿入すること）が必要となることもあります。

⑤排便障害

腸管切除後には排便が不規則になったり、便秘や下痢、頻便などの症状が出ることがあります。結腸がん手術の場合には数ヵ月で改善することがほとんどですが、直腸がんの場合、一回の排便量が低下するため排便回数が著しく増加することがあります。食事内容の見直しや、排便回数をコントロールする薬剤の投与を検討し、ＱＯＬ（生活の質）を向上させる工夫が必要となります。

薬物療法

大腸がん治療において、薬物療法には、①手術後に再発を予防する目的で行う「補助化学療法」と、②手術による治癒が難しく、主に延命を目的とする「切除不能 進行・再発大腸がんに対する薬物療法」の2つがあります。

①補助化学療法

根治切除が行われたステージⅢの患者さんが対象で、3～6ヵ月行われます。

②切除不能 進行・再発大腸がんに対する薬物療法

ステージⅣや再発した患者さんが対象で、延命も重要な目的ではありますが、症状緩和による生活の質の改善が重要な目的となります。

放射線療法

直腸がんにおいて、骨盤内再発を抑える目的で手術の前に行う「補助放射線療法(抗がん剤を併用することもあります)」と、骨盤内再発や骨転移、脳転移などの症状を緩和する目的で行う「緩和的放射線療法」があります。

ステージ	Ⅰ	Ⅱ	Ⅲ	Ⅳ
全部位	97.6%	90.0%	84.2%	20.2%

表1 病期別5年相対生存率 全国がんセンター協議会生存率共同調査(2018年集計)

経過と予後

大腸がんが手術できれいに取りきれた場合でも、進行度合いに応じてある一定の確率で再発は起こります。ステージⅠのうち固有筋層浸潤のあるがんで約7％、ステージⅡで約15％、ステージⅢでは約30％が再発するといわれています。そのため、手術後も定期的に再発がないかを確認するための検査を行い、5年間再発がないことを確認すればほぼ完治といえます。

転移・再発しやすい臓器は肝臓と肺、腹膜で、まれに脳や骨に転移します。肝転移や肺転移した臓器を切除できる場合は手術が行われ、転移巣が多く切除が困難な場合には、薬物療法の適応となります。

病期別5年相対生存率は**表1**のようになっており、ステージⅣではかなり予後が厳しく、早期発見・早期治療が望まれます。

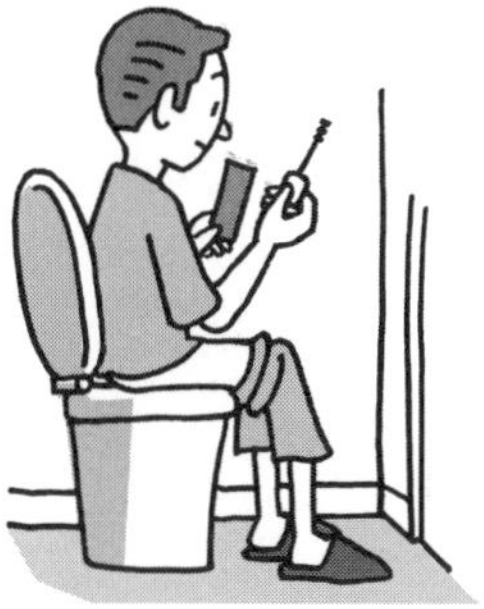

6 肝臓がん

肝臓内科部長
木村公則

- 肝臓がんの予防には、慢性肝炎・肝硬変の適切な治療が重要
- 最近は、生活習慣病に関連した肝臓がんが増加している
- 肝臓がんの治療法は、がんの進行具合と肝臓の状態（肝予備能）で決定される

死亡数、罹患率

肝臓がんは、大きく2つに分けることができます。一つは、肝臓に発生した原発性肝がんと呼ばれるもので、通常肝臓がんといえばこれを意味します。もう一つが、他の臓器に発生したがんが肝臓に転移した転移性肝がんと呼ばれるものです。転移性肝がんの場合には、もともとのがんが発生した臓器に対して治療を行うことになります。そのため、ここでは、原発性肝がん、なかでも頻度が最も多い肝細胞がんについて解説していきます。

原発性肝がんといっても実際は多数のがんからなります。ただし、約95％が肝細胞から発生する

肝細胞がんで、約5％が肝内に発生した胆管上皮に由来する肝内胆管がん（胆管細胞がん）です。つまり、この2つのがんでほぼ100％になります。

厚生労働省の人口動態調査によれば、2014年の悪性新生物の部位別では、「肝及び肝内胆管の悪性新生物」による死亡数は、5番目に多い2万9543人（男性1万9208人、女性1万335人）でした。同じ年のがん罹患率（一年間に人口10万人あたり何人ががんと診断されたか）では、肝臓がんは、男性で44・1人、女性で20・6人でした。

危険因子と予防

肝細胞がんは、高い割合で慢性肝炎や肝硬変を合併しています。慢性肝炎はウイルスやアルコール、脂肪沈着などが原因で肝臓に炎症が起きることによって生じますが、初期の頃は肝臓に変化はあまり認められません。しかし、肝炎が続くと血液中のALTやASTが異常値になり、徐々に線維化と呼ばれる肝臓が硬くなる症状が現れてきます。肝臓の線維化が進行するとやがて肝硬変になり、肝細胞がんの発生率が高くなります。最近の報告では、肝臓病の予後（どのくらい生きられるか）は、この肝線維化が規定していると報告されました。ですから、いかに肝線維化が進行していない段階で治療を行うかが重要です。

肝細胞がんは昔から肝炎ウイルスと強い関連があることが知られており、わが国では肝細胞がん患者さんの8割以上がB型肝炎ウイルスかC型肝炎ウイルスに感染しています。ウイルス性肝炎治療は現在飛躍的に進歩しており、B型肝炎に関しては、2000年以降に経口抗ウイルス薬である核酸アナログ製剤が保険適用になり、ほとんどの症例で肝炎をコントロールできるようになりました。また、C型肝炎に関しても、2011年に直接作用型抗ウイルス薬（direct acting antivirals：DAAs）が登場し、2014年にはついにインターフェロンを必要としないDAA薬が使用可能となり、ウイルスをほぼ100％体内から排除できるようになりました。

一方で、最近増加してきているのが、B型肝炎ウイルスやC型肝炎ウイルスに関連のない非B非C型肝がんです。その原因としては、ウイルス性肝炎に代わって非アルコール性脂肪性肝疾患（nonalcoholic fatty liver disease：NAFLD）が増加していることが挙げられます。NAFLDは、予後良好な単純性脂肪肝（nonalcoholic fatty liver：NAFL）と予後不良な非アルコール性脂肪性肝炎（nonalcoholic steatohepatitis：NASH）に分類されます。NAFLDは国内に約1000万人、そのうち、肝硬変や肝臓がんへと進行するNASHは約200万人いると推定されています。NAFLDの病因としては肥満・糖尿病・脂質異常症などのインスリン抵抗性を原因とする病気が指摘されており、食の欧米化や運動不足により、肥満や糖尿病が増加していることから、今後もNAFLD／NASHは増加すると予想されています。

NASHから肝硬変へは5～10年で5～20％の割合で進行するとされ、肝線維化が進行した例では5年で約15％に発がんがみられると報告されています。実際、NASHにおける肝疾患死亡率は増加しています。ＮＡＦＬＤの治療としては、血糖値や脂質のコントロールと減量が大切になるので、食事療法と運動療法が基本になります。それでも効果が不十分な場合には薬物療法を行いますが、現時点でＮＡＦＬＤ／ＮＡＳＨに効果があると実証された薬物はありません。

病態と症状

肝細胞がんは慢性肝炎や肝硬変を高率に合併していることから、肝細胞の慢性的な炎症反応が発がんに大きく関与していると考えられています。その他にも肝炎ウイルスそのものの関与や、加齢に伴う免疫応答の変化も関連していると考えられています。

次に肝細胞がんの症状についてですが、肝細胞がんがかなり進行しない限り、肝細胞がんそのものでは症状は現れません。繰り返しになりますが、肝細胞がんは高率に肝硬変を合併しますから、肝硬変に伴う症状を認める場合が多いです。具体的には、黄疸《おうだん》（皮膚が黄色に見えたり、眼球結膜が黄色に見える状態）、下腿浮腫、腹水、肝性脳症（高アンモニア血症が原因となる意識障害）、倦怠感（だるさ）などです。肝細胞がんが進行した場合には、がん破裂による腹腔内出血により強い腹痛や血圧低下を認めることがあります。また、肝細胞がんは骨や肺に転移しやすいことから、腰痛など骨の痛みやせきなどの呼吸器症状を最初に認めることもあります。

診断

肝細胞がんの診断は、原則的には組織の検査（病理検査）によって行われます。しかし、がん組織を経皮的に針で穿刺して行う腫瘍生検は、出血や播種（腹腔内にがん細胞がばらまかれること）の危険があるので、典型的なＣＴやＭＲＩを用いた画像検査で所見を認める場合には、腫瘍生検を行わず画像所見で診断されることが多いです（**図1**）。非典型的な画像所見の場合には、腫瘍生検による病理学的診断が必要です。

それではどのような頻度で、どのような画像検査を行えばよいのでしょうか。それは患者さんの発がんリスクの違いで異なります。先述のとおり、肝細胞がんの発症とＢ型肝炎ウイルス、Ｃ型肝炎ウイルス、肝硬変とは強い関連があることが知られています。そこで、これらの病気を肝臓がん発症における高危険群とし、Ｂ型、Ｃ型肝硬変は超高危険群と考えます。肝細胞がんの観察は、超音波検査と腫瘍マーカー（ＡＦＰ、ＰＩＶＫＡ-Ⅱ）測定を軸として、これらの検査を高危険群では６ヵ月ごと、超

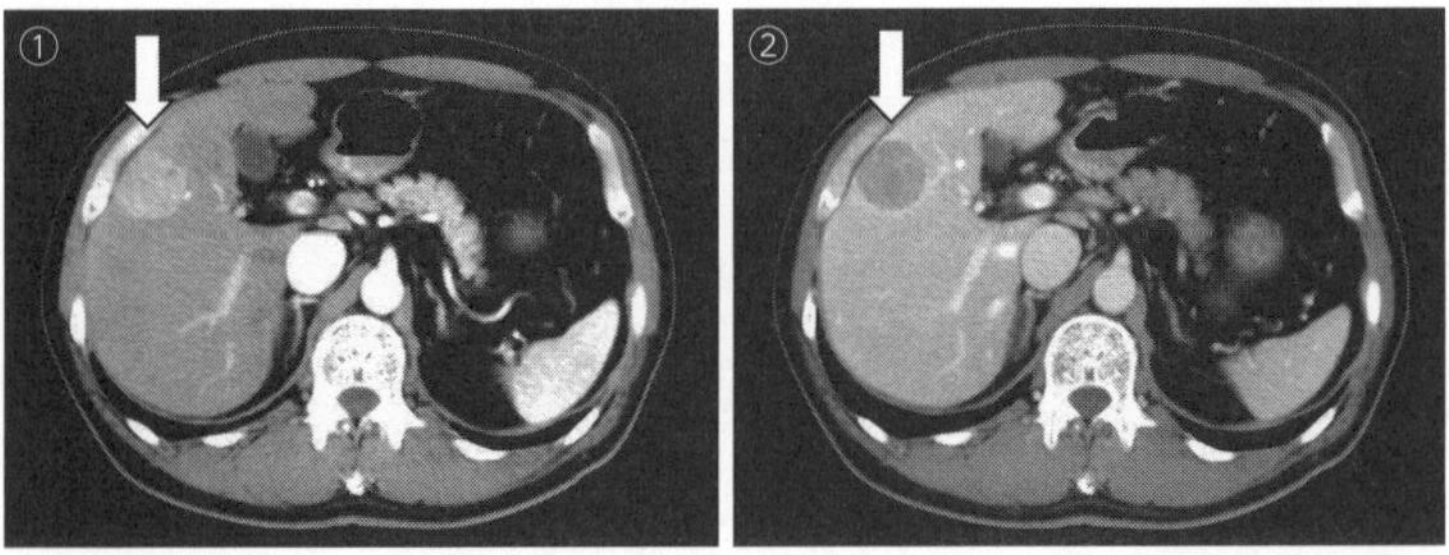

図1　肝細胞がんのCT画像　肝臓内に約3.5㎝の幹細胞がんが認められる（矢印）。CT用の造影剤を使用して撮影すると、最初に幹細胞がんは白く染まり①、時間が経つと周囲より黒っぽく写るのが特徴②。

高危険群では3～4ヵ月ごとに実施することが推奨されています。超音波検査で肝臓がんの疑いのある病変が指摘された場合には、dynamic CT／MRIで診断します。CT検査の長所は、検査時間が短く、同時に他の臓器も撮像できるため、遠隔転移の有無を調べられることです。MRI検査の長所は、質的診断（どのようながんの種類か）が可能であり、肝細胞がんの早期診断に有用です。

病期分類・ステージング

病期（ステージ）は、T、N、Mの3つの因子によって、ⅠからⅣのステージに分類されます（**表1**）。T因子は、「がんの大きさ」「がんの個数」「脈管（門脈、胆管、静脈）にがんが認められるか」の3つの項目で規定されます。N因子はリンパ節転移の有無、M因子は遠隔転移の有無で規定されます。

T因子	T1	T2	T3	T4
①がんの大きさ　小 ②がんの個数　1個 ③脈管のがん　なし	①②③すべて満たす	2項目満たす	1項目満たす	該当なし

	T因子	N因子	M因子
ステージ Ⅰ	T1	N0	M0
ステージ Ⅱ	T2	N0	M0
ステージ Ⅲ	T3	N0	M0
ステージ ⅣA	T4	N0	M0
	T1, T2, T3, T4	N1	M0
ステージ ⅣB	T1, T2, T3, T4	N0, N1	M1

表1　肝細胞がんの病期（ステージ）分類
N因子　N0：リンパ節転移なし　N1：リンパ節転移あり
M因子　M0：遠隔転移なし　M1：遠隔転移あり

治療

肝細胞がんの治療は、腫瘍因子（がんの数や大きさ、血管に浸潤しているか、肝臓以外に病気がないか）だけでなく、肝予備能も治療方針を決定するうえで重要です。肝予備能は肝機能がどれくらい保たれているかを表し、これが良くないと、いくら病期が軽くても治療の選択肢が非常に限られてしまいます。

最新の肝臓がん治療アルゴリズムによると、肝細胞がんの治療法としては、①手術療法による肝切除、②局所療法（ラジオ波焼灼《しょうしゃく》療法、マイクロ波凝固療法、エタノール注入療法）、③肝動脈塞栓療法、④分子標的薬、⑤肝動注化学療法、⑥肝移植があります。簡潔に言えば、病期が進行しておらず、肝予備能が保たれていれば肝切除か局所治療が選択され、病期が進行していても肝予備能が保たれていれば、肝動脈塞栓療法、分子標的薬、肝動注化学療法が選択されます。そして、肝予備能が悪いと、可能であれば肝移植が選択されますが、それ以外は緩和治療になります。

ここですべての治療法をご紹介することは難しいので、最近注目されている分子標的薬についてご説明します。２００９年に初めて進行肝細胞がんに対してチロシンキナーゼ阻害薬であるソラフェニブが認可され、２０１９年11月現在、ソラフェニブ、レンバチニブ、レゴラフェニブ、ラムシルマブの４種類の分子標的薬が肝細胞がんに対して認可されています。分子標的薬でも薬剤によって副作用の種類や出現頻度は異なります。また、今後さらに免疫チェックポイント阻害薬であるＰ

D－1抗体も認可される予定です。

経過と予後

１９９６〜２００７年の全国調査によれば、全症例の累積生存率は、３年62・１％、５年44・３％、10年20・５％で、治療法によって生存率が異なります（**表2**）。理由としては、治療効果以外にも、病期や肝予備能によって治療方針が決まってしまうからです。ただし、肝切除ができた症例でも、10年生存率は32・０％と高くありません。原因としては、肝細胞がんが再発しやすい癌腫であること、もともとの肝疾患の病状が進行しやすいことが挙げられます。肝細胞がんの予後を改善するには、根治治療可能な病期で早めに発見することと、肝予備能を保つことが重要です。

	症例数	累積生存率(%)			
		1年	3年	5年	10年
全症例	90,994	83.6	62.1	44.3	20.5
肝切除	20,866	90.2	72.3	56.8	32.0
肝移植	116	82.6	74.5	69.4	63.2(8年)
ラジオ波焼灼療法	9,472	96.2	78.9	57.7	31.2(9年)
エタノール注入療法	9,769	91.9	64.5	40.8	13.8
マイクロ波凝固療法	2,357	94.3	73.7	50.8	20.6
肝動脈塞栓療法	25,395	79.7	46.1	25.6	7.4

表2 治療別の肝細胞がんの予後

7

胆道がん

肝胆膵外科医長
脊山泰治

- 胆道がんは、胆汁の通り道にできるがんの総称
- 同じ胆道がんでも、部位によって症状、診断法、治療法、予後が異なる
- 症状が出にくいため、早期発見が難しく、進行がんの状態で見つかることが多い

胆道がんは、部位によって症状、診断法、治療法、予後が異なるので、分類が重要です。肝細胞で生成された胆汁は、肝内の胆管で集められ、肝外胆管、膵内胆管を経て乳頭部から十二指腸に流れ込みます。この胆汁の通り道を「胆道」といい、がんができた場合は部位によって呼び名が変わります（**図1**）。肝臓内の胆管にできると肝内胆管がんとなりますが、これは肝臓がんに分類されますので、ここでは触れません。

肝外胆管がんは近位と遠位に分けられ、それぞれ近位胆管がん、遠位胆管がんと呼ばれます。十二指腸への出口のがんは乳頭部がんと呼ばれます。近位、遠位両方に広がっている場合は、広範囲胆管がんともいわれます。

胆嚢《たんのう》にできたがんは胆嚢がんとなりますが、胆管との継ぎ目である胆嚢管にできると胆嚢管がんと呼ばれ、胆管に近い場合は胆管がんとの鑑別が難しいこともあります。胆嚢は部位によって底部、体部、頸部に分かれます。

死亡数、罹患率

２０１５年の全国統計では、胆道がん（胆管がん＋胆嚢がん）の罹患者数は約2万２０００人、人口10万人あたり17・４人となっています。消化器がんの中で大腸がん、胃がんなどと比べて多いわけではありません。胆道がんの罹患率は増加傾向でしたが、ここ10年くらいは横ばいになっています。

死亡率は２０１７年のデータで人口10万人あたり14・６人となっており、罹患者数の割に死

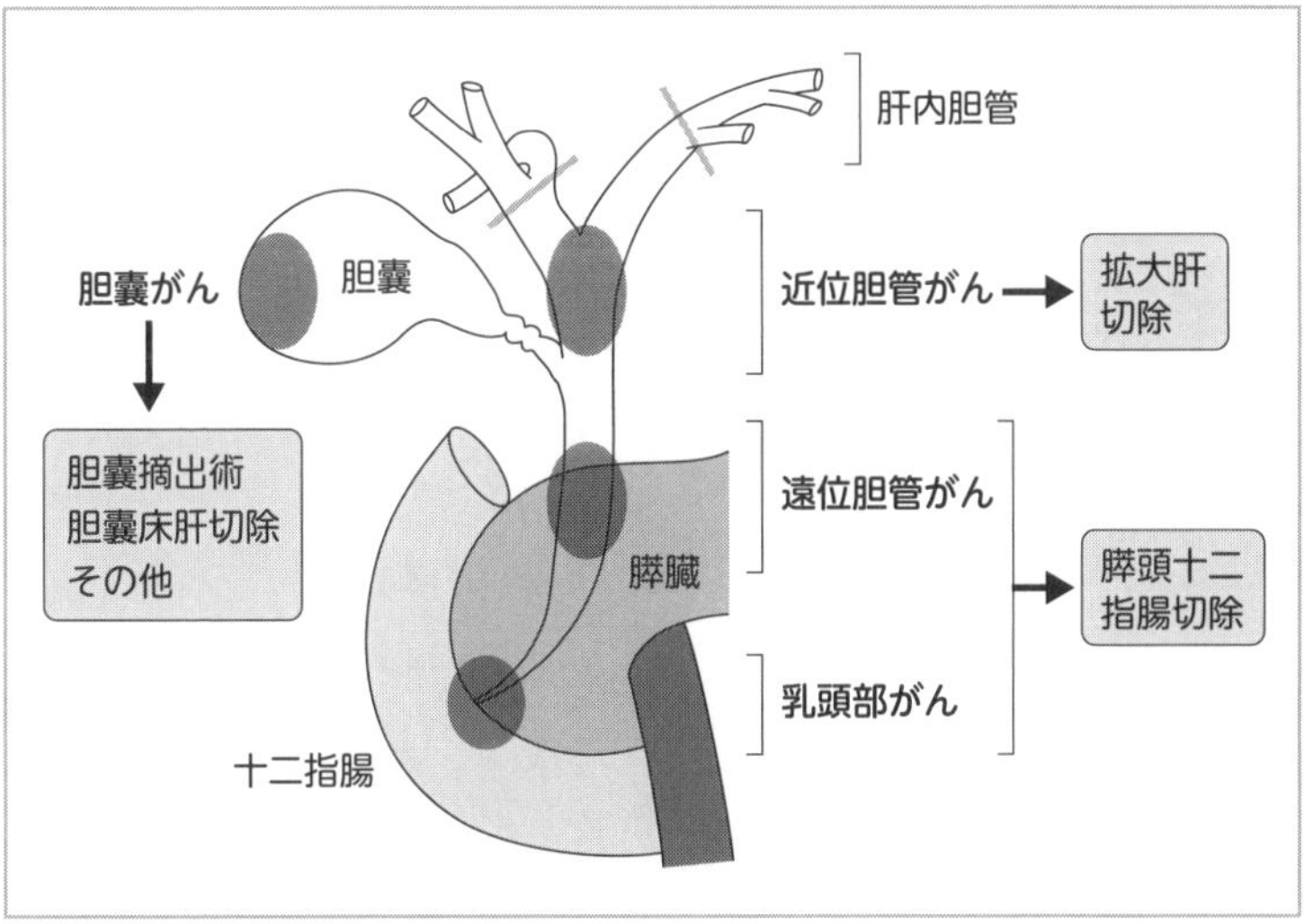

図1 胆道がんの名称と代表的術式

亡数が多い結果となっています。

危険因子と予防

胆道がんの危険因子として、膵管と胆管が十二指腸壁外で合流する先天性の奇形である膵胆管合流異常症が挙げられます。膵液が逆流することで胆道がんの原因となります。膵胆管合流異常症とがんの合併頻度は、胆管拡張している場合は胆嚢がん13・4%、胆道がん6・9%となっており、診断がつけば手術（胆嚢摘出術、肝外胆管切除、胆道再建）を行います。胆管が拡張していない非拡張型では胆嚢がん37・4%、胆道がん3・1%となっており、胆嚢摘出術+慎重な経過観察が推奨されています。

胆管がんには、そのほかに原発性硬化性胆管炎、化学物質への曝露（印刷業と関連、ジクロロメタンなど）が関連を指摘されています。乳頭部がんは家族性大腸腺腫症に乳頭部腺腫の合併が多いことが知られており、乳頭部がんの危険因子と考えられます。

胆嚢がんでは陶器様胆嚢（胆嚢壁の石灰化）、胆嚢ポリープ（10㎜以上のもの）、感染症（サルモネラ菌感染）などが関連を指摘されていますが、頻度は低く強い相関とまではいえません。胆石症と胆嚢がんの関連は明らかでなく、画像所見でがんを否定できない場合を除き、がんの予防として胆嚢摘出をすることはありません。

病態と症状

胆道がんの症状として、黄疸、右上腹部痛、体重減少などがありますが、早期がんのうちは症状が出にくいという特徴があります。そのほか、見つかる契機としては、健診などの際、血液検査で肝機能障害（ＡＳＴ、ＡＬＴ）、胆道系酵素上昇（ＡＬＰ、γ《ガンマ》－ＧＴＰ）がみられたときや、腹部超音波（エコー）で指摘されることがあります。エコー検査は、肝内胆管の拡張や胆嚢内の隆起性病変など、無症状のうちに見つかることがあり有用です。

胆嚢がんの場合は、胆石症の手術時に偶然見つかる場合や、急性胆嚢炎として発症することも少なくないため、胆石、胆嚢炎治療時は常に胆嚢がんの可能性も念頭において治療しています。

診断

臨床症状がある場合、最初の検査は血液検査と腹部エコー検査です。肝機能障害（ＡＳＴ、ＡＬＴ）、胆道系酵素の上昇（ＡＬＰ、γ－ＧＴＰ）や胆管拡張、胆嚢壁肥厚などの所見があり、胆道がんが疑われる場合は、ＣＴ、ＭＲＩで精査することになります（２８２ページの**図２**）。

ＣＴ、ＭＲＩで胆管拡張、狭窄、胆管壁肥厚など胆管がんが疑われる場合は、超音波内視鏡検査（ＥＵＳ）、内視鏡的逆行性胆管造影（ＥＲＣＰ）が必要になります。ＥＲＣＰでは細胞検査により悪性診断が可能になりますが、診断が難しくリスクもあるため、がん専門施設で行うことが望ましいです。

胆嚢がんでは、CT、MRIの次に行う検査はEUSです。胆管がんに比べて奥にあるため細胞検査は困難なことが多く、最終的な診断は切除標本でされることが多いです。乳頭部がんはCT、MRIに加え、上部消化管内視鏡検査で観察可能ですので、直接カメラで見て生検できます。

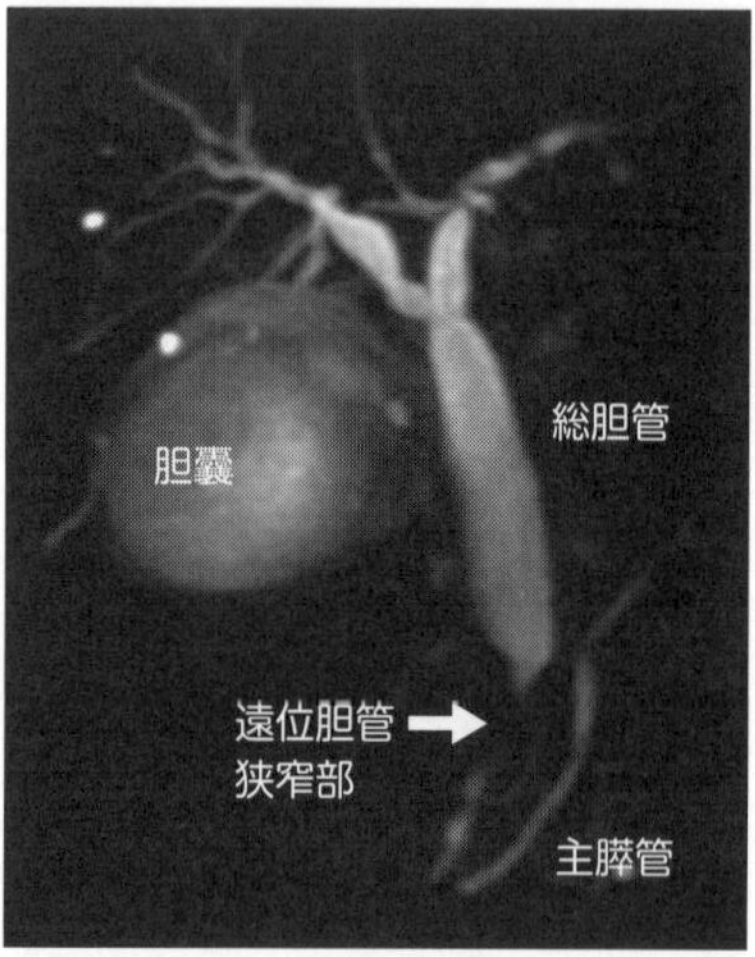

図2　胆管がんのMRCP像　MRCPとは、MRI装置で胆嚢・胆管・膵管を同時に抽出する検査のこと。この画像では、遠位胆管に狭窄部があり、総胆管は拡張している。

病期分類・ステージング

胆道がんの病期は、局所の深達度（T因子）、リンパ節転移の有無（N因子）、遠隔転移の有無（M因子）によってステージⅠ〜Ⅳに分類されます（上皮内がんはステージ０）。リンパ節転移がない場合は局所深達度によってステージⅠ〜ⅡAに、リンパ節転移がある場合はステージⅡBとなります。局所深達度がT４の場合はステージⅢ、遠隔転移がある場合はステージⅣになり、手術は不可能となります。

病期によらず、胆管が狭くなり血清ビリルビン値が上昇し閉塞性黄疸を発症している場合は、肝機能が低下していますので黄疸を取る処置（減黄処置）が優先となります。減黄処置は内視鏡的に行うことが第一選択ですが、困難な場合は経皮経肝的に行うこともあります。胆汁が流れるようになると黄疸は解消し、肝機能、栄養状態は改善します。ただし、手術適応、術式との関連があるため、減黄処置から手術を想定する施設で行うことが望ましいです。

治療

胆道がんの治療には、手術療法、化学療法、放射線療法があります。手術療法は部位によって術式が異なります。手術できる条件としては、遠隔転移がないこと、安全に切除可能な範囲に収まっていることが挙げられますが、局所深達度については施設によって基準が異なります。

・手術療法（近位胆管がん）

近位胆管がんは別名、肝門部領域胆管がんとも呼ばれ、肝臓の入り口にできるがんです。そのため、治癒切除のためには肝切除が必要になります。右寄りの場合は拡大右肝切除、左寄りの場合は拡大左肝切除、＋肝外胆管切除、リンパ節郭清、胆道再建が基本術式になります。がんの広がり方によっては、左三区域切除が必要になることもあります。肝切除容量が多くなる場合は術後肝不全を回避するために、術前に門脈枝塞栓術を行い、切除する肝臓を萎縮、残る肝臓を肥大させることがあります。

・手術療法（遠位胆管がん、乳頭部がん）

遠位胆管がん、乳頭部がんの場合は、ともに膵頭十二指腸切除を行います。遠位胆管のほかに膵頭部、十二指腸、胆嚢がなくなるため、切除後は胆管空腸吻合、膵消化管吻合、胃空腸吻合など消化管再建が必要になります。

・手術療法（胆嚢がん）

粘膜にとどまっている胆嚢がんについては、胆嚢摘出術が根治術となります。漿膜下浸潤がある場合はリンパ節転移、肝浸潤など広がるリスクがあるため、胆嚢床肝切除、リンパ節郭清が標準術式となります。肝臓への広がり具合によっては、より多く肝臓を切除する必要がある場合もあります。胆管への広がりがある場合は肝外胆管切除、胆道再建も必要になります。手術中に迅速組織診断で胆嚢がんの広がりを把握しながら適切な術式を選択するため、病理診断の体制が整っている施設で手術を受けることを推奨します。

・術後補助化学療法

外科的に切除した後、再発予防を目的に抗がん剤の投与を行うことがあります。胆道がんに対しては効果が明らかでなく推奨とはなっていませんが、リンパ節転移がある場合など予後が悪いことが予測される場合は考慮してもいいことになっており、行うかどうかは施設によって異なります。

・**化学療法**

手術が不可能な場合は、化学療法が第一選択になります。胆道がんに対する最初の化学療法としては、ゲムシタビン、シスプラチン、S－1の組み合わせが推奨されています。効果がなかった場合は系統を変えるか、マイクロサテライト不安定性（細胞分裂の際に起こる、DNAの配列ミスを修復する機能が低下している状態）の高い場合は、ペムブロリズマブが選択肢になっています。当初手術が不可能でも、化学療法が著しい効果を発揮した場合は切除可能になることもあります。

・**放射線療法**

胆道がんに対する放射線療法は、手術療法、化学療法が無効もしくは実施不可能な場合の選択肢となっています。

経過と予後

胆道がん（胆管がん＋胆嚢がん）の全臨床病期の5年生存率は2006～2008年のデータで22・5％となっており、膵がんほどではありませんが、早期発見が難しいこともあり低い結果となっています。がんが広がっていない場合の5年生存率は56・9％と比較的良好ですが、領域が広がっている場合は23・4％、遠隔転移がある場合は1・9％と、進行度によって生存率に大きな差があるのが現状です。生存成績向上のためには、早期発見、適切な治療が重要です。

8 膵がん（膵臓がん）

消化器内科部長
菊山正隆

●膵がんは、すべてのがんの中で最も診断や治療が難しい
●膵がんの発症を知らせる症状には、胃の痛み、急性膵炎、糖尿病の急な悪化などがある
●膵がんの早期診断には、超音波内視鏡検査が有効

死亡数、罹患率

膵がんの罹患率は年次0・003％ほど、すなわち1万人に3人程度の方が罹患するがんです。決してその確率は高いものではありませんが、すべてのがんの中で最も診断や治療が難しく、診断5年後に生きている患者さんの割合を表す5年生存率は約7％と極めて低率です。その背景には、早期の診断が難しく、ほとんどの膵がんはがんが進行した状態で診断がなされており、治療方法が限られてしまっていることがあります。

一般的にがんを良好に治療するためには早期診断が必須です。膵がんも早期に診断できれば治療

効果が期待でき、いわゆる生命予後の改善も望めます。

危険因子と予防

膵臓は沈黙の臓器であり、膵がんは進行するまで症状が出ないと信じられています。しかし、実は、膵がんの発症を知ることができる症状や病状はあるのです。

その一つが腹痛です。膵がんの3割以上の患者さんが、比較的長期にわたってこの症状を持っています。しかし腹痛といってもお腹全体の痛みではなく、いわゆる「胃の痛み」です。胃の痛みは膵臓を詳しく調べるべき症状の一つです。胃が痛いといって胃カメラの検査だけで満足してしまっては、膵がんの診断が手遅れになる可能性があります。

激しい腹痛を症状とする急性膵炎という病気があります。急にお腹がひどく痛み、検査で膵臓が腫れていることがわかり、血液検査でアミラーゼという数値が異常になる病気です。膵がんは急性膵炎を発症させることがあります。特に40歳以降の急性膵炎では、膵がんに注意が必要です。膵がんの確率は報告により多少異なりますが、急性膵炎を患った方の2～6％が2年以内に膵がんと診断されるとされています。

自覚症状ではないですが、治療していた糖尿病が急に悪くなった、あるいは中年を過ぎてから（50歳以降）糖尿病が急に出てきた、ということも、膵がんの発症を疑う重要な兆候です。たとえば、普段は6％くらいだったヘモグロビンA1cが急に8％になった、去年まで健診で正常だった血糖値が今年は異常になった、というようなことがあれば、膵臓を詳しく調べる必要があります。糖尿病は膵臓の病気です。

血液検査には腫瘍マーカーという項目があります。その中でもCA19－9は膵がんに敏感な検査です。37までが正常ですが、正常範囲を超えて、特に74を超えたら膵がんの可能性を考えるほうがよいと報告されています。ただし、この数値はがん以外の病気や体調の変化でも容易に異常値になりますので、異常になってもあわてずに専門の施設を受診してください。

膵臓にできた袋（囊胞）も重要な異常所見です。肝臓や腎臓にも囊胞を認めることがよくありますが、これらのほとんどは生まれつきのもので、病気ではない可能性が高いです。しかし、膵臓の囊胞は生まれたときにはなく、膵がんがあることにより作られた二次的な異常所見である場合（膵がんのサイン）と、膵がんに関わる遺伝子の異常が囊胞を作る場合（腫瘍性囊胞）の2通りの状態が考えられます。前者は現段階で膵がんがあるかどうかを調べる必要があり、後者はこれから膵がんができてくる可能性があるため定期的な検査を必要とします。これらの囊胞は一目見ただけでは区別がつかない場合があり、詳しい検査が必要です。

以上のことから、胃が痛い、急性膵炎を患った、糖尿病が急に悪くなった、50歳以上で糖尿病が出た、CA19－9の値が異常になった、膵臓に囊胞が見つかった、などがあれば、膵がんの可能性を考え、専門施設への受診が強く勧められます。膵がんの早期診断につながる可能性があります。

膵がんとの関わりが強く、症状がなくても定期的な膵臓の検査が必要な病気や背景因子もわかってきています。

その一つが、「膵管内乳頭粘液性腫瘍（ＩＰＭＮ）」という病気です。膵臓に嚢胞が１個ないしいくつもできるもので、嚢胞の内容液は粘液です。通常は良性腫瘍ですが、ときどき悪性化します。ＩＰＭＮを持っていると膵がんになる確率が高いことがわかっていて、通常の約30倍です。この病気は膵がんに関わる遺伝子によって発症するため、ＩＰＭＮの患者さんは膵がんの合併頻度が高くなると考えられています。

次に「慢性膵炎」です。慢性膵炎は膵臓が硬く小さくなる病気です。慢性的な膵臓の炎症により膵臓の細胞の遺伝子に傷がつき、膵がんが発症すると考えられています。その頻度は、慢性膵炎でない方の15～20倍くらいと報告されています。この病気には遺伝的な背景が存在しますが、生活習慣すなわち大量の飲酒と喫煙が強く関わります。

最後に膵がんの家族歴です。膵がん患者さんの10～20％は、血縁に膵がんの患者さんがいます。膵がんの家族歴がある方はない方の5～10倍程度、膵がんが発症しやすいと報告されています。そのため、膵がんは「遺伝がん」ともいわれています。

膵がんに関わると考えられる症状や膵がんの危険因子をお持ちの方は、定期的に適切な経過観察をすることが大切です（２９０ページの**表1**）。

また、がんは遺伝子の異常によって引き起こされる病気です。予防は難しいと考えられますが、喫煙は膵がん発症に関わることがわかっており、禁煙は膵がん発症の危険性を低下させる効果が期待できます。

病態と症状

膵臓は、胃の裏側で十二指腸に囲まれるようにしてあり、お臍《へそ》の上から左横腹の脾臓《ひぞう》の手前まで、長さ20cmくらい、上下最大4～5cmくらいの、比較的大きな臓器です。膵臓の背側には、腹部大動脈という腹部と下半身に血液を送る太い動脈があります。腹部大動脈からは腹部臓器へ血液を供給する2本の動脈（腹腔動脈、上腸間膜動脈）が枝分かれし、膵臓のすぐ近くを走ります（**図1**）。

膵臓の主な働きは、血糖をコントロールするためにインシュリンというホルモンを血液中に出し（内分泌）、食べ物を消化するために十二指腸に膵液という消化液を出します（外分泌）。膵液の中には、タンパク質、炭水化物、脂肪を溶かし腸から吸収しやすくするための消化酵素が含まれます。膵液は一日に約

膵がんの発症を疑うべき体の異常
腹痛（胃の痛み）
急性膵炎
糖尿病の中高年発症、悪化
腫瘍マーカー（CA19-9）上昇
膵嚢胞
膵がんとの関わりが深く、定期的検査が必要な体の異常や要因
膵管内乳頭粘液性腫瘍（IPMN）
慢性膵炎
膵がんの家族歴（血縁に膵がん患者）

表1　膵がんに関わると考えられる症状と膵がんの危険因子

1ℓ作られ、直径1～2㎜の膵管という細い管の中を通って十二指腸に流れます。

膵がんが発見しにくい理由としては、膵臓が胃袋の裏側で背中に近い深い場所にあるということと、形が横に長いということがあります。また、膵がんは進行すると膵臓のすぐ近くにある腹腔動脈、上腸間膜動脈などの動脈に浸潤し、外科治療を困難にします。

膵臓の中に出てくるがんの総称が膵がんですが、膵臓はいろいろな細胞で構成されていますが、その中でも膵管の表面を覆う膵管粘膜の粘膜細胞から発生するがん（膵管がん）がほぼ9割を占めています。一般に膵がんと称されるがんは膵管がんを指しています。

膵がんが進行すると、膵臓の近くの神経にがんが浸潤し、強い腹痛や背中の痛みが持続して感じられるようになります。痩せ（体重減少）

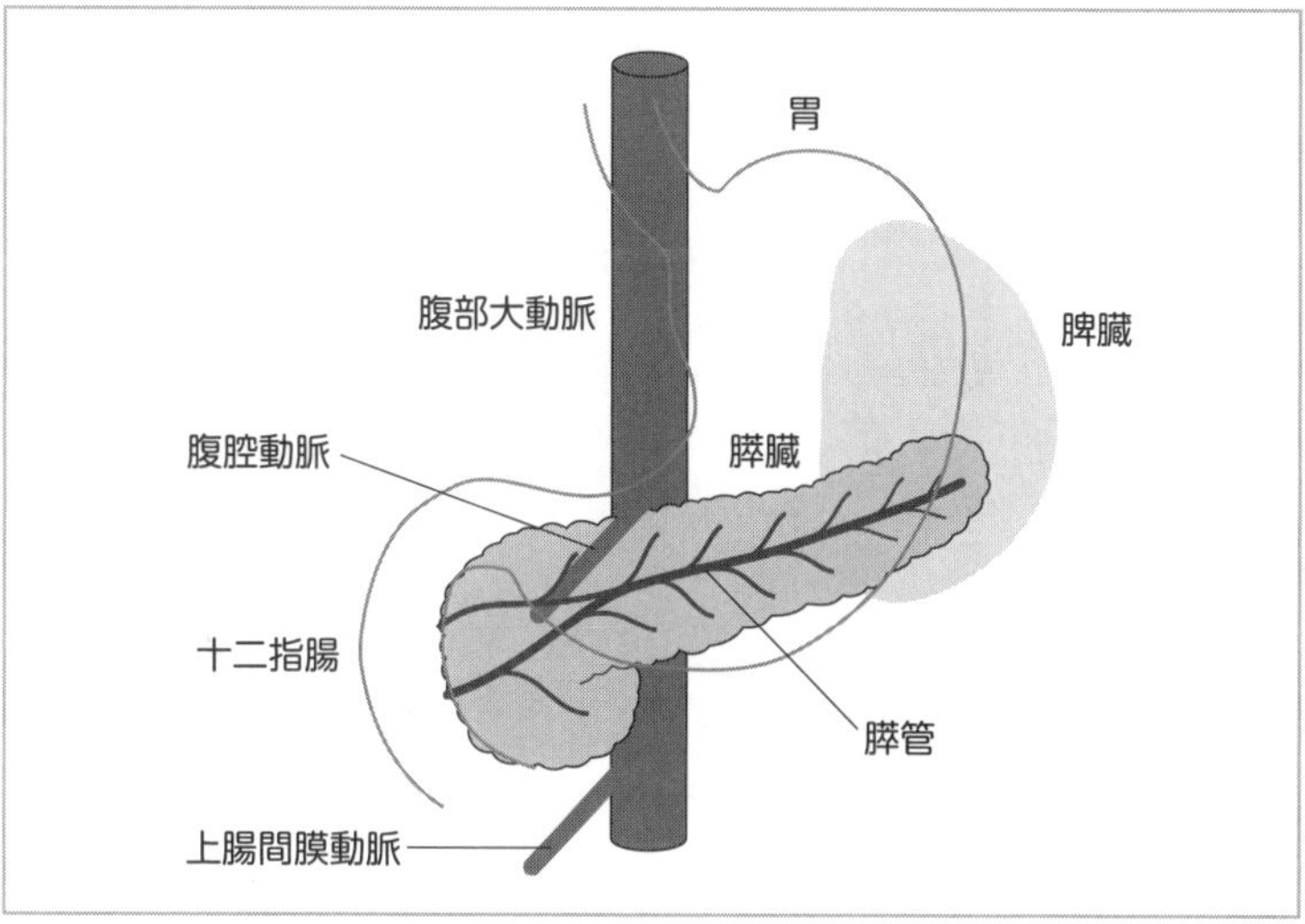

図1　膵臓と腹部臓器・動脈

も出てきます。また、腹水やむくみ（浮腫）も高い頻度で現れます。さらに、膵臓の中を肝臓で作られた胆汁が流れる胆管が貫いていますが、胆管に膵がんが浸潤し胆管を閉塞して（詰めて）しまうと、濃い尿が出たり白眼が黄色くなったりする黄疸が出現します。

診断

膵臓の病気を検出するために最も一般的に行われている検査は、腹部超音波検査です。人間ドックや健診で広く行われています。しかし、膵臓は胃の裏側の体の深いところにあり、横に長い臓器なので、体の表面からの腹部超音波検査で膵臓全体を観察することは困難です。そのため、膵がんを適切に診断することは非常に難しいです。ただし、この検査で膵がんの影響によって起こる異常（間接所見）を指摘することは可能です。その変化とは、膵管の拡張や嚢胞です。これらの異常があれば、膵がんの影が検出されなくても精

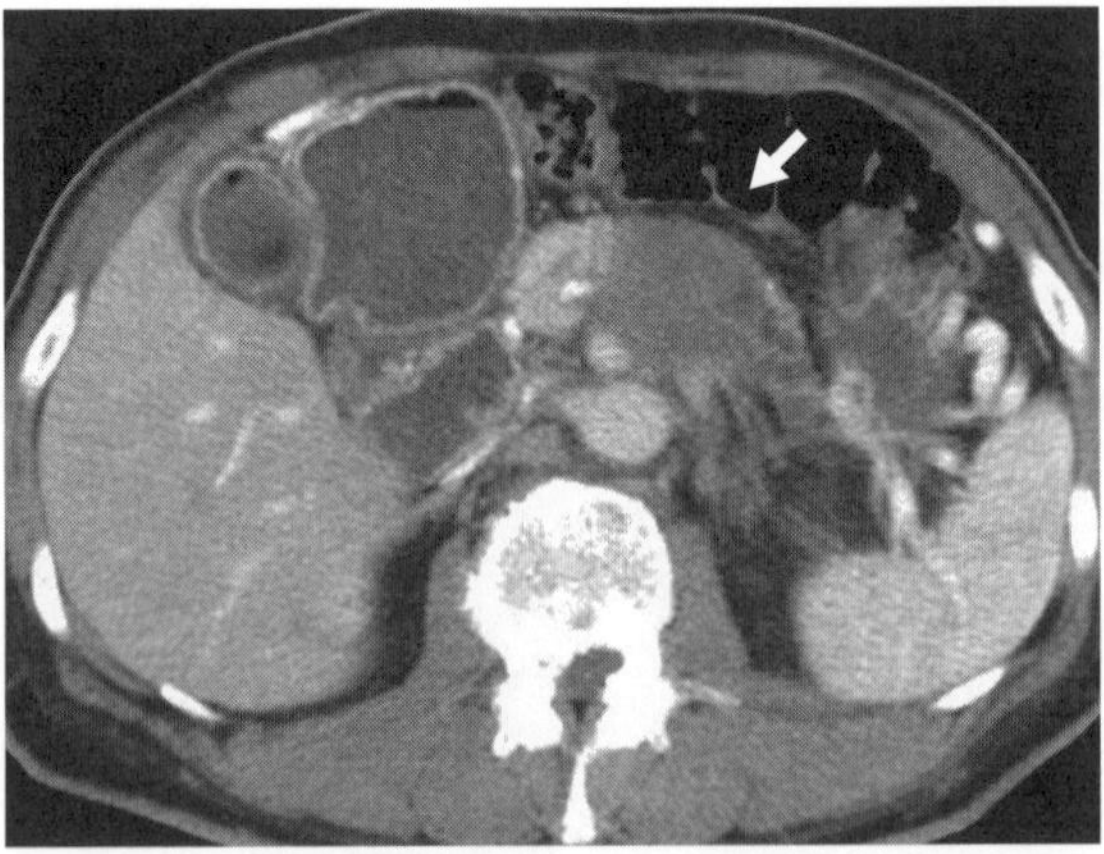

図2　膵がんのCT画像　患者さんは、40代後半の糖尿病治療中の男性。半年前に急性膵炎を発症し治癒したが、腹痛と背部痛が続き受診したところ、膵臓の中央(矢印)に、周囲組織に浸潤する長径40㎜ほどの大きながんが見つかった。

密検査が必要です。

次に、膵臓をもう少し詳しく調べるために行われる検査がCTです（**図2**）。CTは腹部全体をかなりきれいな画像で観察することができます。そのために、膵がんもCTできれいに映し出せると考えられがちです。しかし、CTでは20㎜以下の比較的小さな膵がんを十分に検出することは困難であり、膵がんがCTで検出されたときには進行した状態になっていることが多いです。したがって、腹部超音波検査と同様に、CTで膵がんが認められなくても膵がんがないとは言い切れず、間接所見の拾い上げが重要になります。

MRIやPET-CTという検査もあります。膵がんを検出するためのMRIは保険で認められていますが、同様の目的でPET-CTを行うことは許されていません。MRIはCTと同様に小さな膵がんの検出に限界があり、PET-CTは

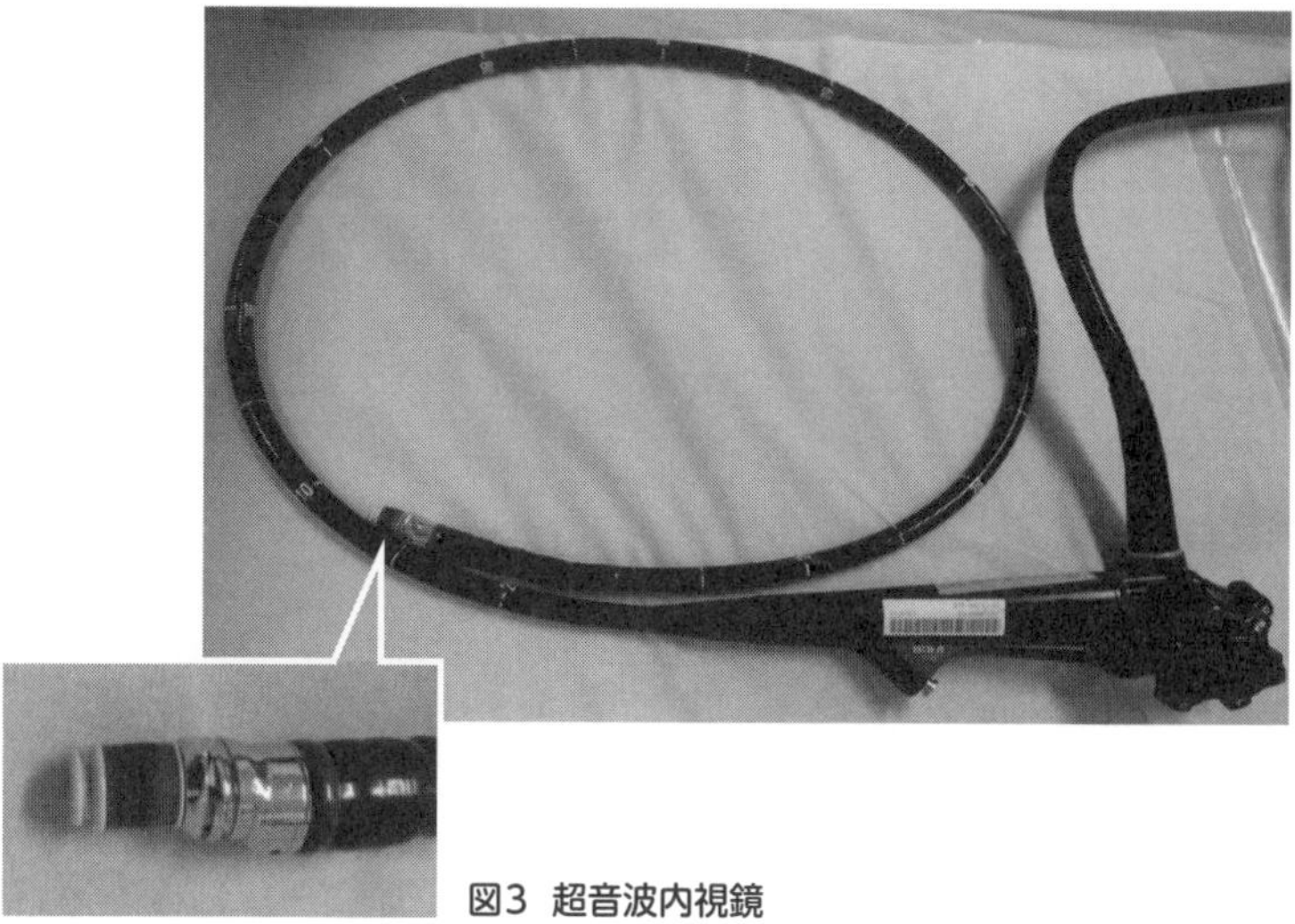

図3 超音波内視鏡

その有用性が確かめられていません。

一方、まだ普及していませんが、超音波内視鏡検査という検査方法があります。超音波内視鏡は普通の胃カメラと同じ形をしていて、口から入れます（２９３ページの**図3**）。胃カメラと違い胃を検査することを目的としておらず、先端についている超音波観察装置で胃の中から胃壁を透かして隣にある膵臓を詳しく検査します。

膵がんを含めミリ単位の病変が検出でき、小さな膵がんを早期に見つけることができます。腹部超音波検査やＣＴで見つからなかった方に、超音波内視鏡検査で膵がんが見つかることは珍しくありません。また、超音波内視鏡の中に細い針を通して、何か病変を見つけたときには、胃の中から胃の壁を貫いて病変に直接針を刺し、中の細胞を吸い取ることもできます。吸い取った細胞を顕微鏡で調べれば、病変が膵がんかどうかの診断ができます。つまり、膵がんを見逃さずに、しかも早期に診断するためには、超音波内視鏡検査が最も望ましいといえます。

ただし、この検査はまだ新しく、器具も高価です。検査を行うためには医師の技術も必要です。そのため、この検査ができる施設は限られていますが、それでも受けていただきたいのは、先の「危険因子と予防」の項目で述べた、２９０ページの**表1**に該当する方々です。

病期分類・ステージング

一般的に膵がんの病期分類は、ステージⅠ〜Ⅳで行われます。ステージⅠは長径が20㎜以下で転移がなく膵臓内にとどまるがん、ステージⅣは肝臓や肺など膵臓から離れた臓器（遠隔臓器）に転移したがんです。ステージⅡ、Ⅲは膵臓から周囲にがんの進行が始まっており、周囲浸潤や領域リンパ節転移などがあるがんを指し、ステージⅠからⅣの間の病期分類に用いられます。

これまではステージⅠで診断し治療することを目指してきましたが、たとえステージⅠであっても膵管粘膜から周囲に浸潤したがんです。したがって外科治療を行っても、その後に転移などの再発を起こす可能性を含み、実際にステージⅠの5年生存率は約40％です。

ステージⅠよりも早期のケースで、ステージ0も存在します。これは膵がんが膵管粘膜にとどまった状態で診断・治療されるものです。以前は「幻のがん」と考えられていましたが、近年ではステージ0の膵がんが実際に診断・治療され始めています。

治療

膵がんに限らずがんの治療において、外科治療すなわち切除に優る治療はありません。ただし、外科治療には条件があります。転移がないこと、浸潤があっても周囲臓器も含めてがんを一括で切除できることです。

外科治療を行えなかった患者さんたちが選択できる治療法には、抗がん剤治療（化学療法）と放射線療法があります。抗がん剤治療は、膵がんの診断がつけば転移があっても、あるいは周囲の臓器に膵がんが浸潤していても受けることができます。ただし、この治療を受けるためにはある程度体力があることや肝臓や腎臓が悪くないことが条件となります。また、多少なりとも副作用があります。放射線療法は、周囲に浸潤した膵がんの治療に用いられますが、転移がないことが条件になります。

経過と予後

膵臓は腹部血管の要のような部位に存在し、容易に周囲に存在する重要な血管に浸潤するとともに、転移もまれではありません。膵がんの診断がついた方の中で外科治療が行えるのは15％ほどです。しかも、たとえ外科治療がなされても、その半数の患者さんで再発や転移が発生し、その結果、5年生存率は7％前後となっています。

膵がんに有効な抗がん剤は数少なく、しかも残念ながら有効性に限界があります。放射線療法は抗がん剤治療の補助的な治療として行われています。

外科治療がなされなかった場合の5年生存率は極めて低いです。すべてのがんに共通したことですが、特に膵がんについては、早期診断のみが良好な予後を得ることができる唯一の手段です。「危険因子と予防」の項目をよく読んで、該当する点をお持ちの方は、ぜひ専門機関を受診してください。

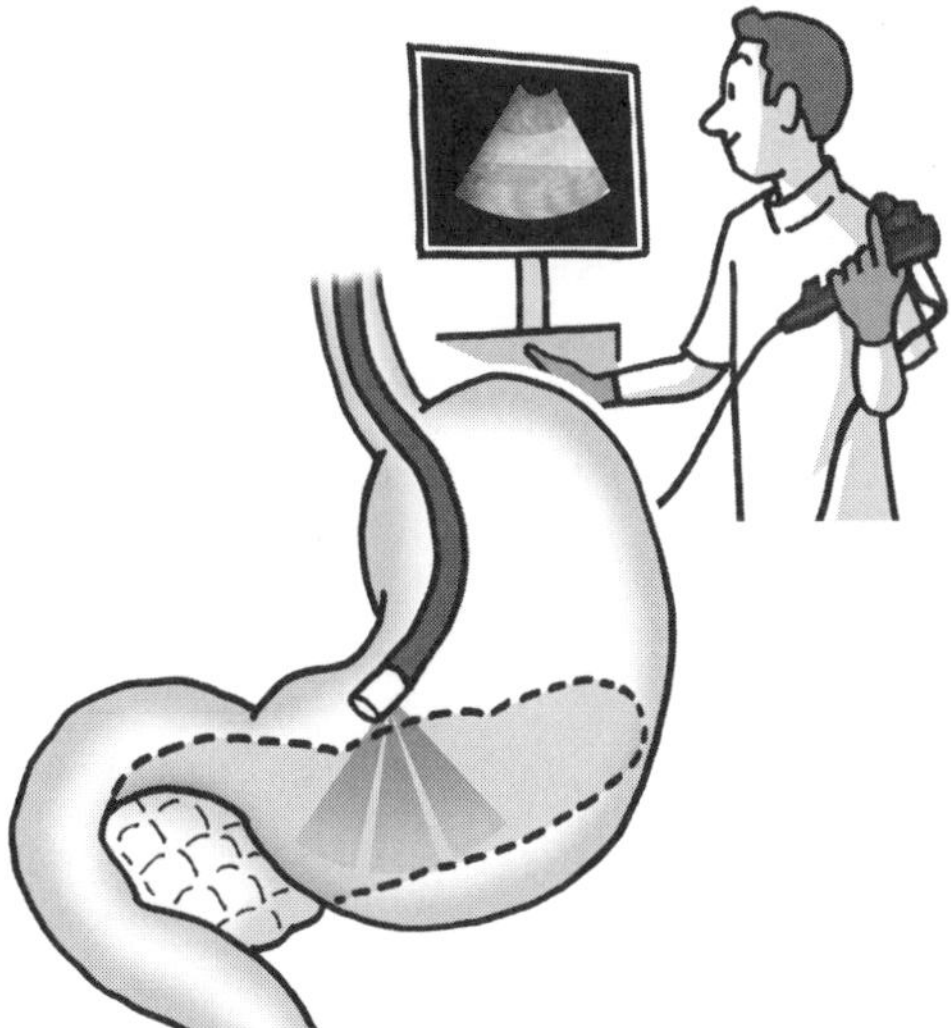

9 肺がん

呼吸器外科部長
堀尾裕俊

- 現在日本では年間約7万人が肺がんで死亡し、これはがんの中で最も多い
- 肺がんの予防は、禁煙が第一
- 肺がんの治療は、分子標的薬、免疫チェックポイント阻害薬の登場で劇的に進歩

死亡数、罹患率

　現在日本では2人に1人ががんになるといわれており、年間約37万人もの方ががんで亡くなっています。うち肺がんは年間約12万人が罹患し、7万人が死亡する、がんの中で最も死亡数が多い病気です。肺がんになる人は40代後半から徐々に増加し、50歳以降になると急激に多くなります。日本人が生涯のうちに肺がんになる割合は男性で7・4%、女性で3・1%といわれています。

危険因子と予防

喫煙

　肺がんの発症危険因子で最も影響が大きいものは喫煙で、非喫煙者に比べた場合の喫煙者の肺がん発症リスクは男性で4・4倍、女性で2・8倍と報告されています。また、肺がん罹患者のうち、男性では70・4%、女性では26・3%が、本人の喫煙に起因すると推定されています。ただし、喫煙の影響を受けやすい肺がんは扁平上皮がんと小細胞がんで、近年の禁煙推進によりその罹患は減少傾向にあります。反面、喫煙の影響をあまり受けないとされる腺がんが相対的に増加していることが日本のみならず、世界のほとんどの地域で観察されています。しかし、いずれにせよ、腺がん以外の肺がんに対する予防の第一が禁煙であることに間違いはありません。また、環境たばこ煙（受動喫煙）でも肺がん発症リスクが1・3倍程度増加するとの報告もあり、公共施設や飲食店での禁煙・分煙が推進されています。

職業、薬品

　石綿（アスベスト）、砒素《ひそ》、クロロメチルエーテル、クロム、ニッケル、シリカを扱う工場労働者に肺がんが多いことが報告されています。特に石綿は以前、スレート材、ブレーキパッド、防音材、断熱材、保温材などに広く使用されてきた関係で、建築業や造船業、電気工事従業者に肺がんや胸膜の悪性腫瘍である中皮腫《ちゅうひしゅ》の罹患が多いことが知られ、現在では製造などが原則禁止されています。このような有害物質はそこにあること自体が直ちに問題になるのではなく、飛び散ること、吸い込むことが問題となるため、労働安全衛生法や大気汚染防止法、廃棄物の処理及び清掃に関する法律などで予防や飛散防止が図られています。

大気汚染

肺がんと粒径2・5μm以下の浮遊粒子状物質（PM2・5）は関連が高いとされています。都市部においてはこの多くがディーゼル車排ガスに由来するとされ、ディーゼル排ガス規制が強化されたのは記憶に新しいところです。

食生活

肺がんに対する確実な予防要因として野菜・果物の摂取、ほぼ確実な予防要因としてカロテノイド類（緑黄色野菜、マンゴー、パパイヤ、柿、柑橘類、海藻、甲殻類、魚卵、卵黄など）の摂取が挙げられています。また、予防要因の可能性のあるものとしては、身体活動、ビタミンC、ビタミンE、セレニウム（セレンともいう、魚介類・肉類・卵・乳製品・穀類などに含まれる）などの摂取、逆にリスク要因の可能性のあるものとして、総脂肪、飽和（動物性）脂肪、コレステロール、アルコールなどの過剰摂取が挙げられています。最近の研究では食物繊維とヨーグルト摂取が肺がん予防になることが報告されました。

呼吸器疾患

結核患者の追跡調査などから、結核にかかったことがある、あるいは肺気腫、慢性閉塞性肺疾患、間質性肺炎にかかっていることが肺がんのリスクを高めると報告されています。ただし、結核以外は喫煙と関連が深い疾患であり、禁煙によって間接的に予防の可能性があると考えられます。

病態と症状

肺や気管支が繰り返し発がん物質にさらされることによって細胞に遺伝子変異が起こり、これが積み重なるとがんになります。がん細胞は細胞分裂を繰り返しながら無制限に増殖しますが、１cmのがんができるまでには約30回の細胞分裂が必要です。

肺がんに特徴的な症状はありません。肺がんの種類、発生部位、進行度によって症状は異なります。初期の段階では特に自覚症状はなく、進行するにつれてせき、痰、倦怠感（だるさ）、食欲低下、体重減少、息切れなどが起こりますが、これらの症状は他の呼吸器の病気でもみられます。また頭痛・背部痛・腰痛・しびれや麻痺（転移部位による）、声のかすれ（嗄声《させい》）、嚥下障害、顔面・腕などのむくみ（浮腫）など、すぐに肺がんとは結び付かない症状が現れることもあります。一方、血痰《けったん》は肺がんの可能性が高く、速やかに専門病院で受診されることをお勧めします。日本人で最も多いのは無症状のまま、検診あるいは他の病気で胸部X線写真やCTを撮ったときに偶然発見されるケースです。

診断

肺がんの検査には、肺がんであることを調べる検査として、CT（図1）、痰検査や気管支鏡を用いた細胞・組織検査（病理学的診断）があります。胸水が溜まっている場合は、針を胸に刺して胸水を採取し、がん細胞の有無を調べます。肺がんの進行度（がんの広がり、ステージともいう）を調べる検査には、全身CT、PET検査、脳MRI、骨シンチグラフィー、超音波検査が用いられます。以上の検査で、肺がんの種類（小細胞がん、扁平上皮がん、腺がん、大細胞がん）を明らかにします。

病期分類・ステージング

小細胞がんと非小細胞がん（小細胞がん以外のがん）で、進行度に応じて治療法が異なります。肺がんの進行度は、転移のないものから進行がんまで、0期（上皮内がん、非浸潤がんともいう）、Ⅰ期、Ⅱ期、Ⅲ期、Ⅳ期の5段階に大きく分類され、さらに腫瘍の大きさ（T因子）やリンパ節転移の広

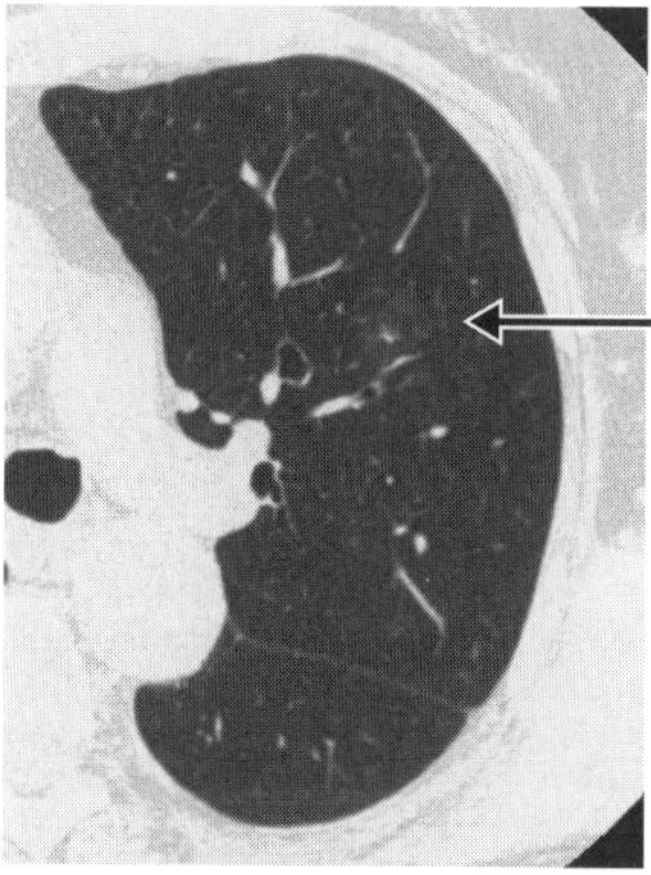

図1　0期と考えられる
肺がんのCT画像

腫瘍充実成分径		リンパ節転移部位と遠隔転移 N0 リンパ節転移なし	N1 同側肺内、肺門リンパ節転移	N2 同側縦隔リンパ節転移	N3 対側肺門、縦隔、鎖骨上リンパ節転移	M1a 胸膜播種、悪性胸水、悪性心嚢水	M1b 単発遠隔転移	M1c 多発遠隔転移
Tis	上皮内がん(0cm)	0	–	–	–	–	–	–
T1	T1mi(≦0.5cm) 微少浸潤がん	ⅠA1	–	–	–	–	–	–
	T1a(0.5～1cm)	ⅠA1	ⅡB	ⅢA	ⅢB	ⅣA	ⅣA	ⅣB
	T1b(1～2cm)	ⅠA2	ⅡB	ⅢA	ⅢB	ⅣA	ⅣA	ⅣB
	T1c(2～3cm)	ⅠA3	ⅡB	ⅢA	ⅢB	ⅣA	ⅣA	ⅣB
T2	T2a(3～4cm)	ⅠB	ⅡB	ⅢA	ⅢB	ⅣA	ⅣA	ⅣB
	T2b(4～5cm)	ⅡA	ⅡB	ⅢA	ⅢB	ⅣA	ⅣA	ⅣB
T3	T3(5～7cm)	ⅡB	ⅢA	ⅢB	ⅢC	ⅣA	ⅣA	ⅣB
T4	T4(>7cm)	ⅢA	ⅢA	ⅢB	ⅢC	ⅣA	ⅣA	ⅣB

表1　肺がんの病期分類

がり（N因子）、遠隔転移の有無や転移先（M因子）によってA、B、C（Cにいくほど進行している）に分類されます。また、ⅠA期（リンパ節や遠隔への転移のない腫瘍径3㎝まで）はさらに細かく、ⅠA1期、ⅠA2期、ⅠA3期に分けられています（303ページの**表1**）。

治療

肺がんの治療には、これまでの化学療法（抗がん剤治療）、手術療法、放射線療法の三本柱に、新たに分子標的薬、免疫チェックポイント阻害薬が加わり、劇的な進歩を遂げています。

先ほど述べたように、小細胞がんと非小細胞がんで進行度に応じて治療法（特に化学療法）が異なるため、分けて説明することにします。

化学療法

1．小細胞がん

小細胞がんは、発見時にはすでに転移していることが多く、遠隔転移（脳や骨、肝臓、副腎、がん性胸水など：進展型と呼ばれる）がある場合は抗がん剤治療を行い、遠隔転移がない（胸の中のリンパ節転移までにとどまっている：限局型と呼ばれる）場合は抗がん剤と胸部放射線照射の組み合わせが用いられます。まれに遠隔転移やリンパ節転移のない小細胞がんもあり、これは手術と術後抗がん剤の組み合わせとなるのが一般的です。

抗がん剤はシスプラチン（あるいはカルボプラチン）というプラチナ製剤と、イリノテカンまたはエトポシドを組み合わせた2剤併用療法が用いられます。長らく小細胞がんには新たな薬剤の適応承認がありませんでしたが、2019年になって免疫チェックポイント阻害薬が承認され、カルボプラチンとエトポシド、免疫チェックポイント阻害薬であるアテゾリズマブを組み合わせた3剤併用療法も行われています。限局型では胸部に一日1〜2回、週5日で3〜5週間放射線を照射し、同時にシスプラチンとエトポシドを併用する抗がん剤治療を行います。抗がん剤治療は3〜4週間を一つの単位（1サイクルまたは1コース）として4回繰り返します。

2．非小細胞がん

非小細胞がんは、0期、ⅠA1、ⅠA2期では手術のみ、ⅠA3期あるいはⅠB期から手術可能なⅢA期までは手術後に抗がん剤治療を組み合わせるのが一般的です。最近では手術可能な進行がんに、術前に導入化学療法あるいは導入化学放射線療法を行ってから手術する場合もありますが、その効果についてはまだ結論が出ていません。

手術が不可能なⅢA、ⅢB期では、胸部放射線照射（一日1回、週5日を6週間程度照射）と抗がん剤2〜3剤を組み合わせた併用療法、さらに免疫チェックポイント阻害薬を加えた治療を行います。

放射線照射ができないⅢB期、Ⅳ期では、ドライバー遺伝子変異・転座陽性例には、ドライバー遺伝子に対応したキナーゼ阻害薬（分子標的薬）の投与を行います。ドライバー遺伝子陰性例には、免疫チェックポイント阻害薬単独、あるいは抗がん剤2剤の併用療法±免疫チェックポイント阻害薬を使った治療を行います。

ここで注意しなければならないのは、新たに登場した分子標的薬、免疫チェックポイント阻害薬には、これまでの抗がん剤ではあまり生じなかった副作用が認められることです。分子標的薬は皮膚障害、下痢、間質性肺炎など、免疫チェックポイント阻害薬は免疫関連の副作用（大腸炎・下痢、肝機能障害、甲状腺機能障害、間質性肺炎、Ⅰ型糖尿病など）が知られています。また、これらの新規薬剤はおしなべて高額であり、医療費が高騰する原因となっています。しかしながら、高額療養費制度により、高額ながん治療費を軽減できる施策があります。自己負担分が一定額以上になった場合、負担が軽減されます。詳しくは、各病院のがん相談センターまたは相談員にお尋ねください。

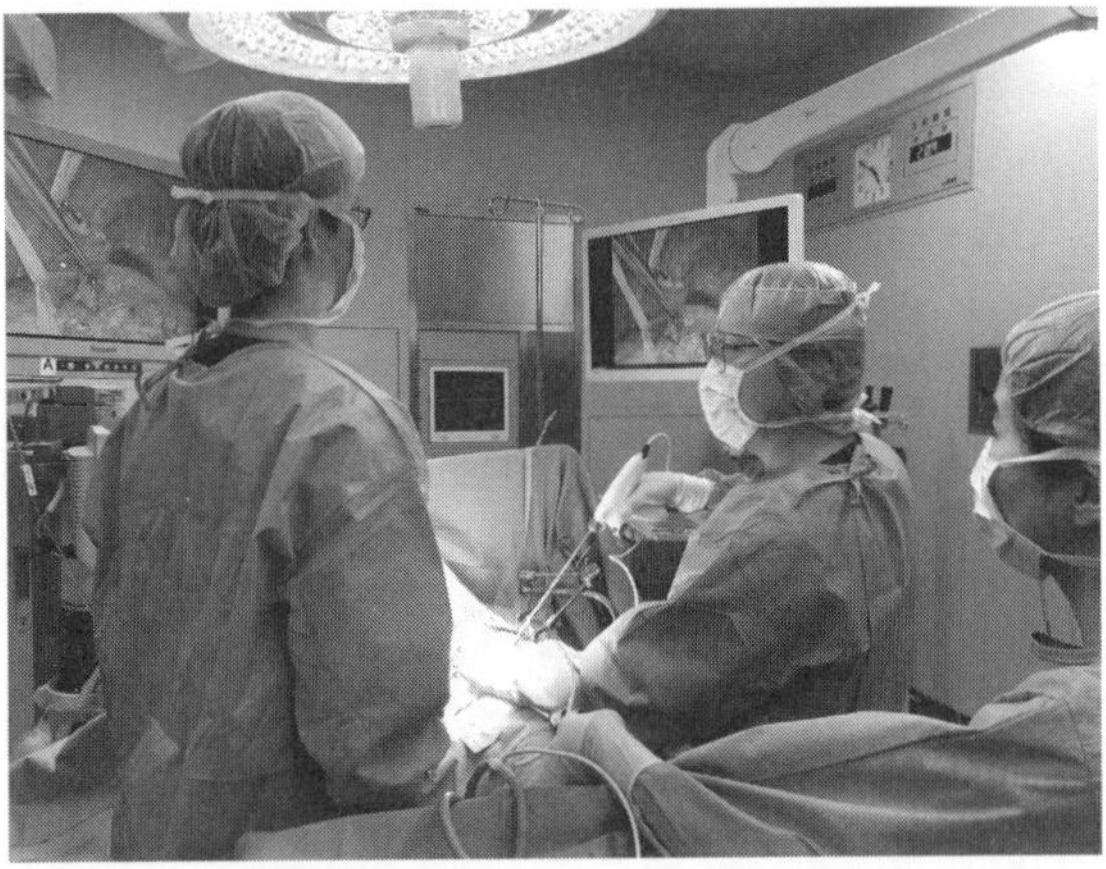

図2　胸腔鏡（内視鏡）手術　2～4ヵ所の小さな〝キズ〟を介して、モニター画面を見ながら手術操作を行う。

手術療法

肺がんに対して手術が推奨されるのは、小細胞がんのⅠ期と非小細胞がんの0期～ⅢA期の一部です。その標準根治術式は、肺がん病巣の存在する肺葉切除とリンパ節郭清です。リンパ節郭清とは、がん病巣の存在する肺葉と転移しやすいリンパ節を一括切除する術式です。ただし、呼吸器機能など全身の状態により肺葉切除が困難あるいは危険な場合やごく早期の肺がん（0期、ⅠA1期の一部）の場合は、縮小手術（区域切除や部分切除）が選択される場合もあります。

また、手術の方法は開胸手術に比べて身体的負担が軽い胸腔鏡（内視鏡）手術（**図2**）が広く行われており、最近ではロボット支援手術も行われるようになってきました。何らかの理由（高齢、併存疾患、体力面など）で手術ができない場合も、早期であれば粒子線治療や定位放射線照射で手術並みに治すことが可能になっています。

放射線療法

現在肺がんに対する標準的な放射線療法は、小細胞がんの限局型（がんの広がりが片側にとどまっているもの）、非小細胞がんの遠隔転移のない切除困難例に行われています。また、がんによる局所症状（疼痛、気管・食道・血管の圧迫や脳転移による症状）の緩和にも行われます。放射線療法の長所は他の治療に比べて体への負担が少ないことですが、安全に実施できる放射線の照射量や範囲には限りがあること、効果が現れるまで時間がかかること、時として重篤な副作用（放射線性肺臓炎、喀血など）

が起こることもあります。実施においては担当医とよく相談しておくのがよいでしょう。

経過と予後

経過

肺がんに対してどのような治療が行われたかによって、その後の経過には違いがあります。

手術では幾ばくかの呼吸機能の低下が起こり、息苦しさや痰が出しにくい、せきが出るなどの症状が起こることがあります。術前より呼吸リハビリテーション（腹式呼吸や深呼吸の練習など）の指導を受けることによって、このような症状の軽減を図ることが大切です。また術後の痛みも経過に悪影響を与えるため、手術直後から各種鎮痛薬の投与や硬膜外カテーテルを留置して持続的に鎮痛を図る方法もとられます。この痛みは徐々に軽くなっていきますが、なかには天候、気温の変化、ストレスなどで術後数年にわたって断続的に痛みが出る場合もあります。手術後は切除された検体の病理検査結果によってそのまま経過観察する場合と、追加の化学療法や放射線療法を行う場合があります。大まかにはⅠB期以上の非小細胞がん、手術対象となった小細胞がんには術後補助化学療法が推奨されています。

化学療法や放射線療法が行われた場合には、その治療に関連する副作用が出る場合があります。化学療法では、骨髄障害（白血球減少、貧血、血小板減少）、肝機能障害、腎機能障害、吐き気や嘔吐、脱毛など、放射線療法では、胸やけ（食道炎）、空せき・発熱（肺臓炎）、皮膚炎などです。これらの副作用は厳重に管理されており、症状が出ても速やかに処置がとられますので心配ありません。

がんの進行度や全身状態、併存疾患によってがんに対する積極的な治療ができない場合は、身体的な痛みや苦痛、精神面も含めた緩和ケアが行われます。どの方法を選ぶのか、どの場所で受けるのかは患者さんの希望第一で決定されますので、遠慮なく担当医にご相談ください。

予後

全国がんセンター協議会（以下、全がん協）加盟がん専門診療施設（32施設、駒込病院含む）での診断治療症例についての部位別5年生存率、10年生存率が、全がん協ホームページ（http://www.zengankyo.ncc.go.jp/etc/）で一般公開されています。

このうち肺がんの全臨床病期（全2万8 2 2 2例、うち手術例は9 5 4 6例）の5年生存率を見ると、相対生存率（がん以外の死因による死亡などの影響を取り除いたもの）は43・6％と算出されており、乳がん（93・9％）、子宮がん（81・0％）、大腸がん（76・6％）、胃がん（74・9％）と比較して治りにくいがんであることは否めません。肺がんの臨床病期別の相対生存率は、それぞれⅠ期82・0％、Ⅱ期50・2％、Ⅲ期21・3％、Ⅳ期4・9％となっており、早期発見・早期治療が生存率向上に極めて重要であることがおわかりいただけると思います。

10

乳がん

乳腺外科医長
有賀智之

- 乳がんは、成人女性で最も患者数の多い悪性腫瘍
- 危険因子としては、喫煙などの生活習慣のほか、特定の遺伝子の異常などが解明されている
- 分子生物学的な特徴に合わせた治療薬が用いられる

死亡数、罹患率

乳がんは成人女性において最も患者数の多い悪性腫瘍であり、2016年の全国がん登録では9万5525人の乳がん患者さんが登録されています。このうち9万4848人（99・3％）が女性ですが、674人（0・7％）は男性の患者さんであり、少数ながら男性にも生じうる疾患であることに注意が必要です。

がんの大きさとリンパ節転移の有無によって決められる臨床病期（ステージ）別による5年生存率はⅠ期：99・8％、Ⅱ期：95・9％、Ⅲ期：79・9％、Ⅳ期：37・2％と早期で発見された場合の予後

は良好なものの、患者数が多いことから2018年の乳がん死亡数予測では一年間で1万4800人の女性乳がん患者さんが亡くなると予測されており、これは女性のがん死亡数予測のうち大腸がん（2万4800人）、肺がん（2万2400人）、膵がん（1万7300人）、胃がん（1万5800人）に次ぎ5番目に多い数字です。

危険因子と予防

血縁者に乳がんの患者さんがいる方は乳がんを発症するリスクが高いことが以前より知られていましたが、近年ではその原因として*BRCA1*／*2*をはじめとするいくつかの遺伝子に生まれつきの異常があることが解明されてきました。全乳がん患者さんの3～5％はこの*BRCA1*／*2*遺伝子に異常があることが判明しています。また*BRCA1*に病的変異がある方（保因者）は生涯に乳がんを発症する確率が46～87％、*BRCA2*で38～84％と極めて高い確率であることが知られており、欧米を中心にこのような遺伝子変異がある方の中には予防的な乳房切除を選択される方もいます。

生活習慣、体質、飲食物においても、乳がんの発症と関連があると考えられるものがいくつか判明しています。乳がん発症のリスクを上昇させるのがほぼ確実と考えられているものとしては飲酒、喫煙、糖尿病、閉経後のホルモン補充療法、閉経後の肥満などが挙げられています。また乳製品や大豆イソフラボンの摂取が乳がん発症リスクを下げる可能性についても研究が行われていますが、その可能性はあるもののほぼ確実とまでいえるデータはないのが現状です。

病態と症状

乳房は乳頭が出口となっているひとつづきの管（乳管）が枝分かれしてできた「腺葉《せんよう》」と呼ばれる構造から形成されており、一つの乳房内に15〜20ほどの腺葉が存在しています。乳がんはこの乳管の内側の細胞から発生すると考えられていますが、乳房にできる良性の腫瘍にも同じく乳管の内側の細胞から発生するものがあるため、サイズが2㎜を超えるまでは良悪性の判断がつかないことも多くあります。

乳がんには進行に伴い乳管を破壊せず、乳管内のみに広がるパターンと、乳管を突き破り周囲の組織に広がっていくパターン（浸潤）があります。浸潤成分をまったく持たない乳がんを非浸潤性乳管がん（**図1**）と呼び、少しでも浸潤成分のあるものを浸潤性乳管がん（**図2**）と呼びます。浸潤している部分の大きさは浸潤径と呼ばれ、ステージを決める因子として重要です。

浸潤がんが進行すると、がん細胞は周囲にあるリンパ管からリンパ節に運ばれリンパ節転移を形成します。乳がんにおいて最初に転移が起きやすいリンパ節はわきの下（腋窩《えきか》）のリンパ節です（314ページの**図3**）。ここからさらに進行すると骨、肺、肝臓といった体内の他の臓器にがん細胞が運

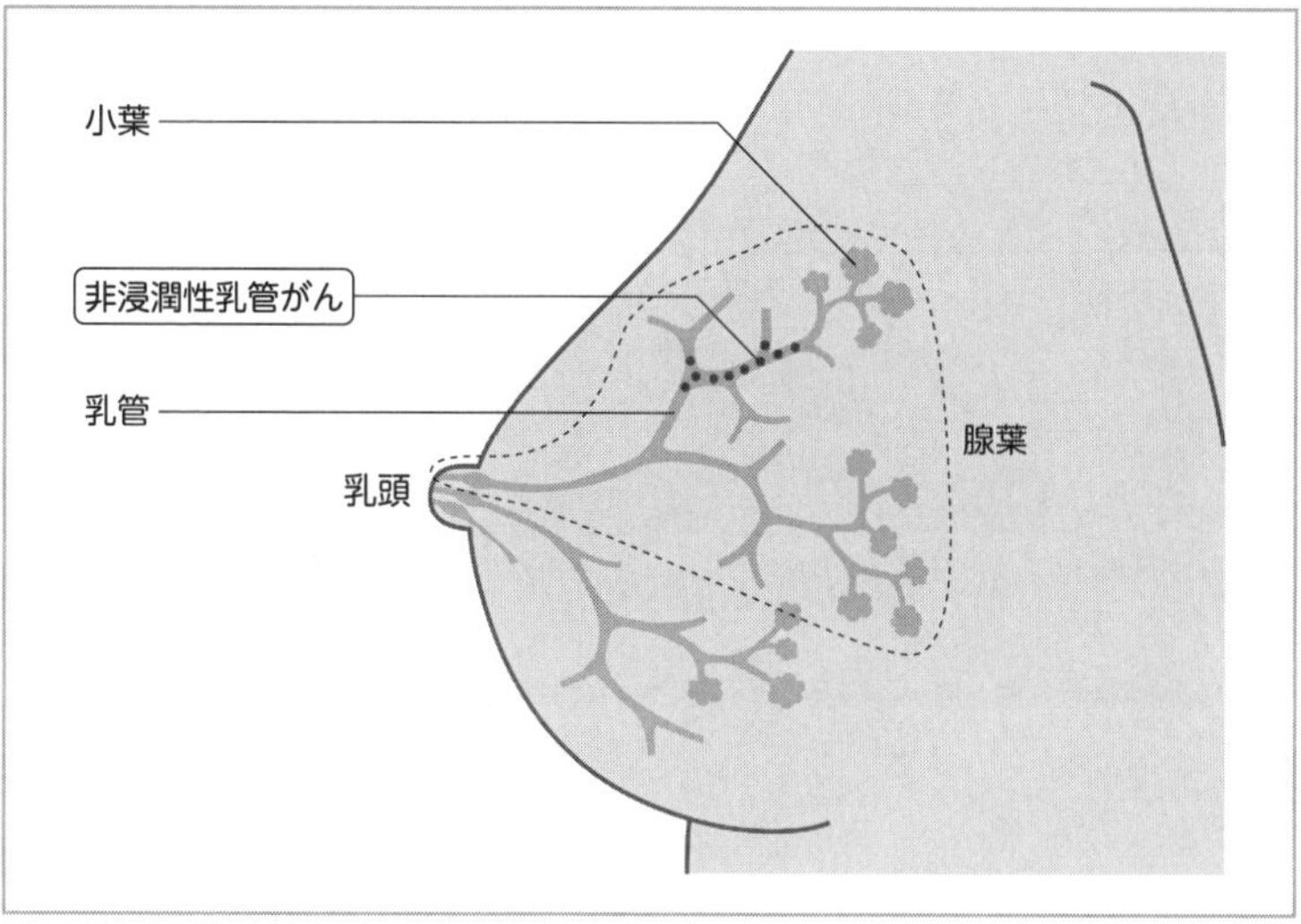

図1 非浸潤性乳管がん

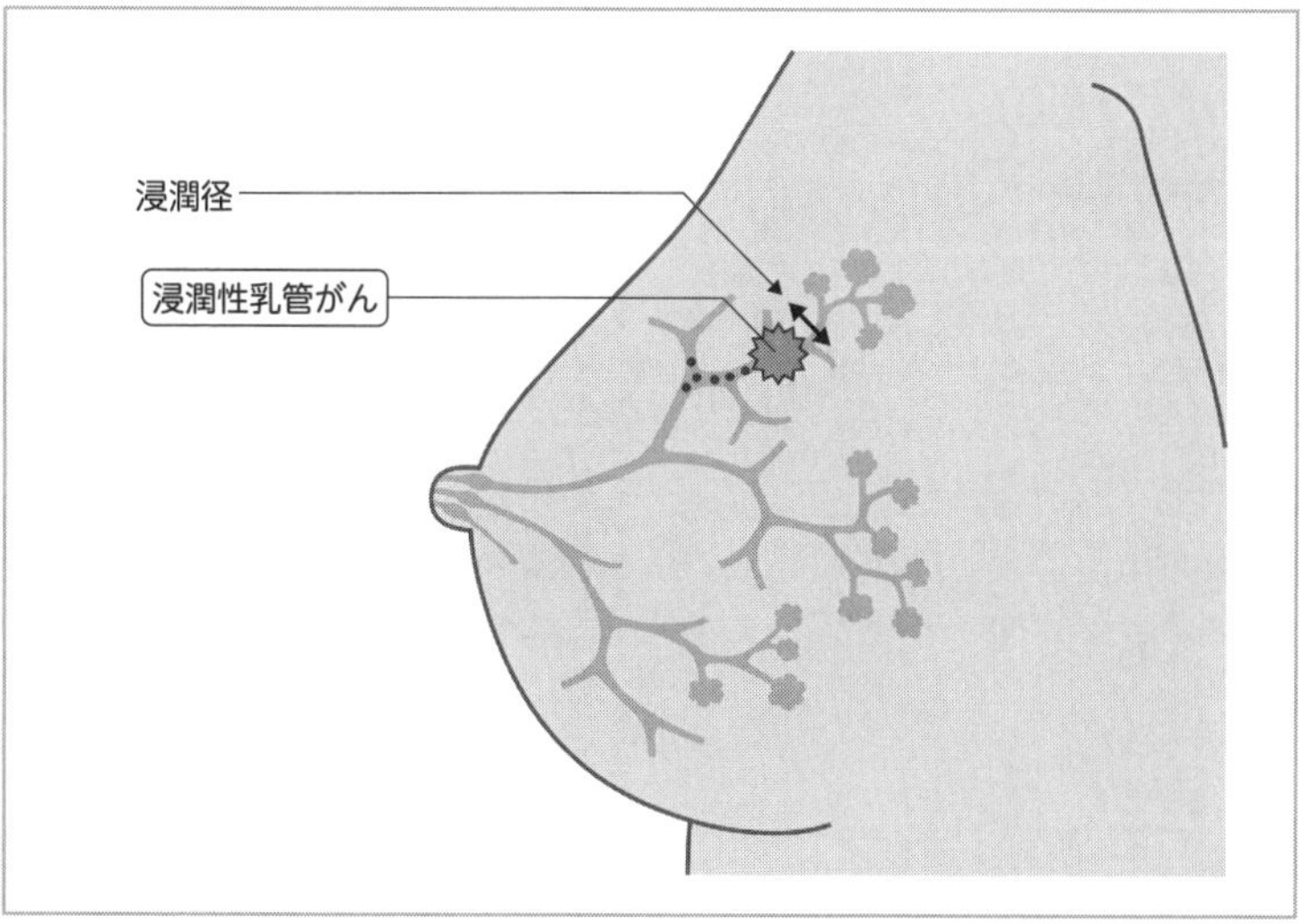

図2 浸潤性乳管がん

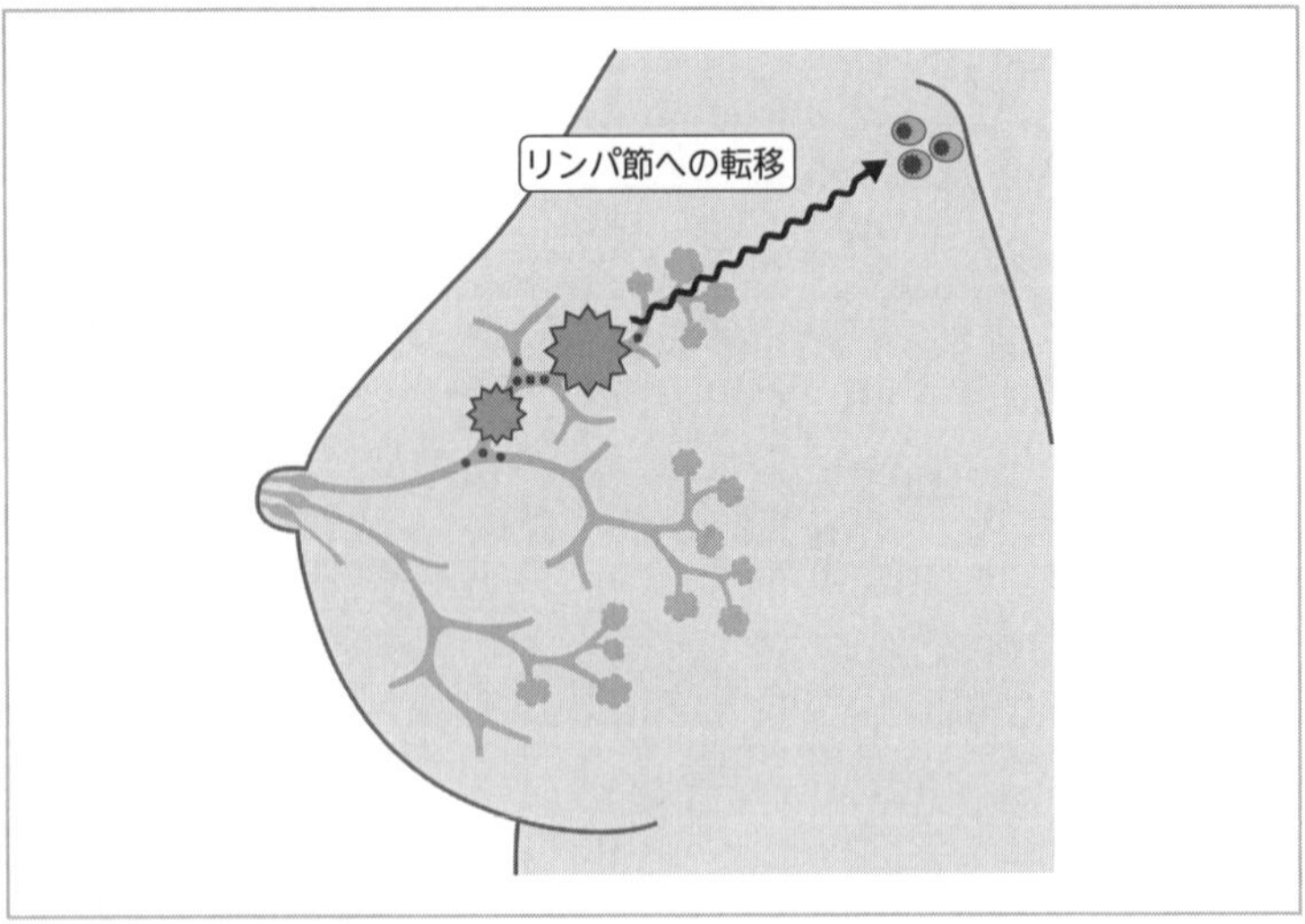

図3 リンパ節への転移

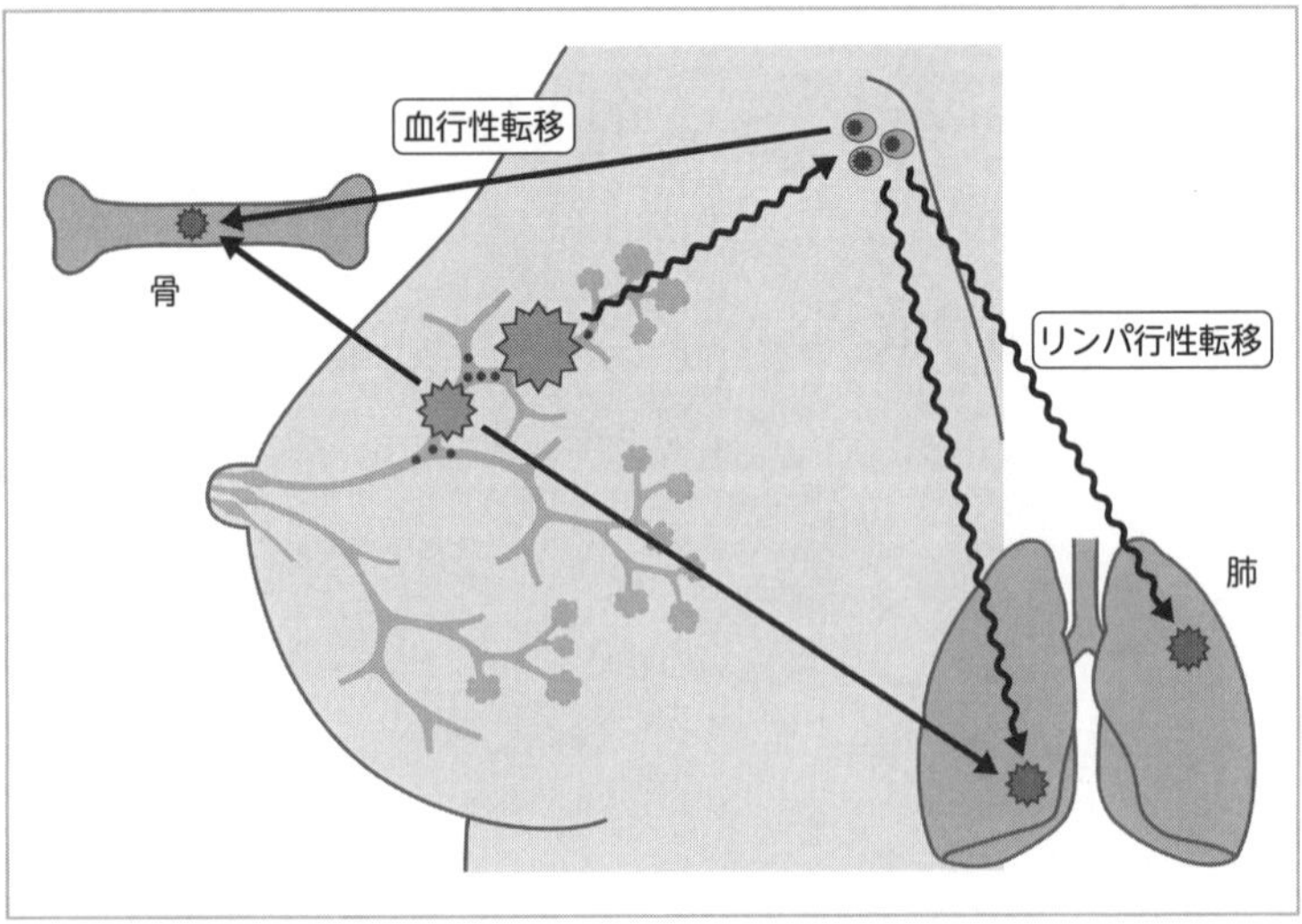

図4 遠隔転移

リンパ行性転移 血行性転移

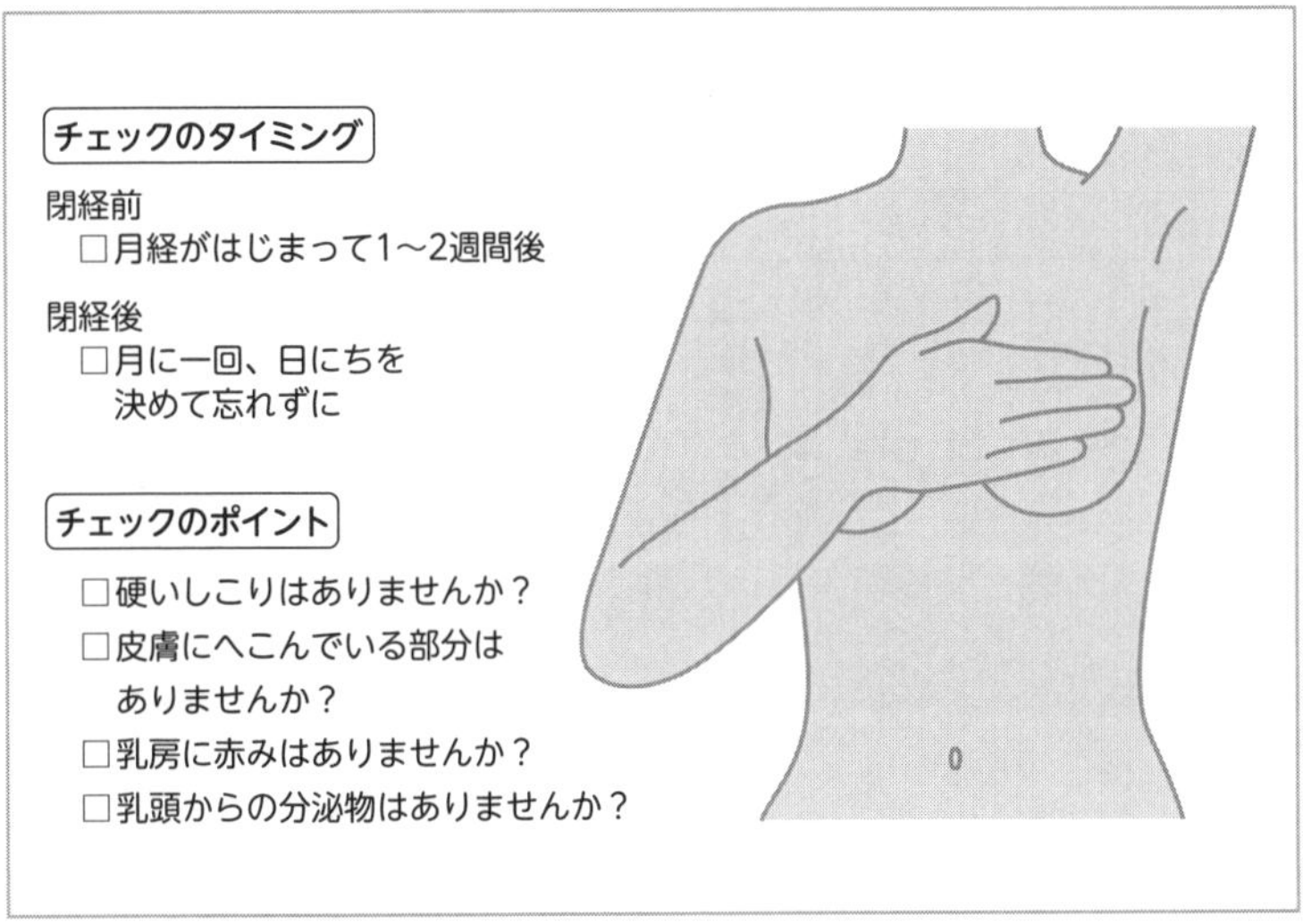
チェックのタイミング
閉経前
□月経がはじまって1～2週間後
閉経後
□月に一回、日にちを
決めて忘れずに
チェックのポイント
□硬いしこりはありませんか？
□皮膚にへこんでいる部分は
ありませんか？
□乳房に赤みはありませんか？
□乳頭からの分泌物はありませんか？

図5　セルフチェックのタイミングとポイント

ばれ、各臓器に転移が形成されますが、運ばれるルートはこのリンパの流れを介したもの（リンパ行性転移）のほかに、直接血液から運ばれる転移（血行性転移）があります。そのためリンパ節転移のない患者さんであっても、ときに遠隔転移が生じることがあります（**図4**）。

　症状として最も多いのは、この乳房内にできたがんをしこりとして感じることです。がんにより近くの皮膚が引《ひ》き攣《つ》れ、それがくぼみとして見える場合もあります。また乳がんがリンパ管内に多数入り込んだ場合には、乳房の皮膚が炎症を起こしたかのように真っ赤になること（炎症性乳がん）が知られているほか、乳管内に進展した乳がんから出される分泌物が乳頭分泌として確認されることもあります。乳がんはこのような症状から自分で早期に気づくことができるがんであるため、ふだんから乳房のセルフチェックを習慣づけて行うことが重要です（３１５ページの図5）。

診断

診断は乳房に乳がんができてしまったかどうかを調べる画像診断と、乳がんが疑われた病変から細胞や組織を採取して本当に乳がんかどうかを確認する病理診断に分かれます。

画像診断では乳房のレントゲン撮影（マンモグラフィー）、超音波検査、ＭＲＩ検査などが行われます。

また病理診断としては細胞診、針生検、吸引式針生検などが行われますが、これらを駆使しても診断が難しい場合には手術で切除を行う切除生検が行われます。各診断方法で採取される検体の量が異なり、一般的には検体の量が多くなるほど正確な診断に結びつきますが、反面検体量が多くなるほど麻酔が必要、出血が多くなるなど体への負担が増加します。どの検査法を選択するかは、乳がんである可能性の高低、病変の大きさや存在場所、疑われる乳がんの種類などによります。

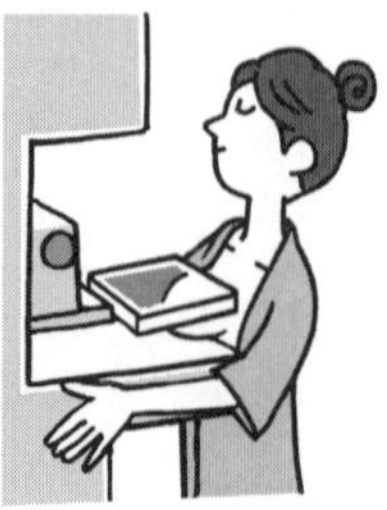

病期分類・ステージング

乳がんの臨床病期（ステージ）は、浸潤径や浸潤範囲など乳房内のがんの進展度とリンパ節転移の状況、遠隔転移の有無によって決定されます（図6）。

治療

治療はがんができてしまった部分に対する治療（局所療法）と、全身に広がってしまったがんに対する治療（全身療法）に分かれます。

乳がんの局所療法では、手術と放射線療法が行われます。ステージ0～Ⅲの患者さんにおいてはがんを完全に取りきるために、手術が可能であれば手術を行います。乳房を部分的に切除する乳房温存手術を行った場合や、リンパ節転

0期	がんの広がり：非浸潤がん 腋窩リンパ節転移：なし
Ⅰ期	がんの広がり：浸潤径2cm以下 腋窩リンパ節転移：なし
Ⅱ期	がんの広がり：浸潤径は2cmより大きいが皮膚や肋骨など周囲の組織にまで広がっていない 腋窩リンパ節転移：なし がんの広がり：浸潤径5cm以下 腋窩リンパ節転移：あり
Ⅲ期	がんの広がり：皮膚や肋骨など周囲の組織にまで広がっている リンパ節転移：リンパ節転移が周囲組織に浸潤している 鎖骨近くのリンパ節など腋窩を越えたリンパ節転移 がんの広がり：浸潤径は5cmより大きいが皮膚や肋骨など周囲の組織にまで広がっていない 腋窩リンパ節転移：あり
Ⅳ期	遠隔転移あり

図6　乳がんの臨床病期（ステージ）

移が複数認められた場合などには、手術の後に放射線療法を行うことがあります。ステージⅣの患者さんには、手術で生存期間を延ばすことは難しいと考えられているため、出血など困っている症状がある場合を除いて手術は原則的に行いません。

全身療法では抗がん剤、ホルモン剤、分子標的薬が使われます。また全身療法は手術の前後に再発を予防するために行われる場合と、再発や転移をしてしまった後、それらの治療のために行われる場合があります。

抗がん剤はどのような乳がんであっても効果が期待されますが、ホルモン剤はホルモン受容体が陽性の乳がんにしか効果が期待できません。また、がん細胞の表面に増殖を促すシグナルを出すHER2受容体を持っている乳がんには、この受容体を特異的に攻撃する抗HER2療法薬のような分子標的薬の効果が期待できる場合もあります。分子標的薬の中には特定のホルモン剤や抗がん剤と一緒に使う必要があるものも存在します。

このように、最近では乳がんの特徴に応じて効果が期待される薬剤が異なることから、乳がんの特徴ごとの分類（サブタイプ）を見極めて治療が組み立てられます。なかでもホルモン受容体とHER2発現により組み立てられるサブタイプは、薬剤選択とも関連が強く、広く利用されています。

経過と予後

乳がんと診断された後の予後は、診断時のステージとサブタイプによって異なりますが、駒込病院のデータからもステージⅡまでに発見され治療が行われた場合の5年生存率は95%以上と良好なことが示されています（**図7**）。また比較的進行した状態で診断されたステージⅢの場合でも、いろいろな治療を組み合わせることにより5年生存率は80%と他のがんに比べて良好な結果が得られています。

乳がんの予後は、いろいろな治療薬の登場により年々向上している状況です（**図8**）。現在も、そして今後も、いろいろな新薬の開発と導入が予定されていますので、さらなる予後の改善が期待できます。

	対象数	死亡数	生存状況把握割合（%）	実測生存率
Ⅰ	222	10	99.5	95.5
Ⅱ	199	10	99.5	95.0
Ⅲ	55	11	100.0	80.0
Ⅳ	31	19	100.0	38.7
全体	507	50	99.6	90.0

図7　乳がん 2009～2010年生存率集計（駒込病院）
がん診療連携拠点病院院内がん登録より

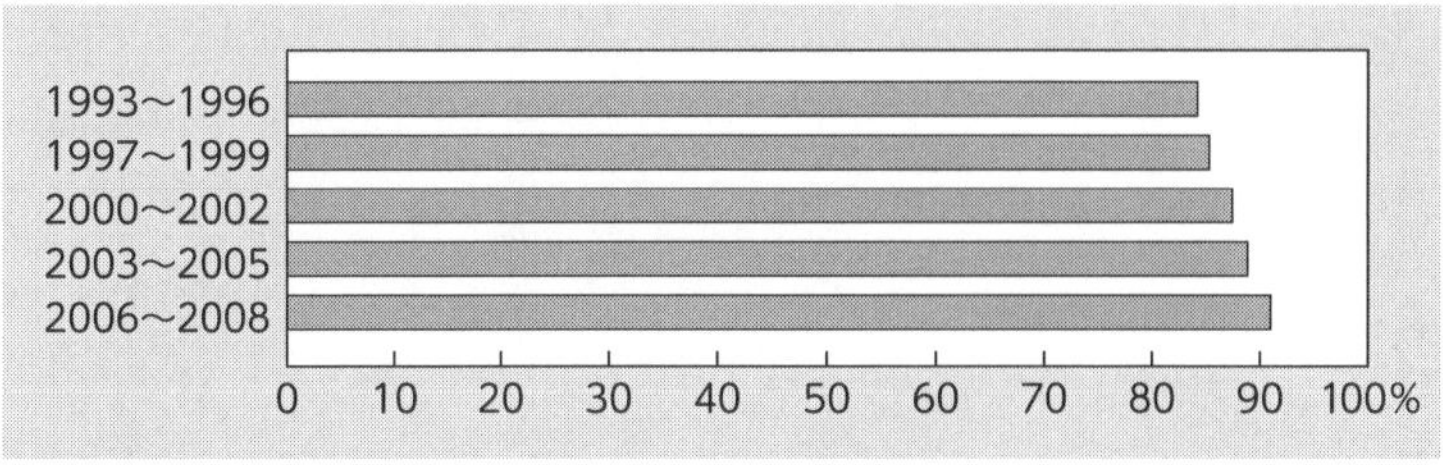

図8　部位別5年相対生存率　年次推移　乳がん（女性）
国立がん研究センターがん対策情報センター資料より

11 婦人科がん（子宮がん／卵巣がん）

婦人科部長
八杉利治

●子宮頸がんは、ヒトパピローマウイルスの感染が引き金となって発症
●子宮体がんは、初期から不正出血という症状を伴うことが多く、手術療法が最も治療効果が高い
●卵巣がんは、自覚症状に乏しく、手術療法と抗がん剤治療を組み合わせて根治を目指す

ここでは、婦人科がんの代表である子宮がんと卵巣がんについて解説しますが、子宮がんには、子宮の出口付近（頸部）にできる子宮頸がんと、子宮の奥の部分（体部）にできる子宮体がんがあって、病気の性質や治療法が大きく異なるため、別々に説明をします。

〔1〕子宮頸がん

死亡数、罹患率

子宮頸がんの2017年の死亡数は2795人で、人口10万人あたり4・4人の死亡者数になり

ます。また、２０１４年の罹患数は1万４９０人で、人口10万人あたり16人の罹患者数になります。発症のピークは30代後半から40代で、高齢になるにしたがい少しずつ減少します。

危険因子と予防

高感度の検査法を用いると、子宮頸がんの組織からは非常に高率（少なくとも90％以上）で、ヒトパピローマウイルス（ＨＰＶ）のＤＮＡが検出されます。このＨＰＶの感染が、多くの子宮頸がん発症の引き金になっていると考えられますが、性交経験のある女性であれば70％以上がその生涯のうちにＨＰＶに感染するので、まれなことではありません。そのうちの一部の人が持続感染を起こし、子宮頸部異形成が発生し、さらにその一部が子宮頸がんになるとされています。

ＨＰＶの感染を予防する感染予防ワクチンは、子宮頸がんの発症を予防するために有効です。しかし、残念ながら、わが国では接種率がとても低いのが現状です。検診で前がん病変である異形成が見つかった場合は、経過を観察し、浸潤がんになる前に治療することが大事です。

病態と症状

子宮頸がんの組織型は、扁平上皮がんが多く、発症数の約7割を占めます。扁平上皮がん以外の組織型としては、腺扁平上皮がん、腺がん、小細胞がんなどがあります。腫瘍は子宮頸部から連続的に、腟や周囲の臓器に進展します。リンパ節転移を起こすことも多いですが、初めのうちは、ほとんどが骨盤内のリンパ節への転移です。

初期のがんは、肉眼では判別不能で、自覚症状もありません。臨床進行期がＩＢ期以上になると自覚症状が出現します。最も多い症状は不正出血で、特に性交時の出血に気づいて受診される方が多いです。進行すると持続的な出血となり、時には大量の出血を起こします。次に多い症状は帯下の増量で、初期の帯下は水性や粘液性ですが、進行すると悪臭のある肉汁様の帯下になります。

診断

子宮頸部から小さな組織を採取して診断を確定させます。腟鏡診で観察が難しい頸管の内側部分にできた病変や、初期の子宮頸がんの場合は、子宮頸部円錐切除術が確定診断に有効です。

次に、適切な治療方法を選択するために、腫瘍の広がり方を診断していきます。骨盤内の広がり方を調べるには、視診と内診（腟からの診察）・直腸診（肛門からの診察）が基本ですが、ＭＲＩも欠かせない検査です。直腸への浸潤が疑われる場合は直腸鏡検査が、膀胱への浸潤は膀胱鏡検査が必要になります。また、ＣＴやＰＥＴなどがリンパ節転移や遠隔転移の診断に用いられます。

病期分類・ステージング

臨床進行期は、まもなく新しい分類が日本でも採用されると思われます。原文を筆者ができるだけ易しい言葉で日本語訳したものが、324ページの**表1**です。現在用いられている進行期分類と比較すると、ⅠB期が腫瘍の大きさによって細分化されたことと、Ⅲ期にリンパ節転移の要素が加えられたことが大きな違いです。

治療

子宮頸がんの治療においては、手術療法と放射線療法のいずれもが強力です。わが国では、進行期Ⅰ期とⅡA期は手術療法を行うことが多く、ⅡB期では放射線療法を主治療とする例が多くなり、Ⅲ期とⅣ期は放射線療法と化学療法を組み合わせた治療を行うことがほとんどです。

ⅠA1期など、ごく初期の子宮頸がんに対しては、縮小手術が行われますが、ⅠA2〜Ⅱ期の子宮頸がんに対しては、「広汎子宮全摘術」を行うことが多いです。ⅠB〜ⅡA期では、根治的な放射線療法を受けても、副作用や後遺症の面ではかなり異なる部分はありますが、治療成績はほぼ同じだとされています。

広汎子宮全摘術は、子宮、卵管、卵巣とそれらを支える靭帯部分を広く摘出することと、骨盤リ

進行期	説　明
Ⅰ期	がんが子宮のみに認められ、子宮外に広がらないもの
ⅠA期	肉眼的に病変が認識できず、組織検査でのみ診断できる浸潤がん
ⅠA1期	間質浸潤の深さが3㎜以内のもの
ⅠA2期	間質浸潤の深さが3㎜以上5㎜以内のもの
ⅠB期	肉眼的に病変が確認できるもの
ⅠB1期	間質浸潤の深さが5㎜を超え、病巣が2㎝以内のもの
ⅠB2期	病巣が2㎝を超え、4㎝以内のもの
ⅠB3期	病巣が4㎝を超えるもの
Ⅱ期	がんが腟壁や子宮周囲の組織(子宮傍組織)に広がるが、高度ではないもの
ⅡA期	腟壁浸潤が認められるが、子宮傍組織浸潤は認められないもの
ⅡA1期	病巣が4㎝以内のもの
ⅡA2期	病巣が4㎝を超えるもの
ⅡB期	子宮傍組織浸潤の認められるもの
Ⅲ期	がんが腟壁や子宮周囲の組織(子宮傍組織)に広がり、その進展が高度であるもの
ⅢA期	腟壁浸潤は下1/3に達するが、子宮傍組織浸潤は骨盤壁にまでは達していないもの
ⅢB期	子宮傍組織浸潤が骨盤壁に達しているもの、または明らかな水腎症や無機能腎を認めるもの
ⅢC期	骨盤ならびに／あるいは大動脈周囲のリンパ節に転移があるもの
ⅢC1期	骨盤のリンパ節にのみ転移があるもの
ⅢC2期	大動脈周囲のリンパ節に転移があるもの
Ⅳ期	がんが膀胱、直腸の粘膜を侵すか、遠隔転移があるもの
ⅣA期	膀胱、直腸の粘膜への浸潤があるもの
ⅣB期	小骨盤腔を越えた遠隔転移があるもの

表1　臨床進行期分類　FIGO 2018

ンパ節をできるだけきれいに摘出すること（郭清術）が根幹となる手術です。手術療法の利点は、①治療期間が短いこと、②再発に関わる因子の推定が正確に行えること、③卵巣機能を温存できる可能性があることなどです。一方、手術療法の欠点は、①比較的大きなダメージが加わること、②尿管損傷や排尿障害、リンパ浮腫などが放射線療法に比べ多いことです。再発の可能性が高い場合に行われる追加治療は放射線療法が主ですが、抗がん剤治療を行っている施設もあります。

放射線療法の利点は、高度の合併症を有する例や、高齢者などにも施行可能なことです。欠点は治療期間が７週程度とやや長いことや、頻度は低いですが特有の晩期障害（膀胱、直腸の障害）があることです。化学療法に用いられる薬剤は、パクリタキセルとプラチナ製剤、ベバシズマブ（分子標的薬）が主なものです。

経過と予後

がん診療連携拠点病院からの院内がん情報の集計によると、２００９～２０１０年に治療を行った子宮頸がんの５年生存率はⅠ期93・２％、Ⅱ期74・７％、Ⅲ期58・５％、Ⅳ期23・９％で、日本産科婦人科学会委員会報告による１９８３～１９８７年の治療例の５年生存率（Ⅰ期82・９％、Ⅱ期63・６％、Ⅲ期40・１％、Ⅳ期13・１％）に比べ、大きな改善が認められます。

［2］子宮体がん

死亡数、罹患率

子宮体がんの2017年の死亡数は2526人で、人口10万人あたり3・9人の死亡者数になります。また、2014年の罹患数は1万3889人で、人口10万人あたり21・2人の罹患者数になります。発生のピークは50代で、それ以上の高齢になるとかなり減少します。

危険因子と予防

肥満、高血圧、糖尿病といった生活習慣病の合併、不妊、無排卵性月経などの内分泌環境の異常が危険因子です。ごく初期のうちから不正出血という症状があるので、検診で発見されることは多くありません。

病態と症状

ほとんどの症例が類内膜がんであり、ほかには漿液性がんや明《めい》細胞がんなどが発生します。子宮内膜に発生したがんは徐々に子宮筋層に深く浸潤し、やがて子宮漿膜に、さらに子宮外へと広がります。リンパ節転移は骨盤内が多いですが、大動脈周辺のリンパ節へ転移することもあります。

症状としては、初期から不正出血が認められるので、閉経後に不正出血がある場合は婦人科受診をお勧めします。そのほか、水っぽい帯下が初期の症状であることもありますが、茶色や薄赤色であることが多いです。進行すれば子宮内腔にがん病巣からの滲出などが貯留し、下腹部痛を示す場合もあります。

診断

子宮内腔から内膜生検（内膜を引っ掻いて組織採取すること）を行って、がん組織を確認します。少し痛みを伴いますが、外来で施行できる検査です。またこの生検で異常が確認できない場合でも、子宮内膜細胞診で異常を認める場合や症状が続く場合には、麻酔をかけて子宮内膜全面掻爬《そうは》（できるだけたくさんの内膜を掻き出すこと）をすることもあります。

子宮の筋肉の中にどの程度入り込んでいるかを判定するためには、経腟超音波やＭＲＩが用いられ、子宮外への広がりを診断するためにはＣＴやＰＥＴなども行います。

治療

子宮体がんの治療において、手術療法による摘出、進行度判定は最も重要であり、完治を目指すためには必要な治療と考えられます。手術進行期（**表2**）がⅠ期からⅢ期まではがんを肉眼的に完全に取りきれることも多く、子宮はもちろん、あわせて卵巣、卵管、後腹膜リンパ節を摘出することが標準的な手術になります。最近は、初期の子宮体がんに対し、小さな傷ですむ腹腔鏡下子宮体がん手術を行う施設も増えてきました。

摘出した臓器の病理診断で、再発リスクが高いと判断された場合には、再発率を下げる目的で抗がん剤治療が行われます。用いられる薬剤としては、ドキソル

進行期	説　明
Ⅰ期	がんが子宮体部に限局するもの
ⅠA期	がんが子宮筋層1/2未満のもの
ⅠB期	がんが子宮筋層1/2以上のもの
Ⅱ期	がんが体部および頸部におよぶもの
Ⅲ期	がんが子宮外に広がるが、小骨盤腔を越えていないもの、または骨盤内や大動脈周囲のリンパ節転移のあるもの
ⅢA期	がんが子宮の漿膜や卵巣・卵管、骨盤腹膜を侵すもの
ⅢB期	膣ならびに／あるいは子宮周囲の組織（子宮傍組織）に広がるもの
ⅢC期	骨盤ならびに／あるいは大動脈周囲のリンパ節に転移のあるもの
ⅢC1期	骨盤のリンパ節にのみ転移があるもの
ⅢC2期	大動脈周囲のリンパ節に転移のあるもの
Ⅳ期	がんが小骨盤腔を越えているか、明らかに膀胱または腸粘膜を侵すもの
ⅣA期	膀胱ならびに／あるいは腸粘膜浸潤があるもの
ⅣB期	腹腔内ならびに／あるいは鼠径リンパ節転移を含む遠隔転移のあるもの

表2　手術進行期分類　日産婦 2011，FIGO 2008

ビシン、プラチナ製剤、タキサン製剤があります。卵巣がんに比べ有効とされる薬剤は少ないのですが、最近一定の条件を満たした再発例に、免疫チェックポイント阻害薬であるペムブロリズマブが用いられるようになりました。

経過と予後

がん診療連携拠点病院からの院内がん情報の集計によると、2009～2010年に治療を行った子宮体がんの5年生存率は、Ⅰ期93・3％、Ⅱ期86・0％、Ⅲ期71・6％、Ⅳ期20・4％で、婦人科がんの中では予後が良好です。

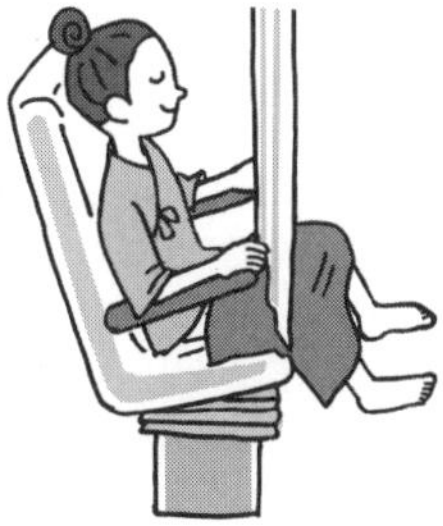

［3］卵巣がん

死亡数、罹患率

卵巣がんの2017年の死亡数は4745人で、人口10万人あたり7・4人の死亡者数になります。また、2014年の罹患数は1万11人で、人口10万人あたり15・3人の罹患者数になります。発症のピークは50代後半から60代で、高齢になるにしたがい少しずつ減少します。

危険因子と予防

未妊婦や不妊といった内分泌環境や排卵の回数の多さと関連するものが、危険因子として挙げられています。また、約10％は遺伝的要因が考えられており、血縁者に卵巣がんや乳がんになった人がいることも危険因子の一つです。

病態と症状

卵巣の解剖学的な位置のために、自覚症状に乏しいのが特徴です。受診する方の過半数は、Ⅲ期

Ⅳ期といった進行がんであり、最も多い症状は、腹部腫瘤、腹部膨満感、腹痛です。

その進展は腹膜播種（お腹の中に種を播いたように進展すること）と後腹膜のリンパ節への転移が主で、リンパ節のうちでも、大動脈周囲のリンパ節（傍大動脈リンパ節）への転移が頻度としては最も高いです。

診断

卵巣腫瘍が悪性の可能性があるかどうかの判断は、経腟式プローブを用いた超音波診断やＭＲＩで行います。腹腔内の広がりやリンパ節転移の可能性を推定する目的で、ＣＴやＰＥＴも用いられます。

卵巣がんの確定診断には、腫瘍生検や手術によって摘出した腫瘍の病理学的検査が必要です。

治療

卵巣がんに対しては、手術療法と抗がん剤治療を組み合わせて完治を目指すのが、標準的な治療戦略です。手術は、病巣のある卵巣を含んだ卵管や子宮の全摘出と、播種が起こりやすい大網の切除を行います。この術式に加え、後腹膜リンパ節郭清術を積極的に行っている施設も数多く存在し

進行期	説　明
Ⅰ期	卵巣内だけにがんが発育
ⅠA期	がんが一側の卵巣に限局し、被膜表面への浸潤や被膜破綻の認められないもの
ⅠB期	がんが両側の卵巣に限局し、被膜表面への浸潤や被膜破綻の認められないもの
ⅠC期	がんは一側または両側の卵巣に限局するが、被膜表面への浸潤や被膜破綻が認められたり、腹水または洗浄液の細胞診にて悪性細胞の認められるもの
Ⅱ期	がんが卵巣を越え、骨盤内への進展を認めるもの
ⅡA期	子宮や卵管に広がるもの
ⅡB期	他の骨盤内臓器に進展するもの
Ⅲ期	骨盤外の腹膜播種や後腹膜のリンパ節転移を認めるもの
ⅢA1期	後腹膜リンパ節転移があり、骨盤外の播種はないもの
ⅢA1(i)期	リンパ節転移の大きさが10㎜以下
ⅢA1(ii)期	リンパ節転移の大きさが10㎜を超える
ⅢA2期	骨盤外に顕微鏡検査で判明する播種があるもの
ⅢB期	骨盤外に最大径2㎝以下の播種があるもの
ⅢC期	骨盤外に最大径2㎝を超える播種があるもの
Ⅳ期	遠隔転移を伴うもの
ⅣA期	胸水の中にがん細胞を認めるもの
ⅣB期	遠隔臓器への転移を認めるもの

表3　卵巣がん進行期分類　日産婦 2014，FIGO 2014

ます。卵巣がんの進行期分類を**表3**に示しましたが、初期がん（Ⅰ、Ⅱ期）の場合は、標準的な手術で腫瘍を完全に摘出することが可能です。

進行がん（Ⅲ、Ⅳ期）においては、残存する腫瘍の量を減少させるほど生存率が上昇することがわかっています。しかし、初回手術で大きな腫瘍が残存する場合も多々あり、一定の回数の抗がん剤治療を行って残った腫瘍を縮小させたのち、再び腫瘍切除を行うような治療戦略も有効です。

卵巣がんは比較的抗がん剤に反応しやすいものが多く、タキサン製剤（パクリタキセル、ドセタキセル）とプラチナ製剤（主にカルボプラチン）を組み合わせた治療がこの20年間最強の治療と考えられています。

さらに、分子標的薬も治療に用いられることが多くなりました。はじめに導入されたベバシズマブは進行がんの治療に用いられ、一定の条件がありますがオラパリブも初回治療や再発治療に用いられて、卵巣がんの予後向上に大きな役割を果たすと考えられています。

経過と予後

全国がんセンター協議会が公表している院内がん登録から算出された、２００６〜２００８年に診断を受けた卵巣がんの5年生存率は、Ⅰ期87・4％、Ⅱ期66・4％、Ⅲ期44・2％、Ⅳ期28・3％で、治療法の進歩によって改善してきてはいますが、まだまだ厳しいのが現状です。

12 泌尿器がん（前立腺がん／膀胱がん／腎がん）

腎泌尿器外科部長
古賀文隆

- 前立腺がんの早期診断には、ＰＳＡ検査が重要
- 膀胱がんは、筋層浸潤がんでも、病状によっては膀胱温存療法を選択可能
- 腎がんは、新規治療薬の登場により、進行がんでも予後の改善が期待されている

泌尿器科で扱うがんには、副腎がん、腎がん、腎盂尿管がん、膀胱がん、尿道がん、前立腺がん、陰茎がん、精巣がんがあります。ここでは、患者さんの多い前立腺がん、膀胱がん、腎がんについて記します。

［1］前立腺がん

死亡数、罹患率

前立腺がんは男性固有のがんで、高齢になるほど発生頻度は高まります。２０１４年の統計では、

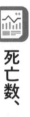

人口10万人あたり１１９人が罹患し、罹患率は男性では胃、肺、大腸に次いで4番目に多いがんです。近年、罹患数は増え続けています。死亡率は比較的低く、人口10万人あたり20人でした（２０１７年）。

危険因子と予防

肉の脂身や乳製品の摂取、近親者に前立腺がん患者がいるなどの家族歴が危険因子として知られています。

病態と症状

ほとんどは無症状です。進行したがんでは、おしっこの出づらさや骨への転移による痛み、麻痺、骨折などの症状がみられることもあります。

診断

早期がんの多くは、検診で血液中のＰＳＡ（前立腺特異抗原）値（正常値は４・０ng／mL以下）の上昇をきっかけに診断されます。早期診断が重要であり、50歳になったら一度はＰＳＡ検査を受けることとをお勧めします。

ＰＳＡはがんのほか、炎症や前立腺肥大でも上昇します。ＰＳＡ高値で泌尿器科を受診した場合、直腸診と前立腺ＭＲＩでＰＳＡ上昇の原因を判断します。特にＭＲＩはがんの検出に優れています。前立腺がんの確定には病理組織診断が必須であり、エコーで見ながら前立腺に針を刺す検査で組織採取を行います。駒込病院では、ＭＲＩを使い疑わしい部位を狙って組織採取することで、検査の安全性と精度を高めています。

病期分類・ステージング

がんが前立腺にとどまっている場合は「限局がん」、前立腺を越えて周りの臓器や近傍のリンパ節におよぶ場合は「局所進行がん」、遠隔臓器にまで転移する場合は「転移がん」に分類されます。限局がんは、診断時のＰＳＡ値、腫瘍の病期分類、がんの病理組織学的悪性度であるグリソンスコアによって、さらに低リスク、中リスク、高リスクに分類されます。

治療

前立腺がんの治療方針の決定には、期待余命（あと何年生きることができるかを表す期待値）が重要になります。特に限局がんは一般的に進行が緩やかで予後が良好なので、期待余命が10年未満（日本人男性の場合77歳以上）の患者さんの場合は、根治ではなく症状緩和によるＱＯＬ（生活の質）の維持を目的とする待機療法（経過観察）が選択されます。期待余命が10年以上の患者さんの場合は、限局がんや局所進行がんでは根治を目的とした治療が選択されます。治療法は病期によって異なります（**図1**）。

①限局がん

・**PSA監視療法**：根治の機会を失うことなく不要な治療を回避することを目的とし、低リスクがんが主な対象となります。ＰＳＡ監視療法は、定期的にＰＳＡ測定と画像診断、必要に応じて針生検でがんの進行の有無を確認し、進行を認めた時点で根治的治療（手術療法や放射線療法）に移行します。

・**手術療法（前立腺全摘除）**：前立腺と精嚢のほか、病状によって骨盤リンパ節を摘除する手術です。従来の開腹手術のほか、体への負担が軽い低侵襲手術として腹腔鏡手術、ミニマム創内視鏡下手術、ロボット支援手術があります。ロボット支援手術の普及に伴

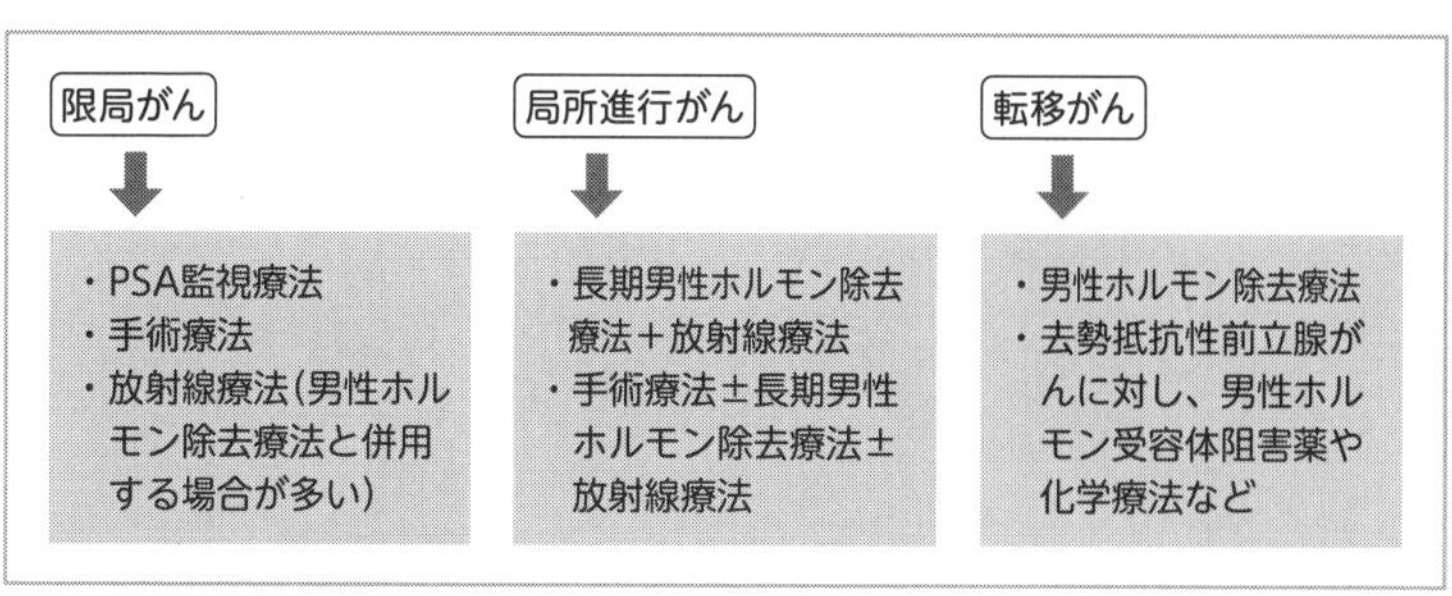

限局がん	局所進行がん	転移がん
・PSA監視療法 ・手術療法 ・放射線療法（男性ホルモン除去療法と併用する場合が多い）	・長期男性ホルモン除去療法＋放射線療法 ・手術療法±長期男性ホルモン除去療法±放射線療法	・男性ホルモン除去療法 ・去勢抵抗性前立腺がんに対し、男性ホルモン受容体阻害薬や化学療法など

図1　前立腺がんの病期と治療

い開腹手術は減少しています。駒込病院では、ロボット支援手術とロボサージャン・ガスレス・シングルポート（先端型ミニマム創内視鏡下）手術を実施しています。主な術後合併症は尿失禁と性機能障害です。尿失禁は時間経過とともに改善し、勃起不全は神経温存手術により回復を期待できます。

・**放射線療法**：強度変調放射線治療（ＩＭＲＴ）のほか、重粒子線、小線源治療などがあります。中リスクでは短期（6ヵ月）、高リスクでは長期（2〜3年）の男性ホルモン除去療法（ＡＤＴ）を併用します。放射線性膀胱炎・直腸炎や性機能障害などの合併症があります。

②局所進行がん

標準治療は、長期男性ホルモン除去療法（ＡＤＴ）併用の放射線療法です。駒込病院では、拡大切除による手術療法を柱に、長期ＡＤＴと術後放射線療法を併用する集学的治療で根治を目指しています。

③転移がん

・**男性ホルモン除去療法（ＡＤＴ）**：前立腺がん細胞は男性ホルモンに反応して増殖します。ＡＤＴは、男性ホルモンが前立腺がん細胞に増殖の刺激を与えることを回避して、病勢をコントロールする治療法です。黄体形成ホルモン放出ホルモン作動薬や拮抗薬の皮下注射（内科的去勢）、両側精巣摘除（外科的去勢）に、男性ホルモン受容体阻害薬を併用することもあります。副作用は、ホットフラッシュ（ほてり、発汗）や女性化乳房、長期間の治療により骨粗《こつそ》鬆症《しょうしょう》、糖尿病、脂質異常症、心血管系合併症のリスクが高まることが知られています。

・**放射線療法**：主に症状緩和を目的に原発巣（前立腺）や転移巣に行われます。

④去勢抵抗性前立腺がん

ＡＤＴにより男性ホルモンが去勢レベルに低下しているにもかかわらず、病状が悪化する状態を去勢抵抗性といいます。さまざまな男性ホルモン受容体阻害薬や副腎ステロイド、抗がん剤（ドセタキセルやカバジタキセル）が選択されます。

経過と予後

男性ホルモン除去療法（ＡＤＴ）が有効であるため、他のがんと比較すると、特に進行がんの予後は良好です。５年生存率は限局がんで95％以上、局所進行がんで90％程度、転移がんで60％程度です。

［2］膀胱がん

死亡数、罹患率

人口10万人あたり男性で25人、女性で8人が罹患し（2014年）、男性に多い傾向にあります。なかでも高齢者に多く、罹患率は増加しています。死亡率は、人口10万人あたり男性で10人、女性で4人でした（2017年）。

危険因子と予防

喫煙、有機溶媒などの化学薬品を扱ったことなどが危険因子として知られています。

病態と症状

症状で最も多いのは血尿です。頻尿、排尿痛がみられることもあります。膀胱がんは切除の後の膀胱内の再発が多く、再発を繰り返したり、再発が膀胱内の別の部位に起こる特徴があります。膀胱がんは尿路上皮粘膜の細胞から発生します。腎盂・尿管や尿道も同じ尿路上皮粘膜で覆われており、膀胱がんの診断時には、尿路全体のスクリーニングが必要です。また、再発の頻度が高いため、治療後には定期的に膀胱鏡検査を行います。

診断

膀胱がんが疑われる場合、尿細胞診（尿中のがん細胞出現の有無を調べる病理学的検査）、膀胱鏡、画像診断（MRI、CT、超音波検査など）を行い、最終的には切除された腫瘍の病理組織検査で診断されます。膀胱鏡は、尿道から挿入する内視鏡検査で、膀胱がんの診断には必須です。最近は柔らかくて細い膀胱内視鏡がほとんどの施設に導入されており、苦痛は軽度です。画像診断は、病期診断と尿路全体のスクリーニングに用います。

病期分類・ステージング

膀胱がんは、深く筋層まで浸潤する「筋層浸潤がん」と筋層浸潤のない「筋層非浸潤がん」に大別され、治療法や予後が異なります。膀胱がんの病期は、深達度（浸潤の深さ）、リンパ節転移の有無、遠隔転移の有無から診断されます。リンパ節転移や遠隔転移のない場合、筋層非浸潤がんは0～Ⅰ期、筋層浸潤がんはⅡ～Ⅲ期、リンパ節転移や遠隔転移のある場合はⅣ期に分類されます。

治療

筋層非浸潤がんは、原則的に経尿道的膀胱腫瘍切除術（ＴＵＲＢＴ）＋膀胱内注入療法による保存的治療を、筋層浸潤がん以上の進行病期では全身化学療法や膀胱全摘除、放射線療法などが必要となります（図２）。

①筋層非浸潤がん（０〜Ⅰ期）

・**経尿道的膀胱腫瘍切除術（ＴＵＲＢＴ）**：麻酔をかけ、尿道から挿入した内視鏡で腫瘍を切除する手術です。病理組織診断と深達度診断のほか、完全切除を目的に行います。

・**膀胱内注入療法**：主に再発阻止を目的に行われ、抗がん剤（マイトマイシンＣ、アドリアマイシンなど）とＢＣＧ（結核菌弱毒化ワクチン）が用いられます。がんの深達度、組織学的悪性度、腫瘍の数、上皮内がんの有無、再発までの期間などから今後の再発や進行のリスクを評価し、薬剤を選択します。

②筋層浸潤がん（Ⅱ〜Ⅲ期）

・**膀胱全摘除＋尿路変向**：筋層浸潤がんのほか、再発・進行のリスクの高い筋層非浸潤がんも対象になります。膀胱全摘除の後は膀胱に代わる尿路を再建する必要があります。尿路変向の方法には、お腹に貼り付けた袋に尿を貯めるタイプの回腸導管（小腸の一部を切り出して尿路として利用しお腹に出す）と尿管皮膚瘻（尿管を直接お腹に出す）のほか、自然排尿型の新膀胱（腸を切り出し袋状に再建し尿道とつなげる）があります。尿路変向法は、病状などを総合的に評価し選択されます。

- **化学療法**：筋層浸潤がんでは、膀胱全摘除に際し、術前または術後の補助化学療法が予後を改善すると報告されています。GC療法（ゲムシタビン＋シスプラチン）が一般的に選択されます。
- **膀胱温存療法**：膀胱全摘除＋尿路変向の術後は、生活の質が低下する可能性があります。膀胱温存の希望が強く、膀胱温存療法で膀胱全摘除と同等の予後を見込める患者さんが対象となります。通常の膀胱温存療法は、TURBT＋化学療法＋放射線療法の3者併用療法で行われます。駒込病院では、厳格な適応基準を満たす

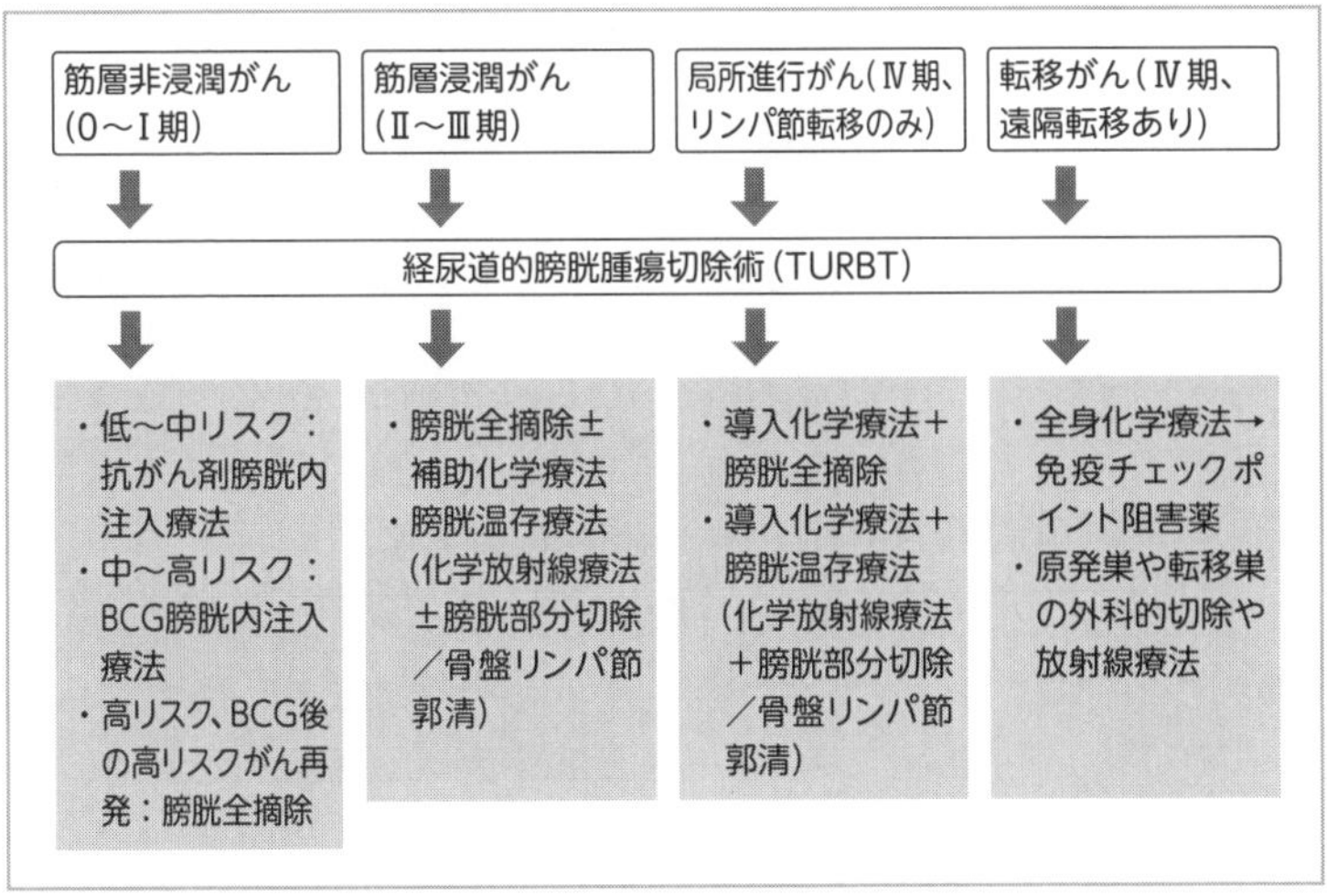

図2 膀胱がんの病期と治療

患者さんを対象にTURBT＋化学療法＋放射線療法＋膀胱部分切除／骨盤リンパ節郭清の4者併用療法による「根治的膀胱温存療法」を行っています（**図3**）。3者併用療法と比べて温存された膀胱内の筋層浸潤がん再発率は低く、根治性の高い膀胱温存が可能となります。

③局所進行がん（Ⅳ期、リンパ節転移のみ）

根治を目指して、導入化学療法（GC療法）＋膀胱全摘除が選択されます。駒込病院では、病状によっては、導入化学療法に続いて先述の根治的膀胱温存療法が選択されることもあります。

④転移がん（Ⅳ期、遠隔転移あり）

一次治療は全身化学療法（GC療法など）、二次治療として免疫チェックポイント阻害薬（ペンブロリツマブ）を投与します。全身治療後の残存腫瘍に対し、外科的切除や放射線療法が選択されることもあります。新規治療薬である免疫チェックポイント阻害薬の使用は、今後拡大していくと予想されます。

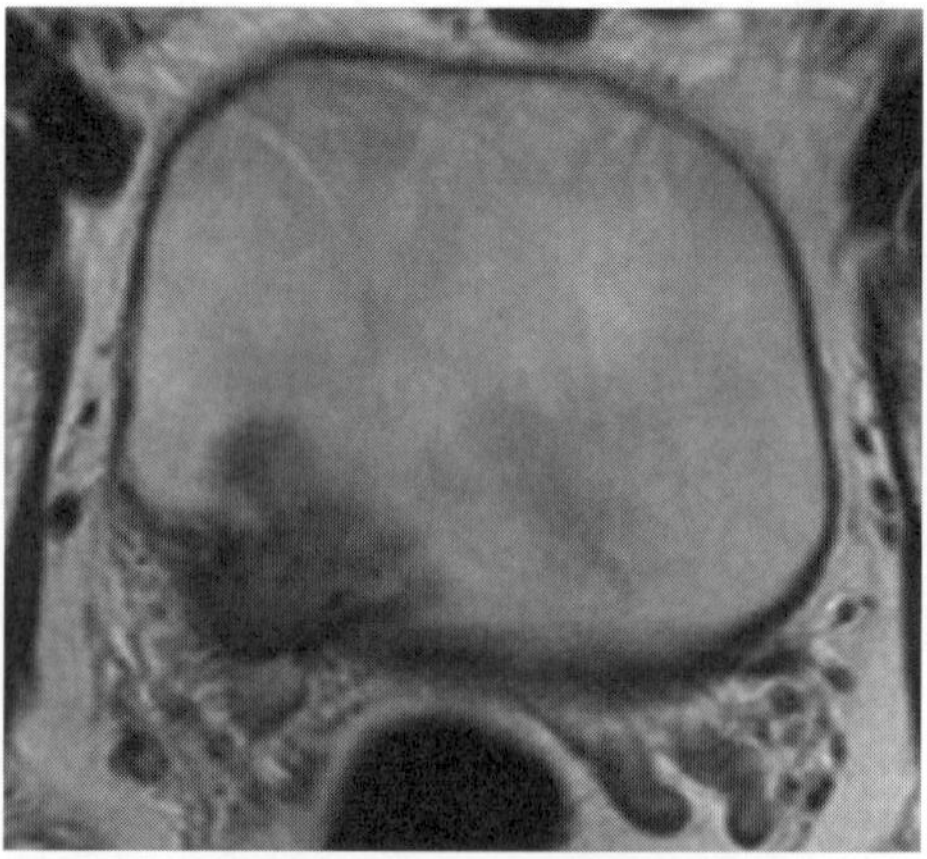

図3　根治的膀胱温存療法　4者併用療法による「根治的膀胱温存療法」を行った、筋層浸潤がん症例のMRI画像。

経過と予後

5年生存率は、筋層非浸潤がんで95％以上、筋層浸潤がんではⅡ期とⅢ期でそれぞれ80％および60％程度、Ⅳ期で25％程度です。

[3] 腎がん（腎細胞がん）

死亡数、罹患率

人口10万人あたり男性で27人、女性で12人が罹患（腎盂がん含む、2014年）し、男性に多い傾向にあります。高齢者に多いがんであり、近年、罹患率は増加傾向です。死亡率は、人口10万人あたり男性で10人、女性で5人でした（腎盂がん含む、2017年）。

危険因子と予防

喫煙、肥満、高血圧のほか、血液透析（慢性腎不全）が危険因子として知られています。

病態と症状

腎がんは、尿を作ることに関わる尿細管の上皮細胞から発生します。過半数の患者さんは無症状で、検診などで行われた画像検査（超音波検査やＣＴなど）で偶然発見されたものです。血尿、腹部腫瘤、側腹部の痛みなどが診断のきっかけとなる場合もあります。

診断

診断に最も有用な画像検査は腹部造影ＣＴです。血管筋脂肪腫などの良性疾患と鑑別が困難な場合、ＭＲＩを行うこともあります。それでも診断が困難な場合、ＣＴガイド下針生検を行い、病理組織学的に診断します。

病期分類・ステージング

リンパ節や他臓器に転移がなく、腎臓内にとどまる７cm未満のがんはⅠ期、転移がない７cm以上の限局がんはⅡ期、転移はないが腎臓周囲の脂肪や大きな静脈（腎静脈や下大静脈）に浸潤するか腎臓近くの１つのリンパ節に転移のあるがんはⅢ期、複数のリンパ節や遠隔臓器に転移があるか腎臓周囲臓器に浸潤しているがんはIV期に分類されます。

治療

I〜III期の腎がんの標準的治療は外科的切除です。他臓器転移のある腎がんでは全身療法（分子標的薬や免疫チェックポイント阻害薬）を先行し、原発巣や転移病巣の外科的切除や放射線療法を併用する場合もあります。

・**腎部分切除**：腫瘍のみを完全切除して、正常の腎組織を温存する術式です。腫瘍が存在する側の腎機能を十分に温存し、かつ完全切除が見込める腫瘍が対象になります。I期腎がんの大部分とII〜III期腎がんの一部が腎部分切除の適応となります。手術方法には従来の開腹手術のほか、患者さんの体に負担をかけない手術として、腹腔鏡手術、ミニマム創内視鏡下手術、ロボット支援手術があります。駒込病院では、先端型ミニマム創内視鏡下手術で、最大限の腎機能温存と術後合併症リスクの最小化を目的に、腎血流を遮断しない方法（無阻血法）で腎部分切除を実施しています（348ページの**図4**）。

・**根治的腎摘除**：完全切除が可能な腎がんで、腎部分切除で安全確実な切除が困難な場合に選択されます。開腹手術のほか、腹腔鏡手術やミニマム創内視鏡下手術で行われます。腎臓が1つになっても機能が正常であれば、日常生活に支障をきたすことはほとんどありません。

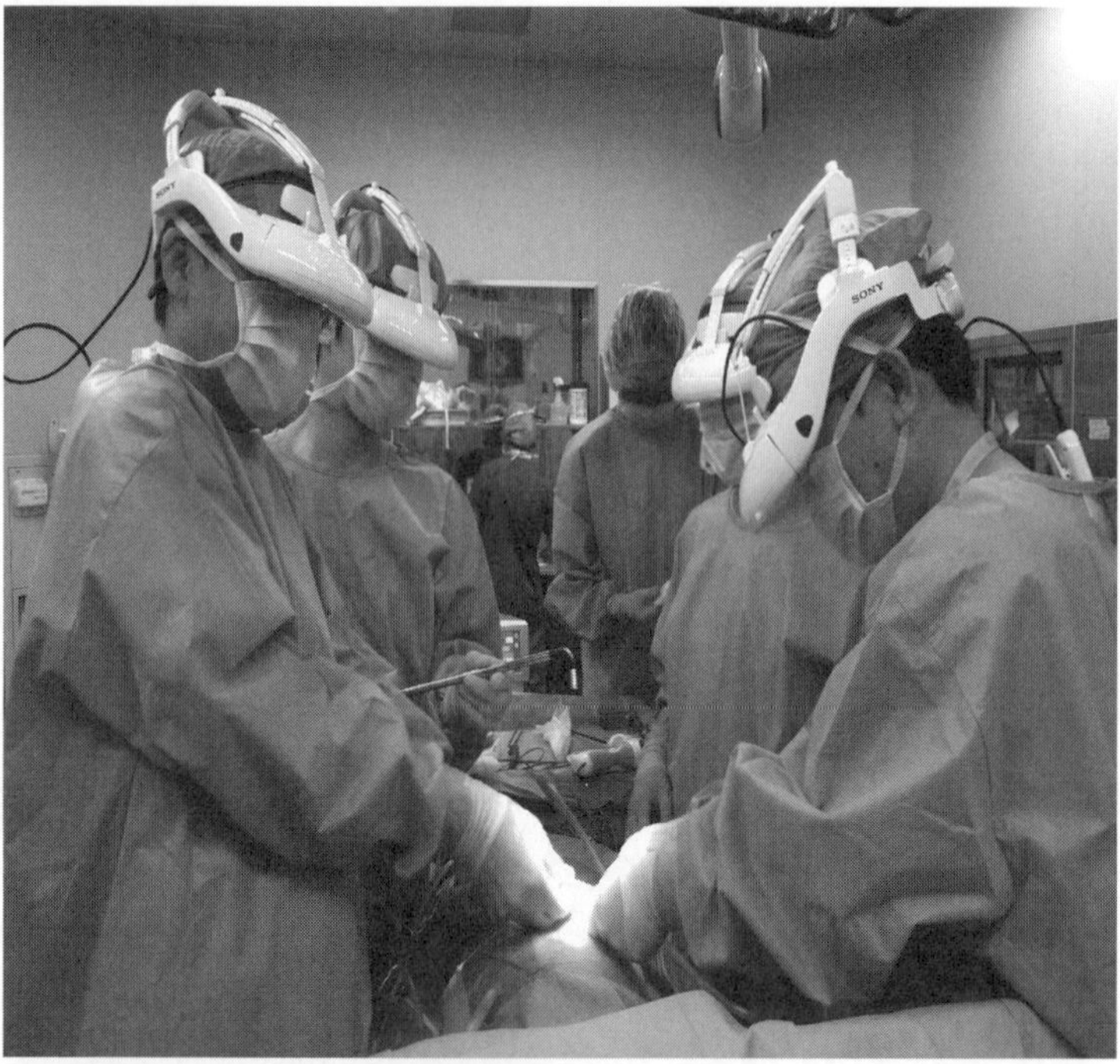

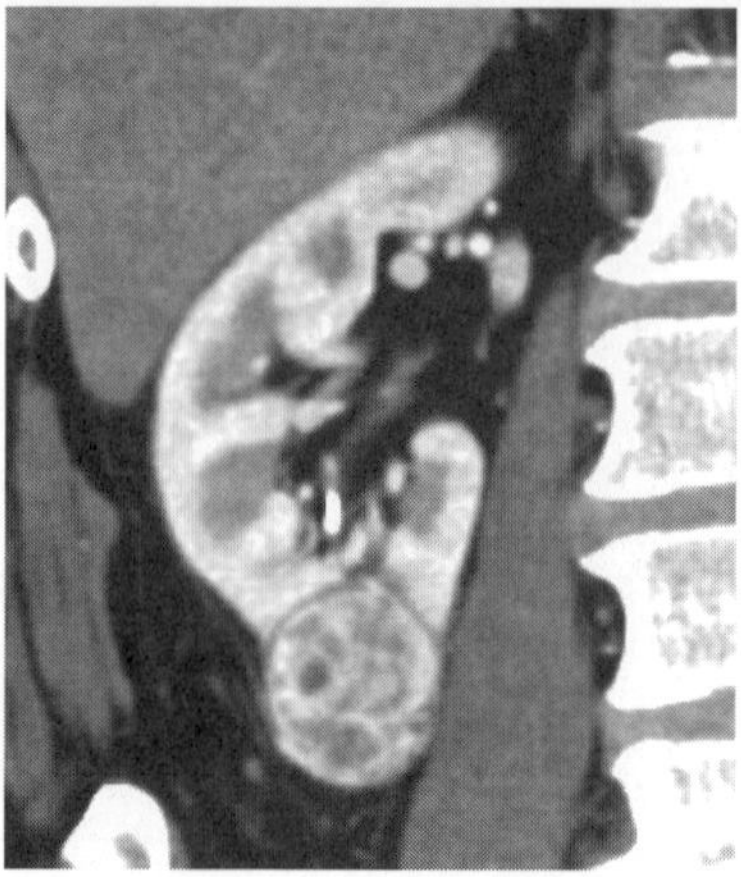

図4 先端型ミニマム創内視鏡下手術
駒込病院では、すべての泌尿器がんに対しロボサージャン・ガスレス・シングルポート手術(3D-ヘッドマウントディスプレイシステムを用いた先端型ミニマム創内視鏡下手術)を実施。炭酸ガスを使わず、単一の小さな穴から、ロボットのように機能を高めた術者が手術を行う。

(左) 先端型ミニマム創内視鏡下手術により、無阻血法で腎部分切除を行ったI期腎がん症例のCT画像。

- **監視療法、経皮的凍結療法**：高齢や重篤な併存症などで手術に大きなリスクを伴う限局がん症例では、これらの治療法が選択されることがあります。
- **分子標的薬**：転移のある腎がんが対象となります。21世紀に入り標準治療となった比較的新しい治療薬です。
- **免疫チェックポイント阻害薬**：２０１６年に厚生労働省に承認された新規治療薬で、転移のある腎がんで有効性が示されています。ニボルマブやイピリムマブなどがあります。
- **転移病巣に対する治療**：根治や症状緩和を目的として、転移病巣の外科的切除や放射線療法を行う場合があります。

経過と予後

５年生存率は、Ⅰ期で95％以上、Ⅱ期で75～95％、Ⅲ期で60～70％、Ⅳ期で10～30％と報告されています。転移のあるⅣ期腎がんの予後は、免疫チェックポイント阻害薬をはじめとする新規治療薬の登場により改善することが予想されています。

13 皮膚がん（悪性黒色腫／有棘細胞がん／基底細胞がん）

皮膚腫瘍科部長
吉野公二

●悪性黒色腫は、新規治療薬の登場で予後が改善している
●有棘細胞がんは、紫外線が当たる部位に生じやすく、高齢者に多い
●基底細胞がんは、黒色の腫瘍で顔面に生じやすい

［1］悪性黒色腫

死亡数、罹患率

悪性黒色腫の罹患数は10万人あたり1～2人とされており（2014年度）、年々増加傾向にあります。発症年齢には2つのピークがあり、30～50代、60～70代が多くなっています。病型（**図1**）は悪性黒子型、表在拡大型、結節型そして末端黒子型に分けられ、日本では末端黒子型が40％程度を占めていますが、欧米では表在拡大型が70％と人種間において生じる部位に差があります。

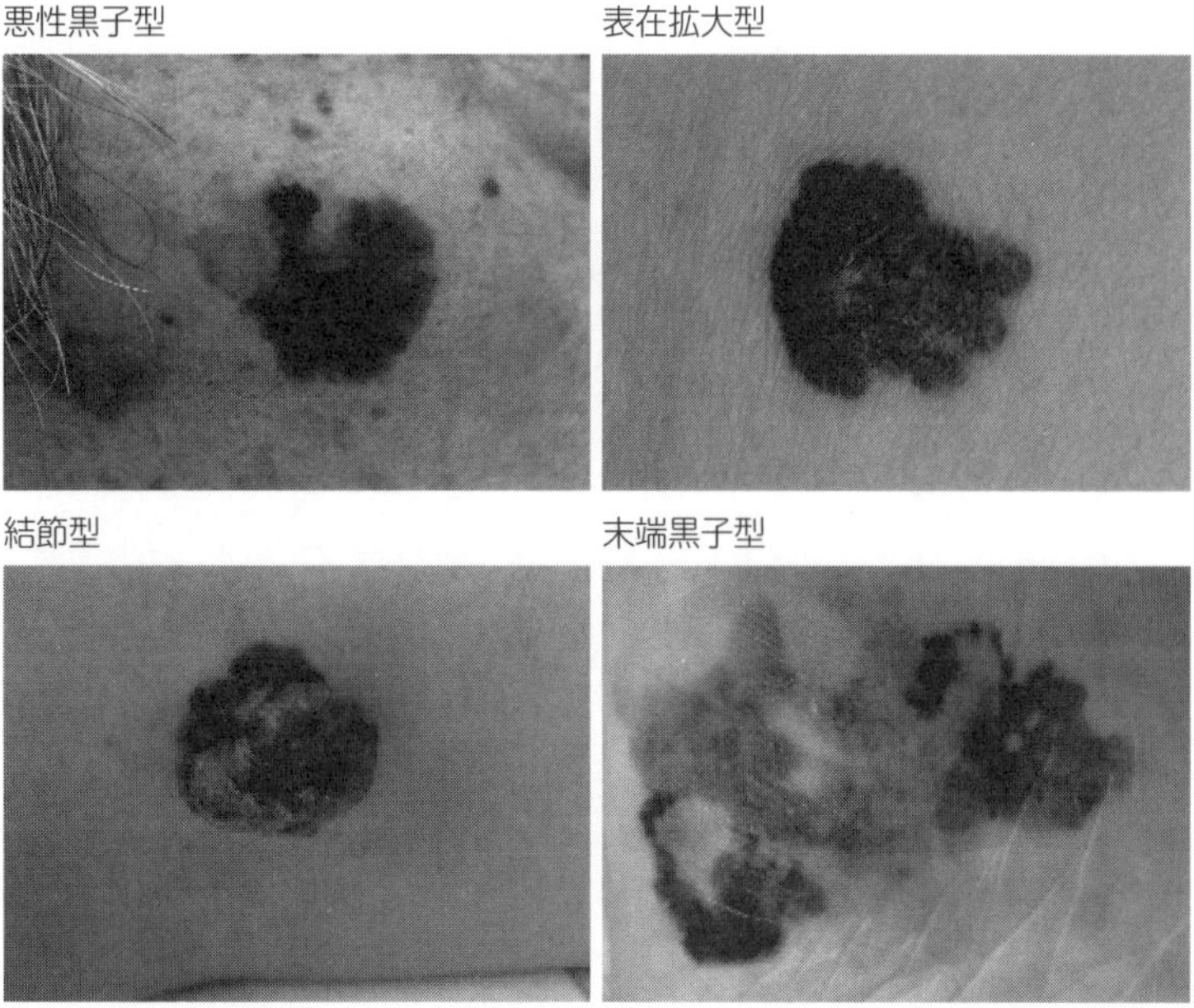

図1　悪性黒色腫の病型

危険因子と予防

白人では紫外線との因果関係がいわれていますが、日本では足底・足趾に生じる末端黒子型が多いこともあり、一概に紫外線の影響が大きいとはいえません。ただし、日光が当たる場所は紫外線の影響が大きいです。

病態と症状

基本的に症状を伴うことはありません。ただし、進行してくると腫瘍表面から出血を生じたり、時に痛みを伴うことがあります。

診断

肉眼的診断とダーモスコピー診断に大別されます。悪性黒色腫は色素細胞から発生する色素性病巣のため、診断には色素性母斑《ぼはん》（ホクロ）、脂漏《しろう》性角化症（老人性いぼ）ならびに基底細胞がんとの鑑別が必要となります（図2）。いずれも黒色調を呈するため、肉眼的診断の場合、ABCD診断基準を用います。A：Asymmetry（病巣が非対称性である）、B：Border irregularity（病巣の境界が不明瞭、くびれがある）、C：Color variegation（色調が多彩）、D：Diameter（大きさが6㎜以上）の4つの基準で、以上の所見を認めた場合は悪性黒色腫の可能性を疑います。最近は、ダーモスコピーという拡大鏡を使って、角層の乱反射を抑えメラニンの分布を観察する検査が診断に必須となっています。これらの検査を用いても診断に苦慮する場合は、皮膚生検にて診断を確定させます。従来、悪性黒色腫を疑う場合に皮膚生検を行うことは禁忌とされていましたが、現在ではそうしたことはありません。

病期分類・ステージング

病期分類は、「腫瘍の厚さ」「リンパ節転移」「遠隔転移」の状況で決まります。

特に腫瘍の厚さは、予後予測因子として重要です。リンパ節転移の評価は、CT検査などの画像検査で行いますが、画像所見からリンパ節が腫れていない場合は、センチネルリンパ節生検を行い、

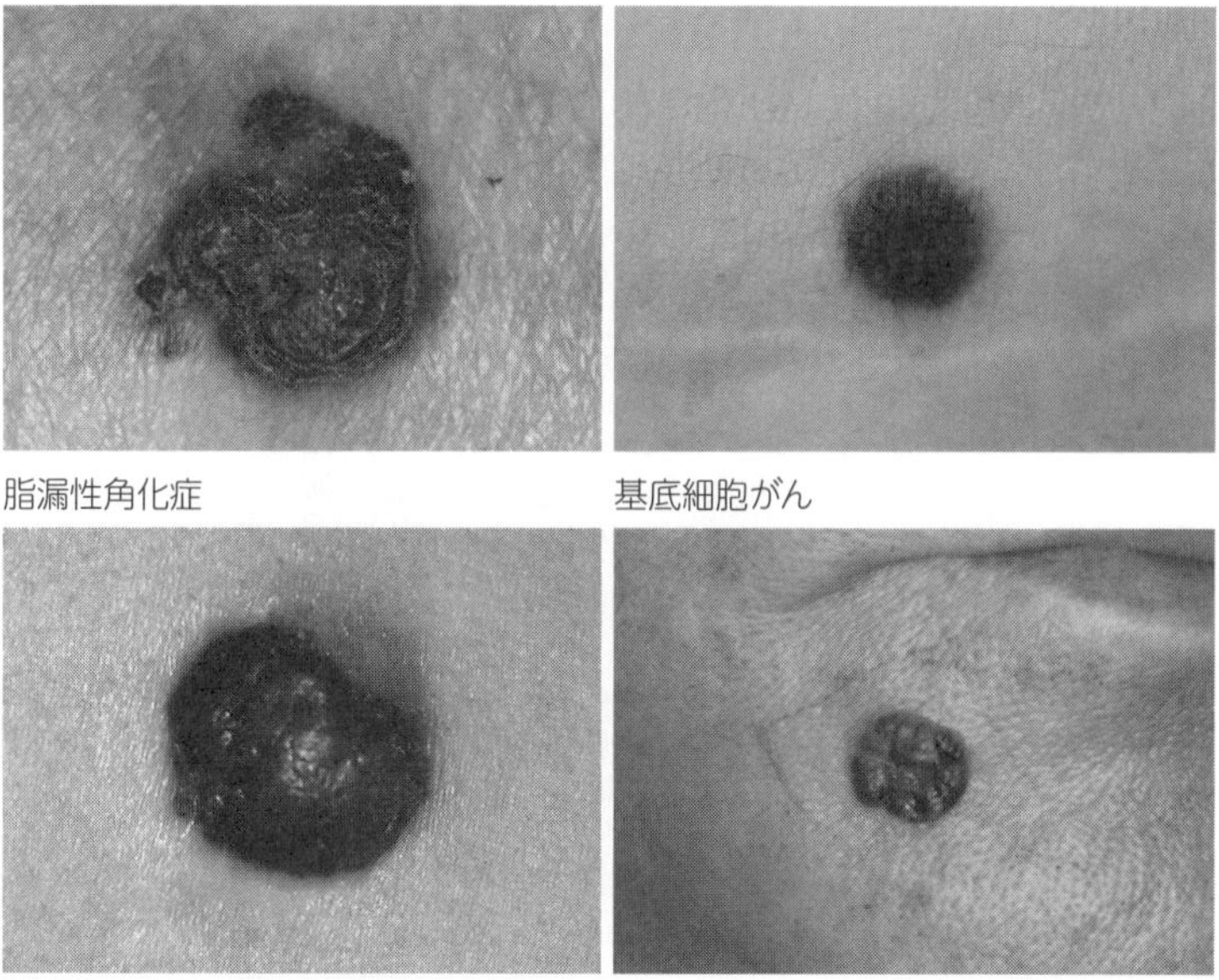

図2　黒色調を呈する腫瘍

病理組織学的に転移有無を診断します。遠隔転移の評価もCTなどの画像検査となり、転移を生じやすい部位としては、肺、肝臓、脳、骨が挙げられます。

ステージは、リンパ節転移、遠隔転移がある場合は、それぞれⅢ、Ⅳとなります。ステージⅠ、Ⅱは腫瘍の厚さによって分類されます。

治療

治療方法は、リンパ節転移ならびに遠隔転移の有無により違ってきます。リンパ節転移がないステージⅠ、Ⅱであれば、腫瘍切除ならびにセンチネルリンパ節生検を行うなどの手術療法のみで、経過観察となります。リンパ節転移を有するステージⅢの場合は、腫瘍切除を行いますが、領域リンパ節郭清（リンパ節がある部位を周囲の脂肪も含めて切除する方法）は議論のあるところです。海外でセンチネルリンパ節に転移があった場合に領域リンパ節郭清をしても、予後を改善させることはなかったと報告されています。日本と欧米では病型が異なるため（日本では末端黒子型が多く、欧米では表在拡大型が多い）、領域リンパ節郭清を行うか否かは施設による判断となっています。またリンパ節転移があった場合には、術後補助療法として免疫チェックポイント阻害薬を、また*BRAF*遺伝子変異が陽性であれば分子標的薬を、それぞれ1年間投与し遠隔転移のリスクを軽減させます。*BRAF*遺伝子変異は、日本では約3割の患者さんに認められています。

遠隔転移を有する切除不能進行期の悪性黒色腫においては、免疫チェックポイント阻害薬もしくは分子標的薬を使用します。

従来、日本では進行期悪性黒色腫の治療にはダカルバジン（抗がん剤）しかありませんでしたが、2014年に世界に先駆けてニボルマブ（免疫チェックポイント阻害薬）が承認されてから、悪性黒色腫の治療は大きく変わりました。

経過と予後

新規治療薬の登場により、悪性黒色腫の予後は改善しています。最近の報告では、ニボルマブ単剤療法での5年生存率は44%、ニボルマブ+イピリムマブ（免疫チェックポイント阻害薬）併用療法は52%、ともに分子標的薬であるダブラフェニブ+トラメチニブ併用療法は34%とされています。このように従来の抗がん剤では5年生存率が9%とされていた時代に比べると、現在は新規治療薬の大きな恩恵を受けています。免疫チェックポイント阻害薬と分子標的薬は病気の進行度によって使い分けるので、一概に数字だけで優劣はつけられません。

〔2〕有棘細胞がん

死亡数、罹患率

日本では、基底細胞がんに次いで多い皮膚がんです。有棘細胞がんの早期病変である日光角化症やボーエン病も含めると、有棘細胞がんが一番多い皮膚がんとなります。

危険因子と予防

発症要因としては、紫外線が第一に挙げられます。前駆症として熱傷瘢痕《はんこん》、慢性放射線皮膚炎ならびに日光角化症やボーエン病が挙げられます（356ページの**図3**）。

日光角化症は高齢者の顔面に生じやすく、紫外線が発症誘因とされています。そのほか、手、頭、耳に生じることもあります。高齢化社会を反映し日光角化症は増加傾向にあります。ボーエン病は、日光角化症と異なり高齢者の非露光部、体幹に生じることが多いです。

病態と症状

基本的には無症状ですが、進行するとともに潰瘍を生じ、出血や痛みを伴います。

診断

確定診断は皮膚生検を行い、病理組織学的検査を行うことになります。肉眼的には角化を伴う紅色の腫瘤で、角化が乏しい場合は潰瘍を形成します。

有棘細胞がん　日光角化症　ボーエン病

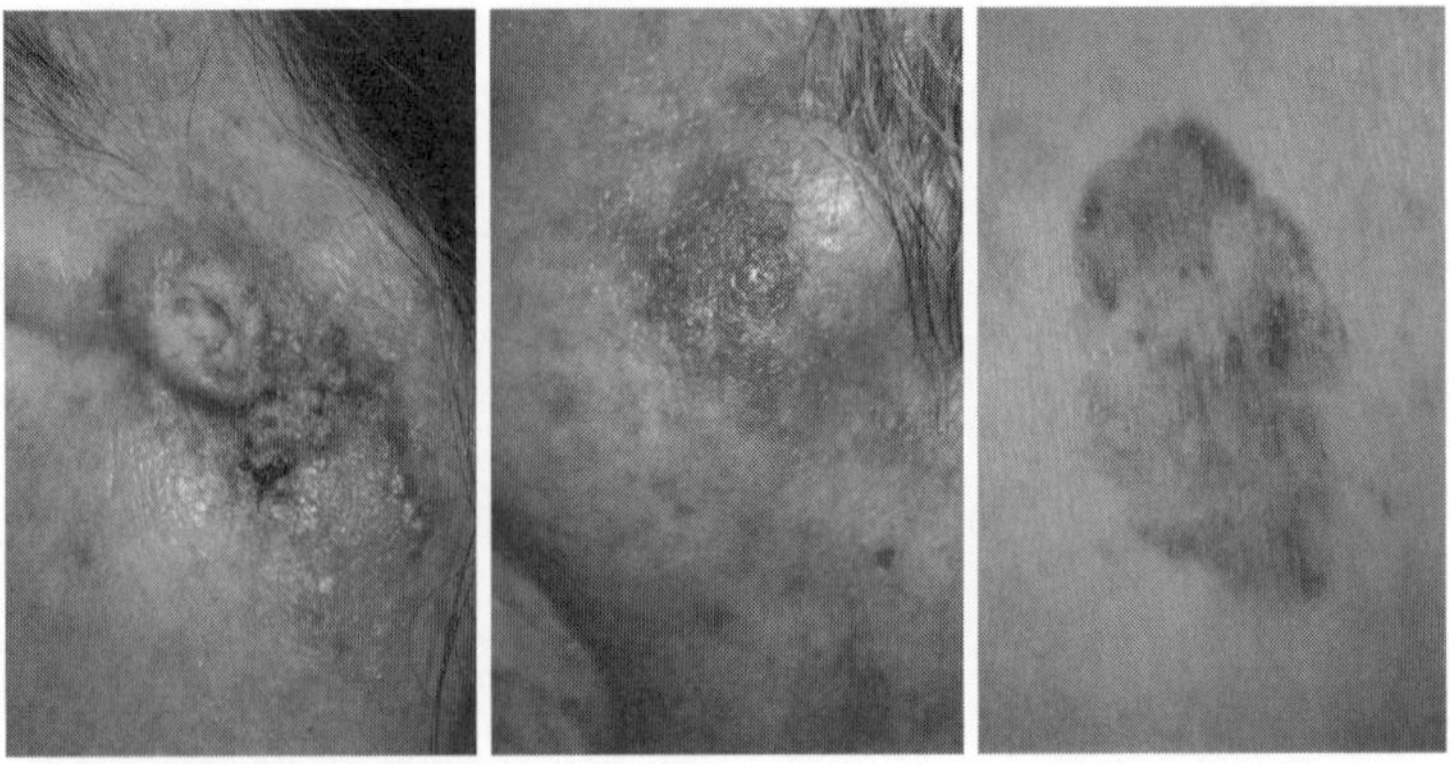

図3　有棘細胞がんの種類

病期分類・ステージング

病期分類は、「病変の大きさ・深さ」「リンパ節転移」「遠隔転移」の状況で決まります。有棘細胞がんの特徴は、転移を生じる部位としてリンパ節が多いことです。その後に内臓などへの転移を生じます。

ステージはリンパ節転移、遠隔転移がある場合は、それぞれⅢ、Ⅳとなりますが、これらに転移がない場合でも、腫瘍浸潤が深部におよんでいる場合はステージⅢ、Ⅳになります。

治療

基本は腫瘍切除になり、腫瘍の大きさが2cm以上の場合はリンパ節転移を調べるためにセンチネルリンパ節生検を行います。日光角化症に対する治療として、イミキモド外用療法を行うこともあります。

〔3〕基底細胞がん

死亡数、罹患率

日本における皮膚がんの中で、発生数は最多です。

危険因子と予防

高齢者に生じやすく、紫外線が発症要因とされています。特に顔や鼻に生じやすい傾向があります（図4）。

診断

ダーモスコピーによる診断が有用で、肉眼的には光沢を伴う黒色病巣のことが多いです。

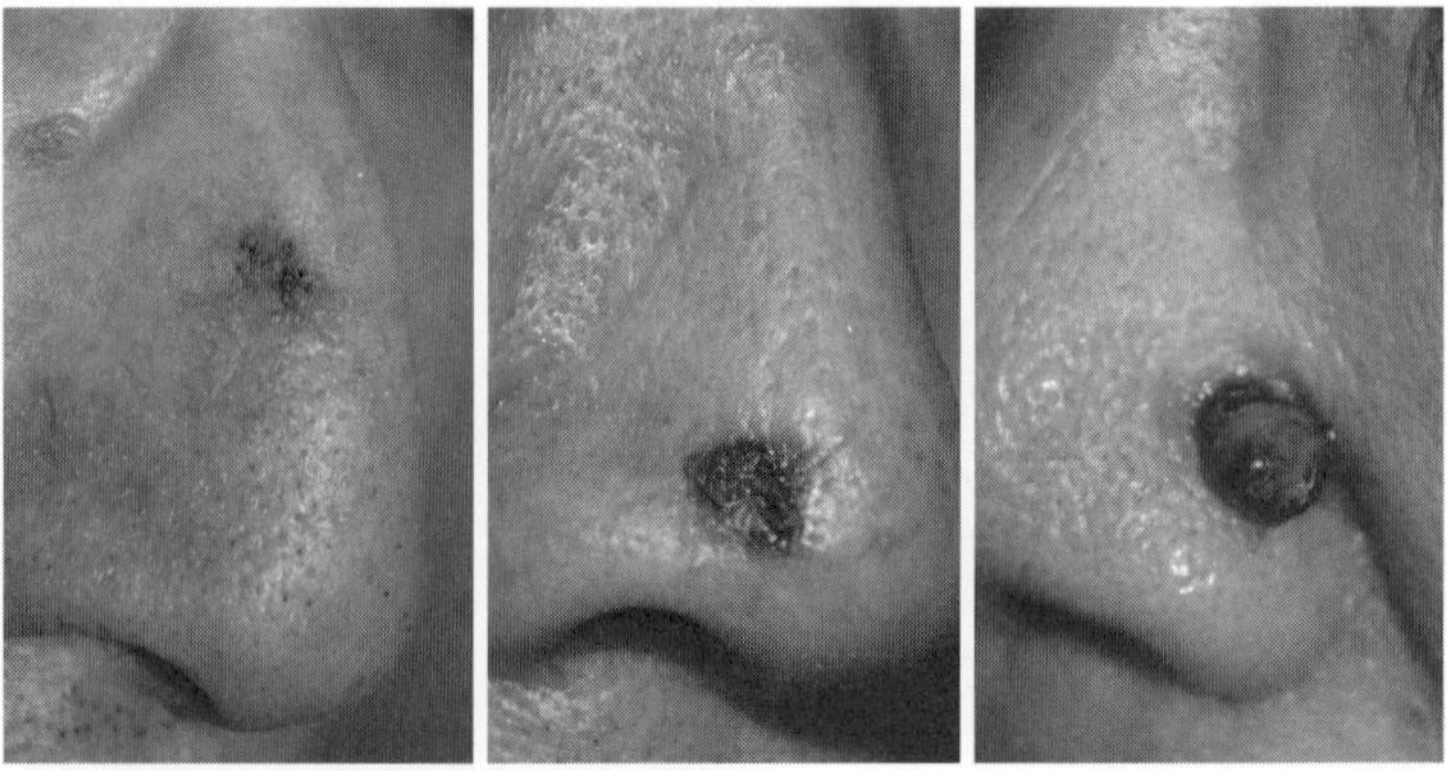

図4　表在性から結節を呈する基底細胞がん

病期分類・ステージング

基本的に遠隔転移を生じることはまれながんで、ステージ分類を用いる機会は少ないです。しかし、局所再発を生じるリスクがあるため、部位別のリスク因子があります。特に、頬・前額以外の顔面、外陰、手、足で腫瘍の大きさが6㎜を超える場合は高リスクとされています。

治療

治療の原則は切除となります。顔面に多く生じる傾向があり、切除後は単純縫縮、植皮術などの再建術を行うこともあります。

14 骨軟部腫瘍

骨軟部腫瘍科医長
大隈知威

●骨軟部腫瘍は「希少がん」である
●患者数が少ない割に病気の種類が多く、診断と治療に専門的な知識が必要
●悪性の肉腫でも、痛みが出にくく発見は遅れがち

死亡数、罹患率

「骨軟部腫瘍」とは、日頃聞き慣れない言葉かもしれません。主に整形外科が扱う領域である骨に発生する腫瘍を「骨腫瘍」、筋肉・脂肪などの軟部組織に発生する腫瘍を「軟部腫瘍」と呼び、総称して「骨軟部腫瘍」といいます。骨腫瘍、軟部腫瘍にはそれぞれ良性腫瘍と悪性腫瘍とがあり、特に生命に関わる悪性の骨軟部腫瘍は「肉腫」と呼ばれます。

一口に肉腫といっても、枚挙にいとまがないほど大変多くの種類があります。しかし種類が非常に多いにもかかわらず、その病気にかかる患者さんは大変少ないという点が肉腫の特徴といえます。

肉腫の罹患率は人口10万人あたり軟部3〜4人、骨0・6人程度です。胃がんの罹患率が人口10万人あたり約100人であることを考えると、肉腫になる患者数は大変少ないといえます。厚生労働省の定める「希少がん」が人口10万人あたり6人未満と定義されていることから、悪性の骨軟部腫瘍は希少がんに相当します。

この「患者さんが少ない」という点が大きな問題です。患者数が少ないということは一般病院で肉腫を診療する機会が少ないということを意味し、適切な診断や治療を行える医療機関が限られてしまうのです。医師が肉腫に慣れていないため的確な診断ができない、治療薬の開発が遅れる、患者さんが少ないため新しい治療法の十分な臨床試験が行えない、などの不利な点があります。ですから、骨軟部腫瘍については、日本全国の数少ない専門施設が互いに協力し、定期的に会議や研究会を開いてオールジャパン体制で臨んでいます。専門医や専門施設は「日本整形外科学会認定骨・軟部腫瘍医名簿 https://www.joa.or.jp/public/speciality_search/bone.html」、「国立がんセンターがん情報サービス https://hospdb.ganjoho.jp/kyotendb.nsf/xpRareSearchCancer.xsp」で探せます。

危険因子と予防

かかりやすい年齢は、肉腫の種類によって違いますが、全般的に他のがんよりも若年者に多い傾向があります。また、ごく一部の先天的な遺伝子異常の場合を除いて、肉腫になる危険因子は知られておらず、生活習慣や食べ物などが原因で肉腫にかかるわけではありません。

病態と症状

軟部腫瘍の場合、一般に良性の場合は年単位でゆっくりと大きくなりますが、悪性の場合は月単位で大きくなります。腫瘤（しこり）を自覚してそれが大きくなっていると感じたら、悪性の可能性があるため速やかに病院で受診することが大事です。

悪性では頻度の高い順に、未分化多形肉腫（悪性線維性組織球腫）、脂肪肉腫、平滑筋肉腫、滑膜肉腫、悪性末梢神経鞘腫瘍などがあります。これらのうち、滑膜肉腫と悪性末梢神経鞘腫瘍では痛みを伴うことがありますが、それ以外のものでは通常は痛みが出にくいので注意が必要です。「痛みがないから大丈夫」と考えてしまい、腫瘍がかなり大きくなるまで病院にかからない軟部肉腫の患者さんを多く見かけます。

一方、骨腫瘍の大半は良性であり、その多くは偶然見つかり症状がないため治療の必要はありません。また、骨に悪性腫瘍が疑われて専門病院を受診する患者さんの約9割は、がんの転移（転移性骨腫瘍）です。転移性骨腫瘍も、がんになっても長生きできる時代になった今日では大変重要な病気なのですが、ここでは割愛し原発性の骨悪性腫瘍に限って述べます。

有名な骨原発肉腫としては、骨肉腫、ユーイング肉腫、軟骨肉腫があります。軟部肉腫に比べると若年者に多く発生します。骨原発肉腫は、若年者では膝の周辺に多く発生し、中年以降では骨盤や脊椎に発生することが増えてきます。症状は軟部肉腫と違い、痛みで気づくことが多いです。初期の骨原発肉腫は単純レントゲンではわかりにくいことがあり、MRIが発見に有効です。また進行して骨が破壊されて弱くなり、骨折を起こしてから発見されることもありますが、その場合は治療の難易度が上がります。

診断

病院で腫瘍を確認したら、**図1**のような手順で診断と治療を進めます。最も大事なのは、組織診断（腫瘍の細胞を顕微鏡で見て種類を特定する検査）です。悪性腫瘍を疑った場合には、躊躇せずに組織を採取する生検を行うべきです。

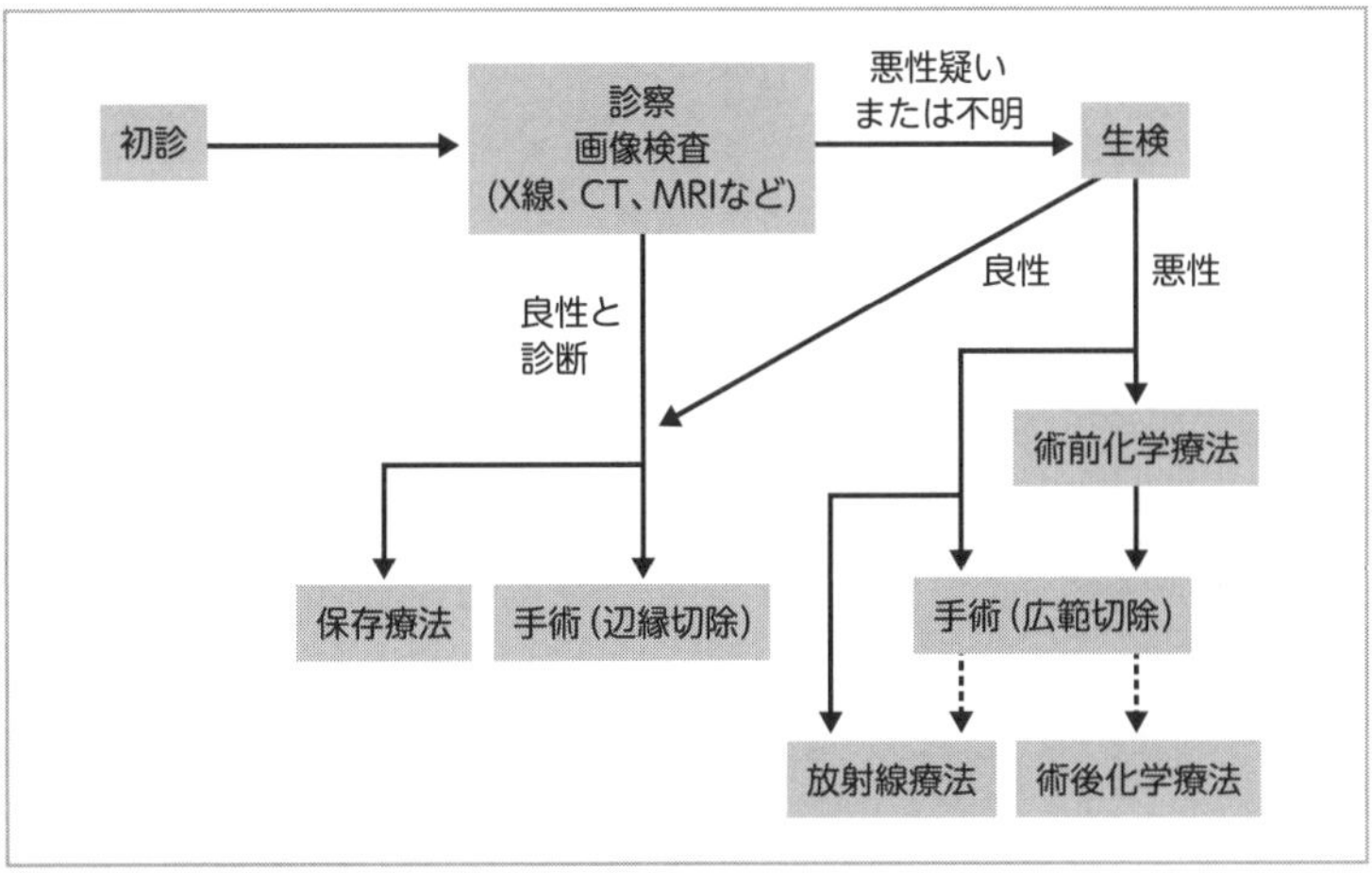

図1　骨軟部腫瘍の診断と治療の大まかな流れ

病期分類・ステージング

肉腫にも、他のがんと同じように病状の進行を分類するためのステージングがあります（**表1**）。しかし、肉腫の予後は、ステージングだけではなく種類（組織型）によって大きく異なります。

治療

肉腫の治療の中心は、手術による病変の切除です。肉腫は、一見正常に見える周囲の組織にも細胞レベルで染み込んでいることが多いため、腫瘍だけを切り取るのではなく、筋肉や骨など周囲の正常組織で包み込むようにして切除します。これを「広範切除」と呼びます。骨原発

軟部肉腫

ステージ	腫瘍の大きさ	転移	悪性度
ⅠA	5㎝以下	なし	低
ⅠB	5㎝より大きい	なし	低
Ⅱ	5㎝以下	なし	高
ⅢA	5~10㎝	なし	高
ⅢB	10㎝より大きい	なし	高
Ⅳ	すべて	あり	いずれも

骨原発肉腫

ステージ	腫瘍の大きさ	転移	悪性度
ⅠA	8㎝以下	なし	低
ⅠB	8㎝より大きい	なし	低
ⅡA	8㎝以下	なし	高
ⅡB	8㎝より大きい	なし	高
Ⅲ	すべて	同じ骨内	いずれも
ⅣA	すべて	肺	いずれも
ⅣB	すべて	肺以外	いずれも

表1　肉腫のステージング　AJCC 第８版を一部省略改変

肉腫で、大きく骨を切り取る必要がある場合は、腫瘍用人工関節を用います（**図2**）。また近年では、病気ごと切除した自分の骨を手術中に体外で液体窒素・放射線などで処理をしてから元の位置に戻す「処理骨」という方法を用いることも増えています。

軟部肉腫のうち高悪性度のものについては、手術単独で治療するよりも化学療法（抗がん剤治療）を併用したほうが、治療成績が良くなることが証明されています。軟部肉腫には長年アドリアマイシン、イホスファミドという2種類の抗がん剤しか標準療法がなかったのですが、2013年頃から相次いでパゾパニブ、トラベクテジン、エリブリンという新しい3種類の抗がん剤が使えるようになりました。これらは、根治を目指すのではなく病状の進行を遅らせることを目的とする使用に限られていますが、副作用が軽く患者さんの負担が少ないことが利点です。

骨肉腫およびユーイング肉腫には強力な化学療法を併用します。骨肉腫では、メトトレキサート、アドリアマイシン、シスプラチンの3種類の抗がん剤を用い、これにイホスファミドを追加することもあります。ユーイング肉腫では、

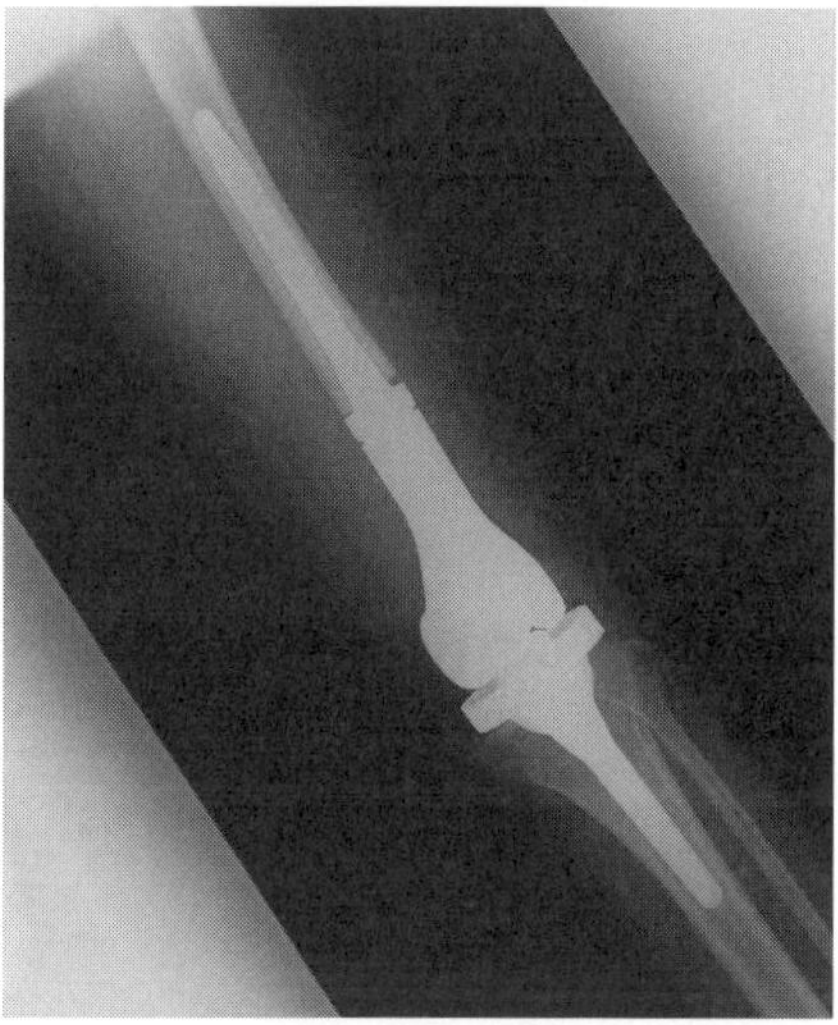

図2　腫瘍用人工関節を用いて治療した骨腫瘍

アドリアマイシン、イホスファミド、ビンクリスチン、シクロホスファミド、エトポシドなどの薬剤を用いて治療します。

いずれもかなり強力な化学療法であり、副作用に注意する必要があります。近年では特にAYA世代（Adolescent and Young Adult：思春期・若年成人）に対する化学療法による不妊症が話題となっています。若年者の場合は、治療開始前に患者さんと主治医が、今後の妊娠出産の希望と対策についてよく相談することが大事です。

肉腫の放射線療法に対する感受性は、横紋筋肉腫《おうもんきんにくしゅ》などごく一部の組織型を除いて、あまり高くありません。そのため、放射線療法のみで肉腫を治療することはほとんどなく、必要に応じて手術の補助として用います。

駒込病院では、定位放射線治療という新しい放射線療法を、がんの骨転移に対して国内では他に先駆けて実施していますが、手術ができない肉腫に対してもこの方法の応用を試みています。

経過と予後

一通りの治療が終わった肉腫の患者さんは、外来で5～10年間の経過観察を受けます。定期的にCTなどの画像検査を行い、遠隔転移や再発が起きていないかをチェックします。

高悪性度の肉腫の予後は、おおむね他のがんと比べて厳しい傾向にあります。低悪性度の肉腫（軟骨肉腫など）では5年生存率が90％以上あるのに対し、高悪性度の肉腫では30～80％程度となっています。初診時に肺などに遠隔転移のある場合（ステージⅣ）では30％以下といわれています。

希少がんが注目を浴びるようになった近年、肉腫の研究も進み、さまざまな遺伝子異常が肉腫の発生に関わっていることが次々と明らかになってきました。２０１９年春にはゲノム医療に保険が使えるようになり肉腫治療にも期待がかかりましたが、現在のところゲノム検査により新たな治療法が見つかる肉腫は１％程度にとどまっています。とはいえ、これからの10年で、まったく新しい肉腫の治療の道が開ける可能性もあり、今後に期待したいと思います。

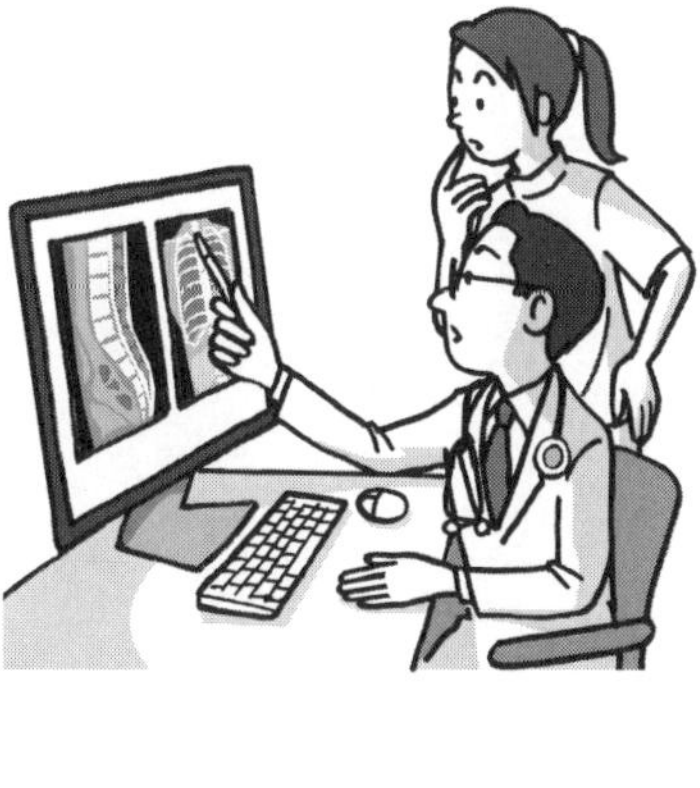

15 白血病

血液内科医長
土岐典子

●白血病は、血液細胞の元である造血幹細胞ががん化して、無制限に増殖する病気
●急性骨髄性白血病、急性リンパ性白血病、慢性骨髄性白血病、慢性リンパ性白血病に分類される
●近年、分子標的薬や造血幹細胞移植により、治療成績が向上している

人間の体の中にあるすべての血液細胞は、造血幹細胞から生まれます。この造血幹細胞は、自分とまったく同じ造血幹細胞を作り出す自己複製能と、あらゆる血液細胞に変化する多分化能を持っています。造血幹細胞がすべて血液細胞に分化（成長）してしまうと、造血幹細胞が無くなってしまうので、自己複製しながら他の血液細胞を作っているのです。

造血幹細胞から血液細胞が生み出される場所が、骨の中にある骨髄です。血液細胞には白血球、血小板、赤血球の3種類があり、骨髄で生まれた後に循環している血液の中に流出します。白血球は感染防止や免疫に関わり、血小板は止血作用、赤血球は全身に酸素を運ぶ役割をします。

白血病は、血液がんの一種です。血液細胞の元である造血幹細胞ががん化して、異常な白血病細

胞となり、無制限に増殖する病気です。白血病は、腫瘍細胞の示す表現型、遺伝子の型によって、骨髄性、リンパ性の2つに分類されます。さらに、血液学的所見や患者さんの症状から、急性、慢性の2つに区別されます。急性白血病は、未分化な白血病細胞が増殖している状態なのに対し、慢性白血病は、白血病細胞が分化、成熟する能力を持っているという点が大きく異なります。急性白血病と慢性白血病では、症状が急性か慢性かという違いだけでなく、がん化の機序（がん化に至る経過）がまったく異なるのです。これらのことから、白血病は大きく分けて、急性骨髄性白血病、急性リンパ性白血病、慢性骨髄性白血病、慢性リンパ性白血病の4つに分類されます。

死亡数、罹患率

日本の白血病発症率は、2014年時点で、一年間に人口10万人あたり男性11・7人、女性7・6人で、年間約8500人が死亡しています。高齢者になるほど発症率は高くなります。

危険因子と予防

白血病の多くは原因不明です。これまで明らかになっている危険因子は、過去に他の病気の治療で、大量の放射線を被曝したことがある、抗がん剤を投与されたことがある、の2つで、これらの影響で発症した白血病を二次性白血病と呼びます。

喫煙は、多くのがんで危険因子になりますが、白血病でも発症しやすくなるとする報告があります。また、ダウン症やファンコニ貧血といった、いくつかの先天異常の病気では、白血病の発症確率が高いといわれています。

ウイルスが原因で発症するといわれている白血病もあります。成人T細胞白血病／リンパ腫とバーキットリンパ腫で、成人T細胞白血病／リンパ腫は、母親から受け継いだＨＴＬＶ-１感染が原因です。もう一つ、ＥＢウイルス感染は通常自然治癒しますが、免疫不全などの状態では、この感染がバーキットリンパ腫（白血病の状態になることがある）発病の引き金になることがあります。

病態と症状

白血病にかかると、白血病細胞が骨髄を占拠し、正常な血液細胞である白血球、血小板、赤血球が生み出されなくなります。このため、白血球の減少（好中球の減少）に伴う細菌や真菌による肺炎・敗血症などの感染症状、血小板の減少による出血症状、赤血球の減少が引き起こす貧血によるめまい・倦怠感（だるさ）・頭痛・息切れなどの症状が現れます。

さらに、病状が進行すると、肝臓や脾臓、リンパ節に白血病細胞が浸潤することで、肝臓・脾臓・リンパ節の腫脹（腫れ）が認められるようになります。脳や脳脊髄液中に白血病細胞が移行して、神経症状や頭痛、吐き気が出る場合もあります。このような骨髄以外に現れる変化を髄外病変といって、白血病細胞が浸潤した部位によってさまざまな症状が現れます。また白血病細胞が急に増えることで、骨の痛みや関節痛が出ることもあります。

診断

血液検査や臨床症状から白血病が疑わしい場合、確定診断のためには骨髄検査（骨髄穿刺）が必要です。骨髄穿刺は、骨の中に鉛筆の芯くらいの太さの針を刺して、骨髄液を吸引して行う検査です。

採取した骨髄液を薄くのばして作製した標本を、染色して顕微鏡で観察します。正常の骨髄であれば、3種類の血液細胞の元となる細胞がバランスよく認められますが、白血病の場合は、これらのバランスが崩れて異常な細胞が増えています。異常な細胞が存在した場合は、この異常細胞の性質を明らかにして、本当に白血病なのかどうかの判断や、白血病の種類の診断をします。

ここからは、急性白血病（急性骨髄性白血病、急性リンパ性白血病）、慢性骨髄性白血病、慢性リンパ性白血病に分けて説明していきます。

〔1〕急性白血病〈急性骨髄性白血病（ＡＭＬ：acute myeloid leukemia）、急性リンパ性白血病（ＡＬＬ：acute lymphoblastic leukemia）〉

造血幹細胞は、骨髄系およびリンパ系の幹細胞に分化します。骨髄系の幹細胞である骨髄芽球《がきゅう》が、がん化した場合は急性骨髄性白血病（ＡＭＬ）、リンパ系の幹細胞であるリンパ芽球が、がん化した場合は急性リンパ性白血病（ＡＬＬ）と判断されます。しかし、両方の性格を持つ混合性白血病もあります。

病型分類

急性白血病は、ＦＡＢ分類、ＷＨＯ分類という細かい病型分類で分けられます。ＷＨＯ分類は、白血病の染色体遺伝子異常を重視した分類で、骨髄中の骨髄芽球の比率が20％以上の場合ＡＭＬ、リンパ芽球の比率が25％以上の場合ＡＬＬと診断されます。

治療

1．化学療法（抗がん剤治療）・分化誘導療法

診断時に通常約1兆個ある白血病細胞を、すべて根絶させて治癒を目指します。

急性骨髄性白血病（AML）には、急性前骨髄球性白血病（APL）とそれ以外があり、それぞれ使用する薬剤が異なります。寛解導入療法として、APLではレチノイン酸を主に使用して、白血病細胞を分化・成熟させて死滅させます（分化誘導療法）が、それ以外のAMLでは化学療法（多剤併用による抗がん剤治療）を行います。

こうした治療によって、骨髄中の白血病細胞が5％以下になり、白血球、血小板、赤血球が正常に回復した状態を完全寛解といいます。寛解導入療法により完全寛解になっても、体内には白血病細胞が10億個以下は残存していると考えられています。このため、寛解導入療法後には、導入療法とほぼ同等の強さの地固め療法と呼ばれる治療が必要です。地固め療法は、異なる薬剤による治療を3～4回行います。地固め療法が終了するまで、順調にいって5～6ヵ月程度かかります。

急性リンパ性白血病（ALL）でも、AMLと同様に寛解導入療法、地固め療法として化学療法を行いますが、選択する抗がん剤が異なります。ALLでは地固め療法で減少した白血病細胞をさらに根絶させるために、維持療法を行うことがあります。強度を落として、内服薬が主体となり、副作用も強くないため、外来でも治療が可能で、1～2年程度継続して行います。

2. 支持療法

白血病の治療によって起こる症状や副作用に対して行われる治療を支持療法といいます。化学療法は、これを行うことによって、骨髄抑制（各血球が減少）の状態になります。白血球の低下に対しては、感染症が起こりやすくなるため、抗菌剤（細菌に対する薬）や抗真菌剤（カビに対する薬）を内服したり、無菌室に入ったりして感染予防を行います。赤血球や血小板の低下に対しては、症状と検査結果によって輸血が行われます。骨髄抑制期間は2～3週くらい続きます。感染症になった場合には、感染症の種類によって、抗菌剤、抗真菌剤を点滴投与します。化学療法による嘔気・嘔吐や食欲低下に対しては、吐き気止めや栄養剤の点滴を行います。

3．同種造血幹細胞移植

超大量の抗がん剤や全身への放射線照射により、患者さんの白血病細胞を全滅させた後、健常なドナーから頂いた造血幹細胞を移植して、正常な血球を回復させる方法です。急性白血病の病型、遺伝子異常、染色体異常などから治療の見通し（予後）を予測し、造血幹細胞移植を行ったほうが良いか（移植適応）を患者さん個々の体調や年齢も含めて検討します。造血幹細胞移植は、通常の化学療法より副作用が強く出るため、適応は慎重に判断されます。

4．分子標的薬

抗がん剤は、がん細胞を攻撃するだけでなく、正常細胞も攻撃します。これに対して分子標的薬は、病気の発症に関わる分子だけを攻撃するように仕組まれています。ＡＬＬの場合、約25％の患者さんにフィラデルフィア（Ｐｈ）染色体と呼ばれる9番と22番の染色体の一部が入れ替わった異常な染色体が生じていることがわかっています。ＡＬＬでＰｈ染色体がある場合、分子標的薬であるチロシンキナーゼ阻害薬を使用します。

現在日本では、Ｐｈ染色体のあるＡＬＬの場合、チロシンキナーゼ阻害薬としてイマチニブやダサチニブを使用します。しかし、再発難治（再発したり、治療が奏効しない）の場合は、遺伝子変異解析などを行ったうえで、ポナチニブを使用することもあります。

5. その他

再発難治のＡＭＬに対するゲムツズマブオゾガマイシン、再発難治のＡＬＬに対するイノツズマブ オゾガマイシン、ブリナツモマブといった抗体製剤があります。

経過と予後

標準的な化学療法を受けた若年のＡＭＬ患者さん全体では、寛解導入療法によって70～80％の患者さんが完全寛解になりますが、5年間再発せずに生存しているのは約40％です。

予後は、年齢、白血病細胞の染色体の異常の種類・遺伝子変異のタイプによって、予後良好群、中間群、不良群の3群に分けられます。寛解導入療法で寛解に至った後、予後良好群には、シタラビンという抗がん剤の大量療法による地固め療法が選択され、予後不良群は、造血幹細胞移植を念頭に治療を進めます。中間群は、HLA（ヒト白血球抗原、白血球の型）一致の同胞ドナーがいる場合は、移植が標準治療とされています。

成人のALL患者さん全体では、寛解導入療法によって70～90％の患者さんが完全寛解になりますが、5年間再発せずに生存しているのは約30％です。

［2］慢性骨髄性白血病（CML：chronic myeloid leukemia）

血液中の血球数は、通常、体のいろいろな仕組みによって、一定になるよう調節されています。ところが、慢性骨髄性白血病（CML）では、造血幹細胞に異常が起きて、がん化した血液細胞が無秩序に無限に増殖します。異常な造血幹細胞が増えて、骨髄を埋め尽くすようになると、まだ成熟過程にある血球も血液に放出されるようになります。急性白血病と異なり、血球の分化の過程は正常で、ほぼ正常な機能を持つ血球が作られるので、急性白血病のような貧血、発熱、血小板減少などの症状は初期段階では認められません。進行すると、全身倦怠感、脾臓の腫大（脾腫）による腹部膨満感、夜間の寝汗、体重減少などの症状が現れます。

診断

ＣＭＬにおいては、さまざまな細胞がフィラデルフィア（Ｐｈ）染色体および*BCR*–*ABL*遺伝子を有しており、これらをまとめて白血病細胞と呼びます。Ｐｈ染色体上にある*BCR*–*ABL*遺伝子から作られるＢｃｒ–Ａｂｌ蛋白が活性化することによって、白血病細胞が無限に増えていくといわれています。

そのため、ＣＭＬは、Ｐｈ染色体および*BCR*–*ABL*遺伝子の有無を確認することで、最終的な確定診断がなされます。

病期分類

慢性期、移行期、急性期の3段階に分けられます。

1．慢性期

慢性期は、骨髄の中でゆっくりと白血病細胞が増えていく期間で、治療をしない場合は、5～6年程度続くといわれています。骨髄の中で、*BCR*–*ABL*遺伝子の指令で白血病細胞が作られ、血液中に送り出されます。慢性期の白血病細胞は、がん化していてもその機能は正常な細胞とほぼ同じです。増殖する能力がとても高く、特に白血球数が高くなります。この時期は自覚症状を認めず、健診などで白血球の増加を指摘され、診断される患者さんが多いです。

2. 移行期

骨髄の中で、白血病細胞が増えて、特に芽球といわれる成熟する能力を失った未熟な白血病細胞が増えます。このため、貧血や、脾臓の腫大、全身倦怠感といった症状がみられ、白血病細胞がさらに増殖、悪性化し、薬が効きにくくなります。この期間は、おおよそ6～9ヵ月といわれています。

3. 急性期（急性転化期）

骨髄の中では芽球が増加します。正常な血液細胞が減少し、急性白血病に似た状態になります。強い貧血症状、感染症、高熱、出血症状が現れます。

治療

1. 分子標的薬

ＣＭＬの原因は、*ＢＣＲ－ＡＢＬ*遺伝子から作られるＢｃｒ－Ａｂｌ蛋白です。ＣＭＬの分子標的薬であるチロシンキナーゼ阻害薬は、このＢｃｒ－Ａｂｌ蛋白をターゲットにしています。Ｂｃ r－Abl蛋白のポケットに入り込んでスイッチをオフにする薬です。

チロシンキナーゼ阻害薬の種類として、初回治療にはイマチニブ、ダサチニブ、ニロチニブのいずれかを選択します。十分な治療効果が得られない（抵抗性）場合や、さまざまな副作用のために十分量服用できない（不耐容）場合は、この3種類に加えてボスチニブ、ポナチニブの中から薬を変更します。

2．化学療法（抗がん剤治療）

白血球数が顕著に増加している場合、ハイドロキシウレアやブスルファンといった抗がん剤を内服して、白血球数が減少してから分子標的薬を使用する場合があります。化学療法だけで、CMLの進行を抑えて治すことはできません。また、急性期の場合は、急性白血病と同じように、何種類かの抗がん剤による化学療法を行うことがあります。

3．同種造血幹細胞移植

分子標的薬が登場した2001年以降は、診断時にすでに移行期、急性期の患者さんや、分子標的薬に抵抗性を示す患者さん、不耐容の患者さんに限って行われています。

経過と予後

治療効果を知るために、治療開始から3、6、12ヵ月を目安として血液学的検査、細胞遺伝学的検査、分子遺伝学的検査を実施します。血液学的完全寛解（CHR：血液検査で血球の値が正常化し、腹部膨満感や寝汗などの自覚症状がとれた状態）、細胞遺伝学的完全寛解（CcyR：骨髄検査でPh染色体を持つ白血病細胞が検出されなくなった状態）、分子遺伝学的効果（MMR：血液中の細胞の*BCR-ABL*遺伝子量を測定して0・1％以下になった場合）があり、最終ステップとして分子遺伝学的完全寛解（CMR：血液中の細胞の*BCR-ABL*遺伝子量を測定して検出感度以下になった場合）があります。より早い時期に分子遺伝学的効果に到達することが、より深い効果や再発の阻止になるといわれています。

診断時に慢性期の患者さんに対してチロシンキナーゼ阻害薬としてイマチニブ治療を選択した場合、治療から5年時点での全生存率は約89％です。この治療経過中に移行期・急性期に進行した患者さんの割合は約7％と報告されています。また、最近イマチニブでCMRを達成し、少なくとも2年間CMRを維持した患者さんの約40％で、イマチニブを中止してもCMRを維持できていることが示され、どのような患者さんが分子標的薬を中止しても大丈夫なのか、研究されています。

［3］慢性リンパ性白血病（ＣＬＬ：chronic lymphocytic leukemia）、小リンパ球性リンパ腫（ＳＬＬ：small lymphocytic lymphoma）

　白血球の中のリンパ球のうち、成熟した小型のＢリンパ球ががん化し、無制限に増えることで発症します。慢性リンパ性白血病（ＣＬＬ）は、がん化した細胞が末梢血、骨髄、脾臓、リンパ節に浸潤します。末梢血や骨髄に浸潤がない場合は小リンパ球性リンパ腫（ＳＬＬ）と定義されていますが、がん化した細胞はＣＬＬと同じです。ＣＬＬの発症は、日本人男性の場合、一年間に人口10万人あたり０・３人程度で、欧米の10分の１程度といわれていますが、50歳以降の中高年の男性に多く認められています。発症は緩やかで、進行しないと症状は現れません。症状としては微熱、夜間の寝汗、倦怠感、リンパ節腫大等が認められますが、最近では健診で白血球の増加を指摘されて診断されることが多くなっています。全身のリンパ節腫大、扁桃腫大、肝・脾腫がみられ、進行例では貧血や血小板減少をみます。

診断

　増加した白血球の細胞の形態、細胞表面にあるタンパクを血液検査で調べ、これらの性質が診断基準に当てはまるか確認します。また、採取した骨髄液から染色体検査や遺伝子検査を行い、病気の予後を確認して治療方針を検討します。

病期分類

多くは緩やかな経過を示しますが、一部に進行が早いものがあるため、病期分類で病期を決定します。病期分類には、改訂Ｒａｉ分類（低、中間、高リスク）やＢｉｎｅｔ分類（Ａ、Ｂ、Ｃ期）が使用され、診察所見と貧血、血小板減少の有無のみで分類します。

治療

活動性病変のない患者さん（改訂Ｒａｉ分類で低または中間リスクやＢｉｎｅｔ分類のＡ、Ｂ期）に治療を行っても生存期間が延長されないことから、活動性病変のある患者さんにのみ抗がん剤の治療が開始されます。活動性病変とは、大幅な体重減少や発熱、リンパ節や脾臓の腫れ、血球の減少、リンパ球の顕著な増加など、強い症状がある場合のことで、このような症状がある場合は治療を開始します。抗がん剤の種類としては、フルダラビン、シクロホスファミド、リツキシマブの併用療法が標準治療です。それ以外にベンダムスチン、イブルチニブといった抗がん剤を使用することもあります。ＣＬＬは抗がん剤だけでは治癒は困難で、病勢のコントロールになります。骨髄の染色体検査で予後不良因子がある場合や、治療してすぐに再発した若年の患者さんには、同種造血幹細胞移植も考慮されます。

経過と予後

改訂Ｒａｉ分類で、50％の患者さんが生存している年月は、低リスクは10年以上、中間リスクは8年以上、高リスクは6・5年と報告されています。

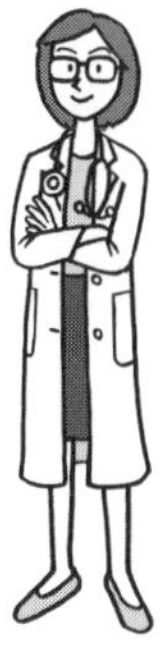

16 悪性リンパ腫

腫瘍内科医員
金政佑典

- 悪性リンパ腫は、血液の細胞であるリンパ球ががん化した疾患で、体のあらゆる部位に生じうる
- 悪性リンパ腫にはさまざまなタイプがあり、それぞれ経過や治療法が異なる
- 基本は抗がん剤治療だが、放射線療法や無治療経過観察という選択肢もある

死亡数、罹患率

人口10万人あたり男性で25・4人、女性で20・8人が罹患します（2014年）。特に高齢者に多く、年々罹患率は上昇しています。死亡率は、人口10万人あたり男性で11・5人、女性で8・6人でした（2017年）。

危険因子と予防

成人T細胞白血病／リンパ腫というタイプのリンパ腫は、ヒトT細胞白血病ウイルス1型の感染が関連していることが判明しています。また胃に生じるMALTリンパ腫には、ヘリコバクター・ピロリ菌が関与していることも知られています。ただし、これらのウイルスや細菌に感染した人がすべて悪性リンパ腫を発症するわけではなく、ごく一部の人だけが発症します。大半の悪性リンパ腫は、明確な原因がまだ解明されておらず、効果的な予防法もわかっていません。

病態と症状

血液中には赤血球、白血球、血小板などの細胞がありますが、白血球の一種であるリンパ球ががん化した病気が悪性リンパ腫です。主にリンパ節や脾臓、扁桃腺といったリンパ組織に発生します。しかし、それ以外にも多く発生し、胃や腸管、脳、鼻腔、乳房、睾丸、骨、皮膚など全身のあらゆる臓器に発生する可能性があります。首やわきの下、足の付け根などの体表にあるリンパ節が腫れた場合は自覚することも多いですが、胸やお腹の中の悪性リンパ腫の場合、無症状で検診のレントゲンやエコー検査などで偶然発見されることもしばしばあります。全身的な症状として発熱、体重減少、盗汗（顕著な寝汗）がみられることがあり、これら3つの症状はB症状と呼ばれます。

悪性リンパ腫は、細胞の形態や性質、遺伝子異常などによって70種類以上に細かく分類されていますが、大きくはホジキンリンパ腫と非ホジキンリンパ腫に分類されます。非ホジキンリンパ腫は、

B細胞性とT／NK細胞性の2つに分類され、さらに細かい組織型に分類されます（**表1**）。またこの病理学的な分類とは別に、病状の進行速度（悪性度）によって低・中・高悪性度に分類されます（**表2**）。

診断

悪性リンパ腫の診断は、腫れているリンパ節や腫瘤を外科的に切除または一部を採取し、顕微鏡で調べる病理組織検査に基づいて行われます。病理組織検査では、細胞の形態を評価するだけでなく、さまざまなタンパク質を特異的に検出する免疫組織染色などの手法も用いながら、細かい組織型の特定を行います。必要に応じて遺伝子異常の検索なども行います。

<table>
<tr><td rowspan="5">悪性リンパ腫</td><td colspan="2" rowspan="2">ホジキンリンパ腫</td><td>古典的ホジキンリンパ腫</td></tr>
<tr><td>結節性リンパ球優位型ホジキンリンパ腫</td></tr>
<tr><td rowspan="3">非ホジキンリンパ腫</td><td>前駆リンパ系由来</td><td>B細胞性リンパ芽球性白血病／リンパ腫
T細胞性リンパ芽球性白血病／リンパ腫</td></tr>
<tr><td>成熟B細胞由来</td><td>びまん性大細胞型B細胞リンパ腫
濾胞性リンパ腫
マントル細胞リンパ腫
バーキットリンパ腫
慢性リンパ性白血病／小リンパ球性リンパ腫
MALTリンパ腫
節性辺縁帯リンパ腫</td></tr>
<tr><td>成熟T／NK細胞由来</td><td>未分化大細胞型リンパ腫・ALK陽性／陰性
成人T細胞白血病／リンパ腫
血管免疫芽球性T細胞リンパ腫
末梢性T細胞リンパ腫・非特定型
節外性NK／T細胞リンパ腫、鼻型
菌状息肉症
セザリー症候群</td></tr>
</table>

表1　悪性リンパ腫の分類

病期分類・ステージング

　悪性リンパ腫の治療開始前に、悪性リンパ腫がどの程度体の中で広がっているか全身を調べる必要があります。ＰＥＴ－ＣＴ検査では、放射性物質を含んだ薬剤を注射し、リンパ腫細胞に薬剤が取り込まれることで病気のある場所を詳しく調べることができます。また悪性リンパ腫はしばしば骨髄の中に浸潤していることがあるため、骨髄検査でリンパ腫細胞の有無を確認します。腰の骨に針を刺して骨髄液を吸引する骨髄穿刺や、少量の組織を採取する骨髄生検を行います。リンパ腫の組織型によっては上下部消化管内視鏡や頭部ＭＲＩ、脳脊髄液を調べます。そして、これらの結果からⅠ～Ⅳ期に分類されます（３８８ページの**図１**）。

悪性度による分類	非ホジキンリンパ腫の種類
低悪性度 （進行は年単位）	濾胞性リンパ腫 慢性リンパ性白血病／小リンパ球性リンパ腫 MALTリンパ腫 節性辺縁帯リンパ腫 菌状息肉症 セザリー症候群
中悪性度 （進行は月単位）	びまん性大細胞型B細胞リンパ腫 マントル細胞リンパ腫 血管免疫芽球性T細胞リンパ腫 未分化大細胞型リンパ腫・ALK陽性／陰性 節外性NK／T細胞リンパ腫、鼻型
高悪性度 （進行は日／週単位）	B細胞性リンパ芽球性白血病／リンパ腫 T細胞性リンパ芽球性白血病／リンパ腫 バーキットリンパ腫 成人T細胞白血病／リンパ腫

表2　悪性リンパ腫の進行速度（悪性度）による分類

治療

　悪性リンパ腫の治療は、組織型や病期分類、患者さんの全身状態などに基づいて慎重に検討します。悪性リンパ腫の主な治療は抗がん剤治療です。組織型や治療経過によっては放射線療法や造血幹細胞移植など他の治療と併せて行われます。

　抗がん剤治療は、細胞障害性抗がん剤や分子標的薬を点滴や内服することにより、リンパ腫細胞を消滅させたり小さくしたりすることを目的とします。悪性リンパ腫で用いられる分子標的薬として、B細胞の表面にあるCD20という分子を標的とするリツキシマブという薬剤があります。リツキシマブはCD20に結合することで、直接リンパ腫細胞を破壊するだけでなく、リンパ腫細胞の目印となって免疫細胞の働きを促進させ治療効果を発揮します。このリツキシマブは、B細胞性の非

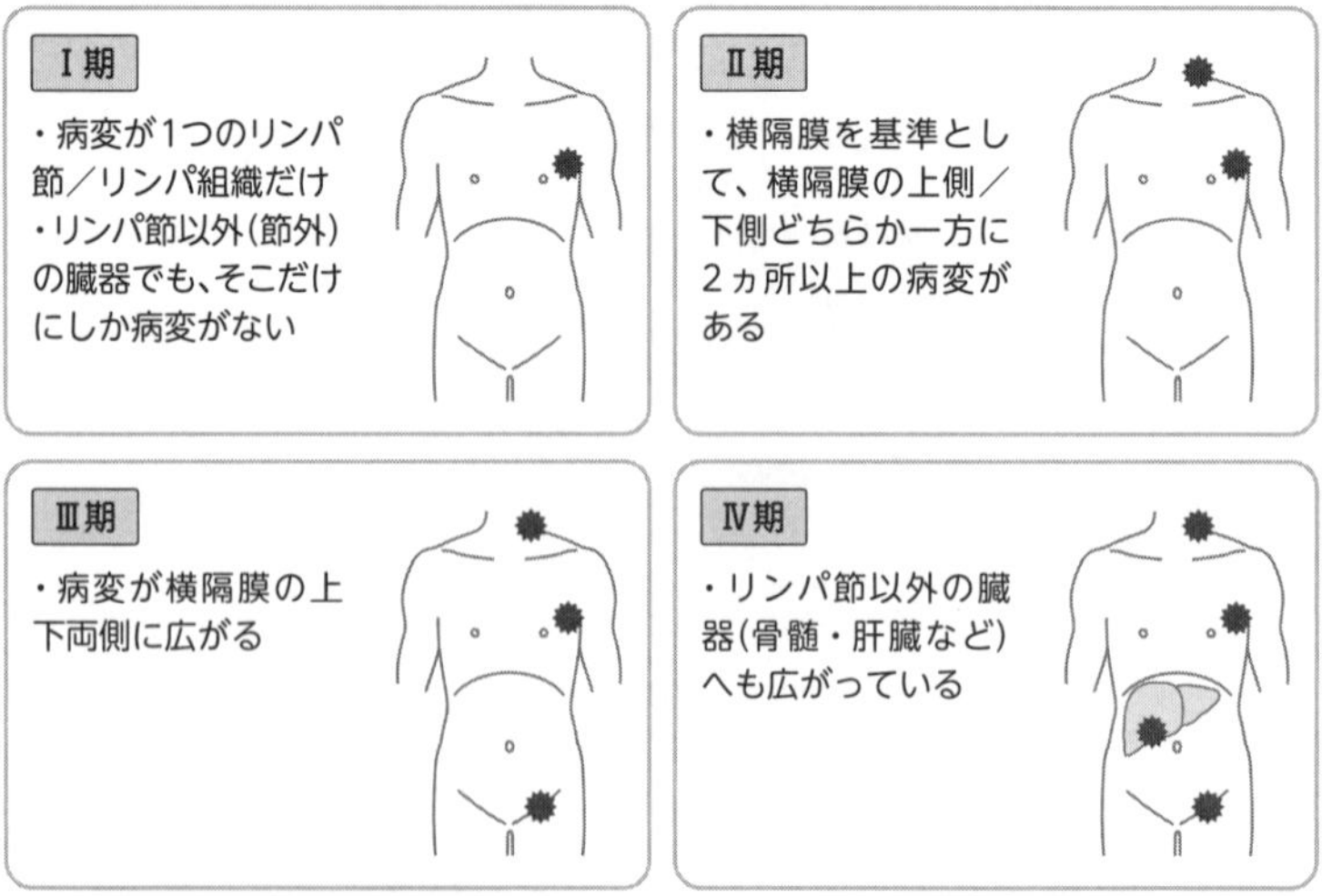

Ⅰ期
・病変が1つのリンパ節／リンパ組織だけ
・リンパ節以外（節外）の臓器でも、そこだけにしか病変がない
Ⅱ期
・横隔膜を基準として、横隔膜の上側／下側どちらか一方に2ヵ所以上の病変がある
Ⅲ期
・病変が横隔膜の上下両側に広がる
Ⅳ期
・リンパ節以外の臓器（骨髄・肝臓など）へも広がっている

図1　悪性リンパ腫の病期分類

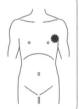

ホジキンリンパ腫の治療に単剤もしくは他の抗がん剤と組み合わせて用いられます。

放射線療法は、高エネルギーのX線を体外から照射してリンパ腫細胞を破壊することで、リンパ腫を消失させたり縮小させたりする効果があります。病変が一つの照射野内に収まる場合に、単独または抗がん剤治療と併用して使われます。

低悪性度の悪性リンパ腫では、何年にもわたって症状が出ないこともしばしばあります。このような場合は、早期に抗がん剤治療を行うメリットは乏しいため、定期的な診察や画像検査を行い、リンパ腫が増大したり何らかの症状が出現したりした時点で治療を開始することもあります（無治療経過観察）。

経過と予後

抗がん剤治療で完治が可能か否かは組織型によって異なります。一概にはいえませんが、低悪性度リンパ腫の場合は完治が難しいタイプが多く、中・高悪性度の場合は完治が期待できるタイプが多いです。低悪性度リンパ腫の代表的な組織型である濾胞《ろほう》性リンパ腫では、生存期間の中央値は20年近くであろうといわれています。また中悪性度リンパ腫であるびまん性大細胞型B細胞リンパ腫では、6～7割の方が抗がん剤治療により完治します。

本書は書き下ろしです。

がん・感染症センター 都立駒込病院

1879年(明治12年)、主に感染症(伝染病)を診療する病院として開設。日本人の死亡原因としてがんが増加してきた1975年(昭和50年)に、がんおよび一般診療を行う新病院に生まれ変わる。「がんと感染症」に重点を置き、先進医療をはじめ高度で専門的な医療を提供。東京都がん診療連携拠点病院として、東京都のがん診療のまとめ役を担っている。また、がんゲノム医療拠点病院として最先端のゲノム医療に取り組むなど、日本のがん医療を牽引する存在。

N.D.C.492　390p　19cm

がんと闘《たたか》う病院《びょういん》 都立駒込病院《とりつこまごめびょういん》の挑戦《ちょうせん》

2020年 8月18日　第1刷発行

編　者　がん・感染症《かんせんしょう》センター 都立駒込病院《とりつこまごめびょういん》

監修者　神澤輝実《かみさわてるみ》

発行者　渡瀬昌彦

発行所　株式会社 講談社

〒112-8001　東京都文京区音羽2-12-21

電話　編集　(03) 5395-3521

販売　(03) 5395-4415

業務　(03) 5395-3615

デザイン　ワークス 若菜 啓

イラスト　檜崎義信

印刷所　豊国印刷株式会社

製本所　株式会社国宝社

定価はカバーに表示してあります。

ISBN 978-4-06-519707-3　Printed in Japan